현대생활과 스포츠

Present-day life & Sports

이학박사 박상욱 저

태 학 원

책을 펴내면서

동서고금을 막론하고 인간에게 있어서 건강은 가장 중요시 되는 문제중의 하나이다.

"재물을 잃은 것은 조금 잃는것이요 명예를 잃은 것은 많이 잃는 것이요 건강을 잃은 것은 전부를 다 잃어버린것이다" 라는 말은 건강의 중요성을 강조한 어떠한 말 보다도 더 적절한 표현은 없으리라고 생각한다.

21세기는 정보, 통신, 디지털 시대가 날로 확장되어 인터넷을 무대로한 사이버 공간과 현실세계를 오가며 삶을 누리는 새로운 시대가 도래하여 우리의 일상생활은 점점 편리해진 반면 人間의 가장 기본적인 신체활동은 감소하여 체력의 저하와 운동능력의 저하 등으로 인해 각종 성인병으로 우리의 삶 속에 많은 부작용을 낳게 되었다. 즉, 운동부족의 경향은 이른바 선진국에도 공통된 문제가 되고 있으며 이것을 극복하기 위해 스포츠와 운동이 국가적으로 이루어지고 있다.

저자는 주위 많은 사람들이 각종 스트레스, 운동부족 등으로 학교에서 직장에서 많은 어려움을 겪고 있는 모습을 해가 바뀔 때 마다 자주 보고 하는데 이러한 문제점들을 해결해 나가기 위해서는 스포츠 활동의 중요성을 인식하고 실천하는 자세가 무엇보다도 중요하며 삶을 건강하고 행복하게 영위하는 첩경이라 생각한다.

아무쪼록 부족한 원고를 깔끔하게 정리해준 출판사 사장님을 비롯한 편집관계 여러분의 희생적인 협조에 감사를 드린다.

저자

목 차

제 1 편 이론편

제 1 장 현대생활과 스포츠

1) 현대생활의 특징

①변화의 속도 ②도시화 ③고령화 사회 ④여가 및 조화시대 ⑤정보지식사회 ⑥고학력학습사회

2) 체육과 스포츠와 건강

(1) 체 육

1963년의 국제술어연구회(國際述語研究會)에서 정의한 체육이란

"인간의 다면적 형성에 도움이 된다는 의도 아래 행해지는 신체를 위한 교육이다. 그것은 특히 학교, 클럽, 가정, 공장 등의 사회형태에서 실현된다."는 것이다.

체육의 내용은, 스포츠라고 하는 운동문화 자체를 추구하고, 획득, 계승, 발전시키는 것이다. 그리고 운동문화의 중핵을 이루는 것은 운동기술이다.

체육은 자기를 표현하고, 연대의식을 기르고, 과학적 사고와 선견(先見)성을 기르는 교과이다.

(2) 스포츠와 건강

1968년 I. C. S. P. E(International Counncil of Sport and Physical Education)는 스포츠를 다음과 같이 정의하였다.

① 플레이(스스로 기쁨을 찾고자 하는 활동의 총칭)의 성격을 갖고 자기 자신이나 남과의 싸움, 또는 자연의 장애에 대한 도전을 포함하는 신체활동이 스포츠이다.

② 이 활동이 경기로써 행해질 때는 언제나 스포츠맨쉽의 정신에 바탕을 두고 하지 않으면 안 된다. 페어플레이의 이념이 없는 상태에서 참된 스포츠란 있을 수 없다.

③ 이와 같이 정의된 스포츠는 교육의 훌륭한 수단이다.

이상과 같은 정의를 바탕으로, 다시 스포츠의 개념을 정리해 본다면 스포츠는 신체적인 요소가 주된 활동이며, 일에서 떠나 즐기면서 운동기술의 향상과 건강한 체력을 다지는 것을 목표로 하는 것이라고 말할 수 있다.

스포츠에서 얻어지는 체력, 신체조절 능력, 정신적인 단련은 장래 여러 가지 상황에 부딪쳤을 때, 그것을 견딜 수 있는 능력과 방법을 가르쳐준다.

또한 스포츠는 인간소외의 조건을 분명히 파악하고 그것을 극복하려고 노력하는 것으로, 그 과정에서 인간은 협동심과 인내심을 배우며 이상적인 사회를 추구해 갈 수 있을 것이다.

건강이란 W. H. O(세계보건기구)는 건강에 대해 다음과 같이 정의하고 있다.

"Health is a State of Complete, Physical, Mental and Social Wellbeing and not Merely the Absence of Disease or Infirmity."

건강이란 육체적, 정신적 및 사회적으로 완전히 양호한 상태에 있다는 것을 의미하며 단지 병이 없거나, 몸이 약하지 않은 상태를 말하는 것은 아니다.

"The Enjoyment of the Highest Attainable Standard of Health is One of the Fundamental Rights of Every Human being without Distinction of Race, Religion, Political Belief, Economic or Social Condition."

최고의 건강상태를 누리고자 하는 것은 모든 인류의 기본적 권리의 하나이며 인종이나 종교, 정치적 신념, 경제적 사회적 조건 등에 의해서 변하는 것은 아니다.

• Biomechanics	• Kinesiology
• Human Kinetics	• Movement Science
• Activity Science	• Exercise Science
• Sport Studies	• Movement Education
• Sport Science	• Human Movement

(3) 운동의 유형

일반적으로 운동이란

① 물건이 위치를 바꾸는 것(물리적 용어)

② 어떤 목적을 위해서 사람들에게 작용하는 것(예・○○건설반대운동 등)

③ 심신단련의 목적으로 몸을 여러 가지로 움직이는 것.

이상의 세 가지가 있다. 여기서는 물론 ③의 경우로 신체운동에 대한 것으로 이해하고 체육을 위해서 하게 되는 운동을 체육운동이라 한다는 전제 아래서 진행해 나가기로 한다. 체육운동은 체육의 목적을 실현하기 위해서 행해지는 운동이다. 외국어로는 Physical Exercise(영국), Physical Education activities(영국), LeibesWbung(독일)이 이에 해당된다. 또 스포츠에서는 승패에 상관없이 그 운동이 갖고 있는 기술적 특질에서 오는 기쁨을 찾아내어 그것을 가치 있는 것으로 하고, 거기에서 스포츠의 사회적 특성이나 체력의 발달의 가치가 평가되는 것이다.

체육운동은 생리학적, 기술적, 목적적, 구조적 등으로 분류할 수가 있다. 여기서는 구조적인 분류를 중심으로 전개해가려고 한다.

【운동의 분류】…… 구조적 분류

- 스포츠
  - 단체경기
    - 네트형……배구, 탁구, 배드민턴, 테니스 등
    - 콜 형……농구, 축구, 핸드볼, 럭비 등
    - 야구형……야구, 소프트볼 등
    - 그 외……릴레이 경기
  - 개인경기
    - 연기경기……피겨 스케이트, 다이빙
    - 기록연기……육상경기, 역도경기
  - 대인경기 — 펜싱, 복싱
- 격 기 — 유도, 우슈, 검도, 씨름, 궁도, 합기도, 태권도, 택견
- 체 조
  - 도수체조……1인이 할 수 있는 체조, 조체조, 기구체조, 집단체조(마스게임)
  - 기계체조……철봉운동, 줄넘기, 평균대, 그외.
- 무 용
  - 창작무용
  - 포크 댄스
  - 댄스 스포츠 그외.
- 야외활동 — 등산, 스키, 스케이트, 해수욕, 캠프, 사이클링, 요트, 보트, 사냥, 낚시, 래프팅

【New Sports】

- 육상형 — 축구형(풋살, 울타리축구 등), 야구형(티볼, 바운드볼 등), 농구형(넷

볼, 후크볼, 킨볼 등), 배구형(인디아카, 소프트발리볼 등), 골프형(게이트골프, 디스크골프 등), 테니스형(소프트, 프리, 스피드민턴 등), 기타(커롤링, 스포츠찬바라 등)

- 해상형 — 윈드서핑, 카누, 카약, 시카약 등
- 산악형 — MTB, 잔디스키, 빙벽타기 등
- 항공형 — 각종 패러글라이딩형

(4) 운동 및 체육 관련 용어

① 놀이(Play) : 인간의 기본활동

② 게임(Game) : 놀이가 좀 더 발전되어 조직화된 활동

③ 스포츠(Sports)

㉠ 게임이 더욱 조직화 되고 형식적 규범을 갖춘 형태의 표현활동

㉡ 신체활동을 위주로 하는 활동

㉢ 제도화된 규칙에 의해 지배되는 경쟁적 신체활동

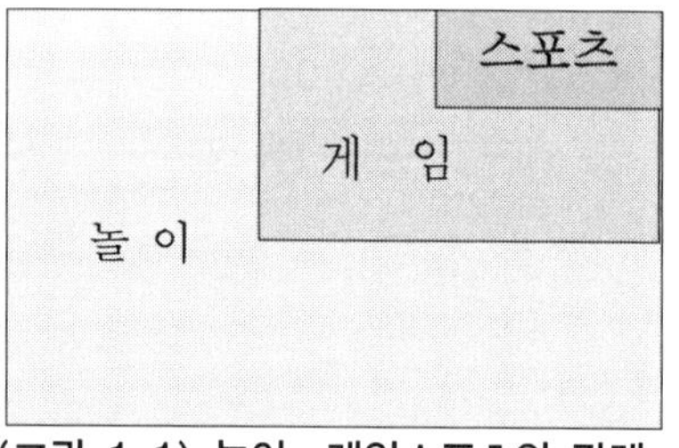

(그림 1-1) 놀이 · 게임스포츠의 관계

④ 체조 : 건강을 증진하고 체력을 기르며 신체를 균형 있게 발달시키기 위한 인위적 운동으로 일반화되고 있다.

⑤ 무용

㉠ 사상과 감정을 표현하는데 신체의 움직임이 필연적이라는 점에서 "운동"

㉡ 순수한 아름다움을 추구한다는 관점에서 보면 "예술"

㉢ 운동을 통하여 아름다움을 추구하고 인간의 이념이나 감정을 표출하고 전달하는 것.

⑥ 레크리에이션 : 여가의 현명한 활용

㉠ 자유시간의 건설적, 교육적인 활용

㉡ 자유 시간에 영위되는 자발적 활동

㉢ 순수한 즐거움을 얻기 위한 가치 창조적 활동

㉣ 진정한 자기 표현적 활동

(5) 미래의 스포츠에 대한 전망

(표 1-1) 미래사회와 스포츠에 대한 전망

▷ 미래의 사회	▷ 미래의 스포츠
▸ 과학기술의 급격한 발달 ▸ 지식과 정보의 폭증 ▸ 인구 증가 현상의 심화 ▸ 건강 문제의 대두 ▸ 도시화, 사회조직의 다양화, 제도적 혼란	▸ 세속화 : 물질적, 오락적 가치 강조 ▸ 대중화 : 스포츠에 대한 개방이 가속 ▸ 전문화 : 전문화된 기술, 전략, 용구 등의 발달 ▸ 합리화 : 보다 과학적인 방법의 활용 ▸ 관료화 : 조직 구조의 확대 ▸ 수량화 : 통계자료의 축적 ▸ 기록성 : 기록 경신 요구의 점고

(표 1-2) 놀이 · 게임 및 스포츠의 특성 비교

놀 이	게 임	스포츠
허 구 성	허구성	허구성
	비생산성	비생산성
비생산성	분리성	분리성
	불확실성	불확실성
자 유 성	규칙성	규칙성
	경쟁성	경쟁성
쾌 락 성	신체기능, 전술, 확률	신체기능, 전술, 확률
		신체적 기량
		제도화

3) 체육개념의 변천 과정

인간의 신체활동은 "체육"이라는 말이 나오기 이전부터 행하여져 왔다. 그 변천 과정을 살펴보면 다음과 같다.

(1) 스포츠 개념의 형성

스포츠는 디스포타레(disportare)라는 라틴어가 뒤에 disporture(라틴), desport(프랑스), disport(영국)으로 변천하여 sport란 말이 생기게 되었으며 고대 프랑스어인 des-porter는 스스로 즐긴 다의 명사화한 desport 준 용어로 그 어원은 기분전환, 만족이란 뜻으로 바뀐 라틴어인 deportare "들고 간다.", "옮긴다."에서 비롯되었다. 원시시대의 체육활동이 생존 목적을 위한 수단이었다면 스포츠의 어원적 의미로 미루어 보아 수단이 아닌 그 자체가 목적인 활동임을 알 수 있다.

움직임의 본능을 표현한 첫 단계를 "놀이"라 한다면 이 놀이의 발달된 형태가 스포츠이다. 스포츠 개념의 근원을 찾아볼 수 있는 놀이 및 게임의 관계를 나타내는 대표적인 정의를 들면 다음과 같다.

Edwards의 놀이의 정의는

"임의의 공간적, 시간적 한계 내에서 그리고 일상 활동의 역할 관심사 및 영향을 벗어나 분리된, 또한 그 자체의 한계와 맥락 내에서 요구되어지는 것 이상의 진지하고 의도적이며 현실과 분리된 별개의 활동이다."

Ibrahim은 게임 가운데서 신체활동을 주로 하는 신체 기능적 게임(Kinetic play)을 대상으로 해서 정의하기를, "게임은 양측 혹은 그 이상의 대상 사이에 승부의 결정 기준은 미리 정한 규칙에 의거한다고 동의한 조직적이며 경쟁적인 신체활동적 놀이(Kinetic play)"라고 하였다. 또한 Ibrahim은 스포츠를 다음과 같이 정의하고 있다. "스포츠는 인간표현의 한 형태인데 역사적으로는 신체적 놀이로부터 유래하며 문화적으로는 인정을 받는 기본적인 여가활동이다. 스포츠의 목표는 미리 동의한 일련의 규칙을 통한 경쟁적인 상황에서 획득하게 된다."

위의 세 정의에서 살펴보면 각각의 개념은 특징을 지니되 스포츠는 놀이가 보다 조직화되어 게임의 단계를 거쳐서 신체기능과 그 능력을 과시하는 측면이 강조되는 인간 활동으로 구체화되어 발전되었다고 볼 수 있다.

따라서 놀이가 인간의 본능적인 활동이며 자기를 표현하려는 욕구에 의해 동기지어지는 활동이라면 sport는 조직(organization), 규칙(rule), 방법(method)을 부여해서 경쟁적으로 행하는 의지적인 활동이다.

(2) 체 육

스포츠를 비롯한 체육활동에 교육적인 의미를 부여하여 인간형성의 중요한 과정으로서 학교교육의 분야에 속하게 되면서 "체육 physical education"이라 부르게 되었다. 1910년 이전 까지만 해도 체육은 신체문화(Phusical Culture)나 신체훈련(physical Training)으로 불리던 것이 19세기 초부터 신체(physical)와 교육

(education)의 두말의 합성어인 체육(physical education)이라고 문헌에 나타나기 시작했다.

Vanderzwaag와 J.C. Warren이 1831년에 A.L. Pierson이 1840년에 체육(Physical education)의 용어를 저서의 타이틀로 처음 사용했으며 그 후 1861년에 Spencer가 1869년에 Naclaren이 사용함으로서 일반화 되었다. 그 이후로 신체(physical)와 체육(education)의 두말의 결합에 대한 해석에 따른 변화가 있었다. 즉, 신체 그 자체를 교육하는 것이냐 체육을 매개로 해서 교육을 하는 것이냐의 문제로서 "신체의 교육(education of the physical)"과 "신체를 통한 교육(education through the physical)"의 개념이 등장한다.

(3) 신체의 교육

1881년 미국의 Hitchcock가 "Amberst대학, 일반 평의원의 체육과 건강분야의 20세기 실험보고서"를 발표한 후 체육은 학교교육의 프로그램으로 인식되어져서 신체의 발달과 건강위생을 목표로 "신체의 체육"이 체육개념의 핵심이 되었다. 이는 신심 이원론적 철학 사조가 풍미하던 시대에 잘 어울리는 개념이었다. 1930년경에 Williams가 "신체를 통한 교육(education through the physical)"과 대조하기까지 체육개념으로서 중요성을 지녔다. Mccloy는 신체의 교육은 적당한 신체에 대한 교육을 위한 생리학적 필요조건이라고 지적했다. 결국 "신체의 교육"이라는 체육개념은 "신체를 통한 교육"에 이르는 과정의 역할을 한 셈이다.

(4) 신체를 통한 교육

19세기 종반부터 20세기 초에 이르러 진보주의 교육의 영향으로 Luther Gulick, Thomas Wood 및 Hetherington 등은 체육을 "새체육(new physical education)"의 개념으로 발전시켰다. 신체의 교육에 대한 저항으로 사용된 이 개념은 신체훈련・체조・스포츠・경기의 병합된 개념으로 신체를 통한 교육의 슬로건(slogan)과 같은 뜻이다.

Hetherington, Williams 등이 체육의 목적을 확인하기 위한 초점으로 사용함으로써 이 개념이 중요성을 띄게 되었다. 종전의 이론적인 사고방식에서 벗어나 인간은 신체적・정신적 및 사회적인 요소가 합쳐진 유기체로서 소위 "전인"이라는 개념 아래 체육에서 전인교육 사상을 강조함으로서 체육을 교육 일반의 목적과 관련하여 생각하게 되었다. “신체의 교육” 및 “신체를 통한 교육”의 개념은 체육을 교육의 입장에서 생각했다는 공통점을 지니고 있다.

특히, “신체를 통한 교육”의 개념은

첫째, 학문적인 면에서 지난 70년 동안 초보적인 단계에 머물러 있던 체육을 질적으로나 양적인 면에서 발달시키는 데 도움이 되었다.

둘째, 운동과 체조로 일관된 체육 프로그램을 펜싱 · 스쿠버다이빙 · 배드민턴 · 배구 · 농구 등 다양한 종목으로 창안 발전시켰다. 왜냐하면 체육이 전인교육을 목적으로 하는 것인바 체력을 위주로 하는 체조형의 프로그램보다는 지적 · 정서적 · 사회적 발달을 유도하는 무용 팀 스포츠(Team sports) 등 여러 가지 다양한 체육 프로그램이 필요했기 때문이다.

셋째, 체육을 학교 교육과정의 한 교과로서 인정받게 하는 데 큰 기여를 했다.

(5) 움직임 교육(movement education)

체육은 전술한 바와 같이 교육과 밀접한 관계를 맺고 있으며 신체활동, 즉 인간의 움직임을 대상으로 하고 있다.

인간의 움직임에 대한 교육적 측면을 움직임 교육(movement education)이라고 하는데 이는 Rudolf Laban에 의해서 체계화된 이론이다. Laban은 자기표현의 기회가 없는 일련의 전통적인 신체활동에 반대해서 인간은 효율적이고 효과적으로 움직일 수 있을 뿐만 아니라 움직임을 통해서 강한 운동지각능력(Kinesthetic awareness of movement)을 개발시킬 수 있다고 믿었으며 움직임의 양적 측면보다는 질적인 면에 관심을 두고 무용(dance)을 움직임 교육의 매체로 삼았다.

Bentley는 움직임 교육은 새로운 체육의 개념으로서 아동이 그의 신체를 어떻게(how) 그리고 어디로(where) 움직일 수 있는가 하는 기본 움직임과 자기의 신체적 능력이 얼마나 되는가를 알게 해준다고 말한다.

움직임 교육은 넓게는 인간의 모든 움직임에 관한 교육, 즉 체육을 의미하며 좁게는 문제 해결방법(體育敎育) 탐색운동방법 등을 사용하는 체육 척도방법의 한 형태를 의미하며 더 구체적으로는 실제 현장에서 활용되는 프로그램(內容) 그 자체를 일컫는다.

이러한 움직임 교육은 학생들에게 의미 있는 문제를 해결하기 위하여 학생의 자발적인 학습활동에서 참여를 강조함으로써 학생들의 학습경험이 신체활동을 통하여 지적·정의적으로 보다 유익하게 통합되도록 촉구하는 데에 목적을 두는 통합 교육과정 측면에서 체육의 위치를 확고히 해주고 있다.

(6) 인간운동(Human movement)

인간 운동 개념은 1973년에 움직임 교육을 주창했던 Rudolf Laban에 의해 비롯되었으며 미국에서는 1950년대 중요한 개념으로 문헌에 등장했다. 미국에서 선구자적 영향력을 행사했던 Eleaner Metheny는 1954년 "어린이 체육"이라는 저서를 통하여 신체적인 교육을 받은 사람을 일컬어 "운동에 대한 모든 잠재적 능력을 표현·탐험을 발달시키고 자신이 살고 있는 세계에 그 능력을 충분히 이용할 수 있는 힘을 끊임없이 발달시키는 사람"이라고 정의했다.

1958년에는 미국 캘리포니아의 Los Angeles 교수단이 "인간운동"의 교재를 발간하고, 1965년에 Metheny가 "스포츠와 댄스 있어서의 움직임의 의미"를 발행한 이래 인간 운동 및 움직임 교육이 체육의 중심적 과제가 되기에 이르렀다. 체육은 끊임없이 변화를 거듭해 온 복합현상으로서, 초기의 교육은 의학과 관련되어 있었다.

그 후 교육의 한 분야에 속했던 것이 학문적인 전문성을 추구하고자 하는 경향에 따라 그 연구의 핵심을 인간 운동에 맞추고 있다.

Brown과 Cassidy는 인간 운동을 "환경과 상호작용하는 에너지 체계를 스스로 만드는 시간적이고 공간적인 인간단위의 변화"라고 정의한다. 인간과 운동의 상호작용이라는 정의는 체육의 기능을 아주 잘 설명해 주고 있다. 이처럼 "운동에 있어서의 인간(Human in motion)"에 모든 관심을 한정하려는 체육의 급격한 움직임은 인간운동이 체육에 있어서 새롭고 뜻 깊은 개념으로 그 위치를 확고히 해가고 있다.

(7) 체육용어 변천과정

유럽과 미국에서는 신체활동에 의한 교육이다. 라는 입장이 1960년대까지 지배적이었으며 학교교육에 있어서 학과목 명도 세계적으로 체육(physical Education)이 사용되어 왔다.

그러나 1970년대에 들어서는 교과명 으로서의 체육, 학문대상으로서의 이견이 생겨 교과목으로서의 체육대신에 스포츠나 움직임 교육(movement Education) 신체활동학(phyactology) 등을 제창하기도 하였다.

이러한 용어변천에 있어 구도오가 본 스포츠, 체육 선진국인 미국의 개념변천은 다음과 같다.

1960년부터 17년간은 1960~1963, 1964~1970, 1971~1976의 세 가지 큰 시대적 경향으로 구분하였다.

제1시기인 1960~1963년은 전통적인 Education through the physical 개념이 지배했던 시기이며

제2시기인 1964~1970년은 Education through the physical에 대한 비판이 제기되어 Human movement를 다루는 것이 체육이라고 하였다.

제3시기는 1971년에서 1976으로 체육은 Human movemen의 Act와 Science라고 하는 것이 미국에 있어서 체육에 대한 공통적인 견해가 되었다. 다시 말하자면 체육은 신체움직임의 기술과 과학이라고 하였다. 또한 미국체육학회에서 명칭을 바꾸어 (American Academy of phyactology)로 변경하자는 동의가 제출되었는데 phyactology는 phy의 physical, Act의 Activity, logy는 학문으로 신체 활동 학을 뜻하는 것이다.

체육의 용어변천을 이해하기 위해서는 운동이상에 관한 지식, 운동 과학적 지식, 운동의 실증적 지식이라는 3가지 차원에서 보다 명쾌한 용어가 정립될 것이라고 사료된다.

1. 체육의 정의

체육활동이란 인간 생명의 표현으로 불가결한 것이며 이것으로써 인간이 생물적 존재임을 나타내는 것이다. 그리고 신체활동은 표현적·형성적 행위로서 인간 자체와 사회를 형성하여 가는 것이다. 그러나 신체활동을 본질적인 인간의 행위로 형성시키려면 생리대로의 욕구를 발현하게 방치하여서는 안 되며 인간의 본질이란 목표로 방향을 돌리게 할 필요가 있다. 사람이 타고난 경향성의 일부는 행동에 따라 좋게도 그르게도 발현할 수 있다. 그러므로 사람이 살아가는 데 필요한 모든 여건을 갖추어 사회가 요구하고 자신이 요구하는 사람으로 형성하기 위한 수단으로 교육이 있게 된 것이다.

신체활동은 직접적 인간의 표현이며, 내적 자아의 행위이므로 인간과 신체활동

은 중요한 의미를 가지고 있다. 체육은 신체활동을 하는 학과목으로 신체활동을 통해서 교육하는 것이다. 교육의 목적이 바람직한 인간의 형성이므로 체육도 교육인 만큼 바람직한 인간을 형성시키는 것이 목적이 된다. 다시 말하면 체육교육은 산체활동의 잠재적 가치를 최대한으로 발휘시킴으로써 인간을 형성시키려는 노력인 것이다.

이러한 체육의 정의에 대한 제학자의 견해에 대해 살펴보면,

Brownell과 Hagman은 체육을 "인간의 성장 발달 및 행위에 있어 재가치를 충분히 고려하여 선택하고 수행하는 신체 활동에 의한 교육의 한 방법이다"라고 정의하고 있으며, Nixon과 Cozens는 "활발한 근육활동과 그에 따르는 반응 그리고 그 반응에 따른 개인적 결과에 관계하는 모든 교육과정"이라 하였고, Williams는 "종목으로서 선택되고 결과를 생각하며 행동하는 신체활동의 총화"라고 하였다.

또한 Wood와 Cassidy는 "근본적인 심신활동에 의하여 어린이의 완전한 교육을 이루게 하는 공헌작용"으로 보았으며, 전천은 "체육은 인간의 신체적 활동, 즉 대근적 활동을 수단으로 하는 신체의 교육 및 신체에 의한 교육이다"라고 말하고 있다.

현실의 인간	→	이상적인 인간
신체적, 정신적, 사회적		신체적, 정신적, 사회적
도덕적, 영적으로		도덕적, 영적으로
미완성의 인간	↑	완성의 인간육성
	신체활동	

즉, 체육은 신체활동을 수단으로 해서

신체적, 정신적	→	신체적, 정신적
신체적, 정신적, 영적		신체적, 정신적, 영적
으로 미완성의 인간	↑	으로 완성된 인간
	신체활동	

인간의 신체활동을 본질적으로 본다면 신체활동 통해서

동물적 인간 또는	➡	본질적 인간 또는
본능적, 동물적 활동	⬆	이성적, 인간적 행위활동
	신체활동	

으로 영위하는 것이며, 결국 인간 그 자체는 미숙·불완전하기 때문에 인격적인 인간과는 상당한 거리를 가지고 있다. 이 거리를 단축시키는 것이 곧 교육이며, 체육은 그런 뜻에서 신체활동을 통해 이상적인 인간을 육성시키는 교육이라 하겠다.

2. 체육의 목적과 목표

1) 체육의 목적

체육은 신체교육(Education of the physical)인 동시에 신체에 의한 교육(Education through the physical)으로서 체육의 목적은 교육의 목적과 긴밀한 관계를 가지면서 교육의 한 분야로 인간의 행동과 변화에 관심을 모으게 되었다. 즉 의도적이고 계획적인 신체 활동을 통하여 인간행동을 바람직하게 변화시키는 것이 체육이라면, 인간행동의 계획적인 변화가 곧 교육이니 만큼 궁극적으로 볼 때 체육의 목적과 교육의 목적은 일치한다고 할 수 있다. 따라서 체육은 교육의 일반목적을 달성하는 데 그 목적을 두어야 한다.

교육의 일반목적은 한마디로 "인격의 완성"에 있다. 인격을 완성하려면, 먼저 심신이 건강할 뿐만 아니라 근로의 능력을 가지고 언제나 자주적 정신에 의하여 자기 일을 스스로 생각하고 스스로 행동하지 않으면 안 되며 또 사회의 형성자로서 사회발전에 공헌하지 않으면 안 된다.

Douglas는 교육의 목적을 "자주적으로 독립하고 자주적으로 행동하는 인간을 육성하는 것"이라고 말한다. 즉, 이는 인격완성을 의미한다.

교육의 일반목적이 인격완성에 있으므로 조직적이고 체계화된 체육은 인간의 모든 면에 있어서 개인이 가지고 있는 잠재능력을 가장 알맞은 상태에까지 발전시키는 데에 기여함을 목적으로 하여야 한다. 그리하여 체육은 운동을 매기로 하여 개인의 신체적 성장 발달과 인지적 발달 그리고 사회적 성격의 육성에 최대한 기여하는 것을 목적으로 한다.

한편 Denison은 체육의 주요한 목적을 To give the childful. Compete life each day라고 말했다. 우리는 이 충실과 완전과의 가운데에 개인의 요구와 사회의 요구가 다 같이 함께 들어 있다고 본다. 우리의 생활은 어떠한 요구를 현실적으로 구현해 가는 데에 있는 것으로 거긴 발전이 있는 것으로 본다.

Dekwey는 교육의 목적을 개인의 발전뿐만 아니라 사회와의 관계에 있어서의 개인의 발전에 있다고 말했다.

교육은 지나간 옛날의 교사 중심의 학교와 학과 중심의 학교와 같이 장래의 성인 생활을 위해서의 준비교육이 아니고 오히려 현실생활, 즉 오늘의 생활에 중점을 두고 있는 것으로서 그것은 그날그날의 충실한 생활, 보람 있는 생활, 풍부한 생활을 해가면서 이것을 통하여 자연히 장래의 바람직한 생활도 준비되는 것이다.

따라서 체육의 목적도 오늘의 생활을 충실히 하고 또 그것을 완전하고 풍부하게 만들기 위하여 우리의 개인의 요구와 사회의 요구를 관련시켜서 충실히 생활해 가는 데에 전력을 기울여야 한다.

2) 체육의 목표

체육의 목적이 이상적 성질을 지니고 있는 실현하기 어려운 추상적인 것이라면, 이 목적을 달성키 위해 그 내용을 분석하고 실현 가능성의 조항을 구체화시킨 것이 체육의 목표이다.

종래의 체육은 주로 건강의 유지와 증진, 체력의 강화 및 운동기능의 향상에만 목표를 두었다. 그러나 오늘날의 체육은 신체활동을 주요한 수단으로 하여 인간행동의 계획적인 변화를 가져오는 교육의 한 과정이라고 그 개념을 삼고 있기 때문에 신체활동은 목적이 아니라 방법이나 수단이라 하겠다.

많은 학자와 기관이 설정한 목표 중 먼저 1934년에 미국체육협회의 목표설정위원회는 체육의 목표를 ① 체력증진, ② 정신의 건강과 능률향상, ③ 사회적, 도덕적 성격발달, ④ 정서의 함양과 조절, ⑤ 지적 발달 등으로 설정하였다.

또 1950년 AAHPER에서는 체육의 목표를 ① 신체적 능률의 최대발달 및 유지, ② 기능의 발달, ③ 사회에 유익한 방향으로의 행동, ④ 건전한 레크리에이션

활동 등으로 분류하였다.

그 밖의 내쉬(J. B. Nash)는 ① 기관의 발달, ② 신경 근의 발달, ③ 이해력의 발달, ④ 정서적 발달 등 네 가지 목표를 제시하였다.

또 부처(C. A. Bucher)와 웨스트(D. A. Wuest)는 ① 신체적 발달목표, ② 신경근육의 발달목표, ③ 인지적 발달목표, ④ 사회적, 정서적, 감동적, 발달목표 등으로 분류하고 있다.

그리고 우리나라의 일반적인 목표는 ① 신체적 발달, ② 사회적 성격의 육성, ③ 지적, 정서적인 발달, ④ 안전능력의 육성, ⑤ 여가선용의 습관화 등 다섯 가지이다.

앞에서 분류한 여러 기관 및 학자들의 내용을 분석, 종합하여 본 결과 유사한 내용이 많음을 느낄 수 있을 것이다. 결국 대부분의 학자가 공통으로 인정하는 체육의 궁극적 목표는 다음의 같이 4가지로 요약될 수 있다.

- 신체적 발달
- 운동 및 동작의 발달
- 인지적 발달
- 사회적 발달

이 4가지 분류가 전부 만족할 수 있는 심신이 조화된 전인의 육성에 있으며, 결코 심신을 이원적 존재로서 받아들이고 있지 않음을 알 수 있다. 신체활동을 통하여 바람직한 심신의 발달을 꾀하고, 건강의 증진을 도모하며, 운동 기능을 습득하고, 신체활동이 행해지고 있는 행위에 있어서 원만한 인간관계가 형성되어 바람직한 인격의 형성, 즉, 지・덕・체가 조화를 이루고 있는 전인적 발달의 추구에 체육의 궁극적 목표가 있는 것이다.

3. 현대사회에서 요구하는 체육

첫째, 현대사회가 요구하는 체육은 종합적인 측면에서 볼 때 인간의 내재적 가치를 추구하는 Apollon적 체육.

즉 희랍 신화에 나오는 이성(reason), 사색(speculation), 절제(control), 금욕(the practice of asceticim), 수양(moral or Culture), 격조(rhythm), 예

의(courtesy) 및 질서와 도덕적 경험을 풍부하게 제공받을 수 있도록 힘써야 한다.

둘째, 새 시대에 적응과 부응할 수 있는 prometheus적 체육 즉, 개척(bringing), 성취(accomplishment), 창조(creation), 생산(producation), 개발(Development) 등 항시 창조와 개발이 추구되어야 한다.

셋째, 리듬과 율동이 조화된 유머(Humor), 레크리에이션을 요구하는 Dionysys적 체육이 필요하다.

쾌락, 인정, 사랑, 눈물, 분방, 술, 황혼 등이 강조된 개념의 추구와 낙천주의적이며 서비스적인 체육도 필요하다는 뜻이다.

이것은 차디찬 하나의 현실주의, 배금주의, 물질주의에 대한 반항이며 또 일면 인간미에 대한 추구라는 뜻이 내포되어 있다.

넷째, 미래사회에 투사되는 Atlas적 체육이 필요하다.

위에서 제기한 4가지 요인작용이 조화와 균형을 이룰 때 비로소 가능하다고 생각된다.

제 2 장 생활체육과 대학체육의 필요성

1. 생활체육

1) 생활체육

(1) 생활체육의 정의

생활체육은 신체활동을 일상생활의 일과로 실행함으로써 생활화하는 체육을 말한다. 과거의 체육은 시간과 심리적, 경제적 여유가 있을 때 자유롭게 활동하는 선택적이고도 불확정적인 체육이었지만, 앞으로의 체육은 일상생활 가운데 규칙적으로 실천하는 정규생활의 일부분을 이루는 의미를 지닌다는 것이다. 또한 체육을 하나의 생활기술로서 간주하고 있음을 시사하고 있다. 과거에 있어서는 생활체육의 용어에서도 많은 논란이 있었지만, 행정부처에서 국민체육진흥을 위한 정책 시행의 추진 내용을 개념화한 신용어로 현재에 이르고 있다.

생활체육의 시대적 필연성은 먼저 1960년경부터 국제적으로 토의 되어온 평생교육과의 관계가 있다. 체육을 교육의 일부분으로 파악할 때 생활체육도 평생교육(life-long education)의 발상에서 생겨난 것으로 볼 수 있기 때문이다. 또한 자동화의 발달로 증대된 여가를 선용하는 방법의 문제와 기계문명 속의 비인간화 현상을 극복하기 위한 인간 주체성 회복의 문제들이 오늘날 생활체육을 대두시킨 요인으로 분석된다. 물론 생활체육의 개념을 접근하는 데 있어서 평생교육, 여가의 문제, 인간 주체성 회복의 문제가 각각 유기적으로 관련되어 있으므로 현대생활에서 체육이 담당하는 역할이 학교체육이나 엘리트 체육에 의존해 오던 기존의 경우와는 다른 차원에서 중시되고 있다는 해석을 내릴 수 있다.

이것은 체육을 학교체육만이 아니라 개개인의 연령에 보다 적합하도록 하는 생애교육의 관점에서부터 수용되어야 한다는 것을 의미한다. 이처럼 체육이 생애 전체에 걸쳐 이루어져야 한다면 학교체육이나 사회체육이 각각의 입장에서만 커리큘럼을 편성하는 것은 모순이다. 유치원, 초・중・고・대학의 체육과 사회체육이 생활체육이라는 관점에서 통합적으로 계획되어져야 한다. 이렇게 보면, 생활체육이란 결코 학교체육에만 의존할 수 없게 된다. 오히려 생활체육의 목표는 변동하는 사회 정세에 시점을 두고 각 연령층에서 효력을 얻을 수 있는 체육의 내용, 방법, 제도, 조직, 시설 등의 검토를 통한 이후 통합적으로 제안되어야 한다.

최근 이러한 관점에서 학교체육의 교과과정에 장래생활에 도움을 줄 수 있는 레크리에이션 종목을 포함시키는 등의 배려는 생활체육의 기반을 마련하는 데 바람직한 일이라고 생각한다. 생활체육의 연장이라고 할 수 있는 학교체육과 사회체육의 주요과제인 개개인의 취미와 적성에 맞는 다양한 체육활동을 생활 속에서 실천할 수 있는 능력과 태도를 학습자에게 체득시키는 것이 무엇보다도 중요한 일이기 때문이다.

따라서 생활체육은 인간의 삶의 질적 향상이라는 이념 추구를 위하여 유아체육에서부터 아동체육, 청소년체육, 성인 전기체육, 성인 후기체육, 노인체육을 수직적으로 통합한 체육영역과 가정, 직장, 지역사회 및 상업시설을 중심으로 하여 이루어지는 체육활동을 수평적으로 통합한 체육 영역을 총칭하는 광의의 체육 개념이다.

(2) 생활체육의 필요성

오늘날 생활체육이 문제가 된 시대적 필연성을 무엇일까? 그 직접적인 요인은 먼저 기계화 문명, 즉 오토메이션의 발달을 들 수 있다. 오토메이션의 발달과 함께 생산노동에 있어서 신체의 의미는 분명 희미해져 가고 있다. 직접적인 신체의 움직임을 통하지 않더라도 기계가 사람의 노동을 대신할 수 있는 것은 여가 시간의 증대라는 면에서는 바람직한 현상이지만, 역으로 사람들에게 필요한 신체활동이 상대적으로 감소하게 되어 신체의 기능이 퇴화되고 고혈압이나 심장질환과 같은 각종 문화병을 유발시키는 원인이 되어 왔다. 이 같은 상황에서 오늘날의 여가는 단순히 일 사이에 쉬는 시간이라기보다는 생활에너지의 재창조, 건강의 증진, 신체기능의 회복 등을 위한 보다 직접적인 활동이 요구되는 시간으로 이해되고 있다.

생활체육의 중요성이 급격히 대두된 두 번째 배경에는 이러한 여가관의 변화가 놓여있다. 그 동안의 체육이라고 하면 학교에서 수업시간에 체육 교사의 지도 아래 이루어지는 신체훈련이나 각종 스포츠 활동이라는 인식이 지배적이었다. 혹은 각종 운동부에서 하는 특별활동을 연상하는 것이 보통이었다. 여기에서 문제는 지난 동안의 체육활동이 운동과 관련된 개개인의 경험이나 느낌을 무시한 채 운동수행능력의 향상에만 초점이 맞추어져 있다는 점이다. 실제로 체육에 대한 혐오감을 가지고 있는 사람들의 대부분은 "학교 체육수업이나 군사훈련의 일부로서 행해졌던 운동의 반강제성이 자신들의 체육에 대한 흥미를 빼앗아 갔다"고 고백하고 있다. 그리고 오늘날 많은 사람들이 학교를 떠나면 자연히 체육과 멀어지게 되는 결정적인 요인은 운동능력 수준에 의거한 점수 위주의 교과 편성에 기인한다고 한다. 한 점이라도 더 추가하기 위해 학생들의 신체활동은 이미 탈 목적 화되어 있는 것이고 따라서 신체활동 그 자체는 의미가 없는 것이 되고 마는 것이다. 이러한 상황에서 신체활동에 대한 흥미는 반감되고 만다. 다행히 좋은 체력과 기술을 가지고 있어서 일정 기준을 통과하여 좋은 점수를 올린 학생들은 별 문제가 없을지 모르지만 그렇지 못한 학생들에게는 체육시간이 고역이 아닐 수 없다. 결국, 그러한 학생들은 체육에 대한 혐오감을 갖게 되어 자신의 운동능력에 대한 열등감으로 발전하는 경우가 허다하다. 이러한 상황에서 신체활동에 자신이 있는 소수만이 학교에서 배운 체육을 여가생활의 일부로서 즐길 수 있고 나머지는 체육과는 담을 쌓을 수밖에 없다. 결국 생활체육의 참여기회를 박탈당하고 마는 것이다.

여가에 대한 중요성이 급격히 대두되고 있는 오늘날이야말로 모든 사람들의 건강과 즐거움을 위한 체육의 본질적 가치가 재 구현될 수 있는 시기임에는 틀림없는 사실이다. 바로 이점에서 체육의 여가생활화라고 할 수 있는 생활체육의 기본적인 개념이 중요한 이슈로 등장한 것이다. 생활체육에서 다루는 스포츠를 주로 '레저 스포츠'라고 부르게 된 것은 우연한 일이 아니고 여가활동으로서의 체육이 본 모습을 드러낸 것이다. 따라서 '레저 스포츠'라고 하면 단순히 여가시간에 이루어지는 특정 스포츠종목을 나타내는 것이라기보다는 운동종목에는 관계없이 개개인의 자유의지에서 활동이 이루어지는 것이 중요하다.

우리가 인간성 회복을 위한 생활체육이라고 할 때, 현대사회에 만연되어 있는 비인간화 현상은 일시적 개념이 아니고 시대를 초월하여 갖가지 형태로 존재할 수 있는 항시적 개념으로 보는 것이 타당하다. 그리고 인간화 현상은 인간의 주체적 참여와 움직임에 의해서 극복될 수 있는 것이다.

이상에서 기술한 생활체육의 개념을 놓고 볼 때 생활체육이 인간의 건강한 생활양식형성에 얼마나 밀접한 관련을 맺고 있는가 하는 점은 재론의 여지가 없을 것이다. 기능주의 이론에 입각한 기존의 학교체육 프로그램만 가지고서는 도저히 광범위하고 다양한 이 시대의 생활체육적 과제를 해결하기 어려운 것은 자명한 사실이다. 오히려 생활체육적 관점에서 학교체육 프로그램을 개선해야 할 것이다.

(3) 생활체육의 기능

① 생리적 기능

인간의 신체는 운동이라는 자극이 지속적으로 들어오면 일시적인 반응이 적응되는 양상이 나타난다. 이것을 흔히들 운동의 효과라고 한다. 생활체육은 생활자체에서 할 수 있는 운동으로 지속적이고 규칙적으로 행할 수 있다. 특히 성인의 경우 성인병 예방을 위해서는 일상생활 속의 규칙적인 운동이 필수적이라 할 수 있다. 운동을 하게 되면 온몸의 혈액순환이 좋아지고 근육이 발달하고 콜레스테롤이 저하되어 비만해소와 동맥경화 등을 예방할 수 있다. 밀폐된 실내보다는 실외에서 운동을 할 때는 가급적 매연이 많이 발생되는 도로 지역에서 벗어나 자연과 벗할 수 있는 가까운 동산이나 언덕에 올라가는 운동이 권장될 수 있다. 이러한 생활체육은 누구나라도 언제든지 마음만 먹으면 쉽게 할 수 있다. 다만 시설이 갖추어진다면 더 없이 좋겠지만 이렇게 생활체육으로 단련된 신체는 건강증진 및 예방에도 도움을 줄 수 있다.

② 심리적 기능

생활체육은 심리적으로 근심이나 걱정의 완화, 공격성의 억제, 죄의식의 경감, 열등감의 해소 등을 가져온다. 또한 생활체육은 사람들이 사회에서 함께 어울려 살며 의지하는 감정적 유대를 조성시켜준다. 그리고 사회성원이 개인이 건설적인 양식으로 함께 공존하는 데 필요한 요소인 우호적 인간관계를 창출하고 강화한다.

즉, 생활체육은 더불어서 함께 하는 체육으로 누구나가 생활체육을 공유할 수 있는 파트너가 될 수 있다. 뿐만 아니라 생활체육을 통해 복잡하고 어려웠던 일들을 잊을 수 있고, 다시 일상생활에 되돌아가더라도 생활체육에서 얻은 즐거움과 상쾌함으로 원만한 사회생활을 할 수 있는 데 도움을 준다.

③ 사회적 기능

사회에 참여해 가는 경향을 사회성이라고 하는데 생활체육은 자신의 개성과 사회성을 조화시키는 역할을 한다.

생활체육은 사회 성원에게 그가 소속한 사회의 기본적인 주요 가치관과 규범을 학습하게 하여 내면화시키는 역할을 담당한다. 즉, 생활체육은 사회구성원으로 하여금 현실에 적합한 사고, 감정 및 행동양식을 익혀 사회성원으로서 차질 없이 살도록 돕는다. 또한 사회구성원에게 그 사회의 생활원리와 조화를 이루며 살아가도록 사회화시킨다.

사회화란 사회에서 기대하는 여러 가지 행동을 배워 나가는 과정으로 집단의 규범이나 문화를 내면화하는 과정을 말한다. 생활체육은 참가한 이들로 하여금 개인별 또는 집단 간의 접촉으로 긍정적적인 사회성을 길러 주고 바람직한 사회화과정을 체험하게 한다. 더욱이 이질적 개인 유기체를 공동체로 융화하는 화합기능을 갖고 있어 생활체육은 사회경제적 지위, 출신 성분, 연령, 성, 교육 정도 및 종교가 서로 상이한 이질적인 개인들로 구성된 사회를 한마음 한뜻으로 결속시켜 사회적 에너지를 창출하는 기능을 담당한다.

2) 생활체육의 주변

(1) 사회체육

사회체육이란 학교 교육법에 근거하여 학교의 교육과정으로 이루어지는 학교체육을 제외한 주로 성인 또는 근로 청소년을 중심으로 해서 조직적으로 이루어지는 체육활동을 의미한다. 따라서 사회체육은 학교체육과 달리 사회구성원의 다양한 욕구를 충족시킴으로서 풍요한 삶을 영위하기 위하여 이루어지는 체육활동으로 이루어진다.

(2) 학교체육

학교체육은 학생들의 지적 성장과 신체적 발육을 위하여 학생의 잠재능력을 개발하고 지도하여 사회발전에 기여하는 건전한 인간양성을 목적으로 하고 있다.

학교체육은 학생들로 하여금 가정과 사회의 연결고리 속에 원만한 인격을 형성하도록 한다. 반면에 생활체육활동은 인생 전반에 걸쳐 이루어지는 것으로서 그 범위 또한 학교에 한하지 않고 제반사회에 있어서 행하여지는 것이라고 할 수 있다. 그러므로 학교체육과 생활체육의 관계는 전 생애에 걸쳐 행하는 평생교육의 측면에서 이해되어져야 할 것이다.

전인적인 인격형성을 위한 학교체육의 역할은 첫째, 신체적 가치로서 성장발달, 신체특징, 생리 등의 원할, 둘째, 심리적 가치로서 현대생활의 긴장해소, 욕구충족, 실천적 인간의 형성, 셋째, 사회적 가치로서 사회성 배양, 여가선용 등을 들 수 있다. 오늘날 우리나라 체육은 상급학교진학을 위한 과정으로 잘못 인식되어 있다. 건전한 여가선용이 학생들의 인격형성 및 지적, 정서적, 사회적 발달에 지대한 영향을 미친다는 점을 감안할 때 학생들에게 신체활동 기회가 부족한 교육적 환경은 개선되어야 할 것이다.

(3) 평생교육

평생체육이란 개인적으로 볼 때 전 생애에 걸쳐 참여하는 형태를 의미하며, 사회적으로 볼 때는 사람들이 일생동안 생활 각 분야에서 필요할 때 실천할 수 있는 다양한 체육프로그램의 제공과 이론을 위한 문화적 환경을 정비하는 것을 의미한다. 미국과 유럽에서는 평생교육의 개념을 학교교육에서 적극적으로 활용하고 있으며, 교육적 관점에서는 체육의 즐거움을 경험하도록 하고 있다. 생활체육 면에서 볼 때 유아기, 아동기, 학생기, 청년기, 장년기, 노년기 등 인생의 각 단계에 기체를 둔 평생체육은 중요하다. 우리나라에서는 체육을 주로 학교체육과 사회체육의 두 분야로 분리하여 생각하는 경향이 있으나, 앞으로는 이를 삶의 질적 향상을 구현하는데 도움이 되는 평생체육의 일환으로 연계시켜 함께 이해해야 한다.

3) 생활체육의 역할과 가치

(1) 생활체육의 역할

후기산업사회에서 생활체육의 필요성이 강조됨에 따라 생활체육이 사회에서 담당하여야 할 역할과 중요성이 확대되고 있다. 오늘날 생활체육의 역할은 국민의 건전한 심신발달을 도모하고, 나아가 지역사회 체육활동 활성화를 통하여 복지사회의 실현과 민족문화 창달에 이바지할 뿐만 아니라 국민화합에 기여하는 것이다. 이러한 생활체육의 역할은 크게 사회적 역할과 정서적 역할로 구분할 수 있다.

① 사회적 역할

먼저 사회적 역할을 살펴보면 생활체육은 일상생활의 장면에서 주로 이루어지므로 생활 중에 당면하는 문제나 그 밖의 사회적 문제까지도 해결하는 역할을 한다. 즉, 개인적인 건강증진과 체력향상은 사회에서 필요로 하는 노동력을 증진시키며, 작업의 효율을 높이고, 작업의 개선 방법 등을 제공해 줄 수 있다. 또한 생활체육은 가정과 직장, 지역사회에서 사회적 조정의 역할을 한다. 가족이나 회사동료와 함께 생활체육에 참가함으로써 세대 간의 갈등이나 의견 차이를 줄일 수 있으며 상사와 부하간의 거리를 좁혀주고, 빈부의 격차를 심리적 동료의식과 연대감으로 완화시키는 역할을 한다. 아울러 인간소외나 청소년문제 등 사회 병리적 문제를 예방하고 감소시켜준다.

② 정서적 역할

생활체육은 개인의 심리적, 사회적 적응과 안정에 기여한다. 생활체육은 참가자들에게 우애감과 연대감 등의 정서적 감정을 강화하고 확장시킬 수 있기 때문이다. 또한 직접 운동에 참가하지 않는 참가자 주변까지도 간접 경험을 통하여 한마음이 되어 협동할 수 있도록 해 준다. 따라서 구성원들의 동질화는 자연스럽게 이루어진다. 뿐만 아니라 생활체육은 기쁨, 슬픔, 미움 등 극단적 감정을 표현하는 기회를 적절히 제공하여 통제함으로써 감정을 정화시켜 긴장과 갈등을 조절하는 안전핀의 역할을 한다.

(2) 생활체육의 가치

① 건강과 체력의 증진

인간의 신체는 적당히 사용하면 그 기능이 향상되지만 사용하지 않거나 지나치게 사용하면 그 기능이 저하된다. 우리는 적절한 운동을 규칙적으로 할 필요가 있다. 또한 체력은 신체 각 기관의 생리적 기능을 바탕으로 하여 성립되기 때문에 규칙적인 운동에 의한 생리적 기능의 향상은 결국 체력의 증진을 가져온다. 이러한 체력의 향상은 현대인에게 큰 위협이 되고 있는 성인병과 직업병 등 각종 질병을 예방함으로써 건강을 지키는데 가장 효과적인 방법이다.

최근 체중을 줄이기 위해 식이요법만을 행하는 자가 많지만, 이는 체내에 필요한 영양소의 결핍과 체력저하를 초래하여 더욱 큰 건강문제를 일으킬 수 있다. 그러나 규칙적인 운동은 이러한 문제를 해결함과 동시에 비만을 해소하는 가장 적극적인 방법으로서 그 가치를 인정받고 있다.

이 밖에도 규칙적이고 습관적인 운동을 통하여 정신적인 스트레스를 해소할 수 있다. 통상 현대인들은 이와 같은 스트레스를 약물, 흡연, 음주 등으로 해소하려는 경향이 있으나 이러한 방법들은 일시적인 기분전환일 뿐, 오히려 역효과가 누적되어 결국 건강을 해치게 될 것이다. 개인의 흥미나 능력에 맞는 스포츠를 선정하여 규칙적으로 실행하는 것은 신체뿐만 아니라 정신적인 건강상 중요하다.

② 자아실현의 기회 제공

인간적인 행복한 삶이란 물질적인 풍요뿐만 아니라 신체적, 정신적으로 건강한 생활 속에 이루어지는 것이다. 행복이란 본질적으로 일과 휴식이 균형을 이루는 생활에서 가능하기 때문이며, 체육활동은 이러한 균형 있는 삶을 영위하는 데 있어서 매우 중요하다. 현대인들은 체육활동을 통하여 자신의 진정한 삶의 의미를 느낄 수 있는 내면세계를 창조하려는 경향이 있다.

이러한 관심에서 볼 때 현대생활에 있어 체육활동은 낭만, 모험, 흥분 등과 같은 인간의 기본적인 욕구를 충족시킬 수 있는 기회를 제공할 수 있을 뿐만 아니라 진정한 행복을 실현하고 지속시킬 수 있는 가장 효과적인, 실제적인 방법이다. 이러한 행복한 삶을 위해 체육활동이 갖는 중요성은 다음과 같은 구체적인 자아실현적 가치에서 찾아 볼 수 있다.

첫째, 세계 내에서 신체적 존재로서의 자아인식 개발

둘째, 인간의 만남과 행동의 의미 이해

셋째, 움직임의 체험에 다른 인간존재의 이해

넷째, 신체 움직임의 체험을 통한 자아실현의 극대화

③ 건전한 여가 문화의 형성

1960년대 이후 급속하게 유입되어 발전된 서구적 소비문화가 유희, 쾌락적, 소비 지향적인 대중문화로 심화됨에 다라 도덕성 결여라는 사회문제가 발생하게 되었다. 이와 같은 퇴폐향락 문화를 근절시키기 위해서는 법적, 제도적인 정비와 함께 생활습관을 건전한 방향으로 전환시키는 활동이 필요하다. 즉, 스포츠와 같은 산체활동에 직접 참여하는 것은 중요하다. 오늘날과 같이 획일적인 노동과 복잡한 사회구조에서 건전하고 즐거운 스포츠와 레크리에이션 활동은 심신의 피로를 풀어주고 정신건강을 맑고 즐겁게 하여 활력을 유지하도록 함으로써 일상생활에 새로운 활력을 불러일으켜 주기 때문이다. 그러므로 생활체육활동은 가정, 학교, 직장

구조에서 발생하는 각종 욕구불만의 해소는 물론 각종 사회병리현상을 예방하고, 건전한 사회풍토를 조성하며 개인의 행복뿐만 아니라 노동, 가정 그리고 지역사회를 포함한 전 생활영역에서 다음과 같은 여러 가지 역할을 한다 하겠다.

첫째, 국민의 건강과 체력의 증진은 물론 생리적 욕구를 충족시킴으로써 생활의 질적 향상을 가능케 한다.

둘째, 현 사회구조에서 발생하는 불안한 정서를 정화시키고 성취의 즐거움과 만족감을 안겨주어 심리적 안정을 가져다준다.

셋째, 건전한 놀이문화로써 건전한 여가활동을 하도록 한다.

넷째, 공동체의식의 형성을 도와주며, 공동체가 동시에 만족감을 얻을 수 있도록 한다.

④ 지역 · 이웃 간의 대화의 증진 및 연대감 형성

지역사회 개발이 추구하는 최종목표는 모든 지역주민이 행복하고 인간다운 삶을 영위할 수 있는 지역사회를 만드는 것이다. 이러한 관점에서 볼 대 현대사회의 많은 사람들은 많은 개인적·사회적 문제를 해결하고 이상적인 지역사회의 발전을 이룩하는 데 있어서 지역주민의 생활체육활동은 다음과 같이 중요한 가치를 지닌다.

첫째, 주민의 건강과 체력의 유지 및 향상시킨다.

둘째, 청소년의 건전한 육성에 이바지한다.

셋째, 지역의 재조직 화에 긍정적 기여를 한다.

넷째, 풍요롭고 충실한 생활을 영위할 수 있도록 한다.

지역사회의 체육활동이 갖는 중요성에 비추어 볼 때 지역주민의 적극적인 체육활동 참여는 지역사회의 개발과 발전에 있어서 필수적인 요건이라 할 수 있다. 지역사회의 고유전통과 향토 성을 바탕으로 한 체육활동은 지역주민의 향토애 고양 및 지역 공감대를 형성하며 나아가 주민의식을 함양함으로써 건전하고 활기찬 지역사회 기풍을 진작시킬 수 있기 때문이다. 또한 지역주민들이 조직화된 체육활동에 참여함으로써 지역주민의 화합과 단결을 높일 수 있으며, 지역사회의 목표달성을 위한 공감대를 생성할 수 있고, 각 지역 간의 운동 경기를 통하여 지역사회의 결속과 단결 그리고 지역사회간의 교류를 증진시키며 나아가 지역사회의 재조직화를 이룩할 수 있기 때문이다. 이러한 주민의 여건과 요구에 따라 다양한 체육활동이 제공되어야 하며 체육활동의 조직화가 필요하다.

4) 생활체육의 영역과 구성요소

(1) 생활체육의 영역

생활체육의 활동영역은 매우 광범위하다. 모든 영역에 따라 모든 국민에게 체육의 혜택이 공평하게 제공되어야 할 것이다. 이러한 목표를 지향하는 생활체육은 그 영역에 있어 활동대상, 활동장소, 활동기회 제공의 주체 등을 다음과 같이 구분 할 수 있다.

(표 2-1) 생활체육의 영역

대상에 따른 영역	장소별 영역	장소제공 주체별 영역
• 유아체육 • 아동체육 • 청소년체육 • 성인(남자)체육 • 성인(여자)체육 • 노인체육 • 장애자체육	• 가족체육 • 지역사회체육 • 도시체육 • 직장체육 • 군인체육	• 공공체육 • 민간상업체육 • 학교체육

(2) 생활체육의 구성요소

생활체육은 단편적이고 부분적이기보다는 총체적으로 이루어진다. 이는 곧 생활체육에 관련되는 요소들이 다양하고, 그 요소간의 유기적으로 이루어진다는 것을 의미한다. 이러한 생활체육의 요소는 시설, 지도자, 프로그램, 동호인조직, 홍보, 행·재정 등으로 구성된다.

① 생활체육활동의 주체를 인간이라고 하다면, 시설은 우리가 생활체육을 즐길 수 있도록 터전을 마련해 주는 객체라고 할 수 있다. 체육의 대중화, 스포츠 인구의 저변확대를 위하여 많은 체육시설이 시급히 마련되어야 하지만 이러한 체육시설을 확보하고 관리하는 데에는 재정적으로 많은 어려움이 뒤따른다. 그러므로 이러한 시설은 개인이나 사회단체보다는 장기계획을 통하여 지방자치단체나 공공기관에 의해서 확보되고 유지 관리되는 것이 바림직하다.

선진국의 예를 들어보더라도 체육시설이 순수한 민간자본에 의해 운영되는 것이 있기는 하지만 그것은 수익성이 높은 일부종목이거나 프로스포츠를 위한 상업시설 같은 범위에 국한되어 있을 뿐이다. 따라서 다른 시설은 대부분 정부와 지방자치단체에 의해서 체육시설이 확보, 관리되고 있는 실정이다. 철저하게 국가에서 체육을 관리하는 동유럽 여러 나라의 경우는 말할 것도 없을뿐더러 정부가 민간 주도의 체육활동을 지원하고 뒷받침하고 있는 서유럽의 경우에도 체육진흥에 관한 정부의 역할은 체육시설을 정부차원에서 관리하여 국민들이 쉽게 체육활동에 참여할 수 있는 여건을 조성한다.

특히 운동 수요가 증가하고 그 욕구가 다양화되고 있는 현 시점에서 볼 때 생활체육의 시설과 이용기구의 확충과 개발이 지속적으로 이루어져야 하며, 학교체육시설의 개방도 적극적으로 추진되어야 할 것이다. 그리고 시설의 관리운영은 많은 비용이 소요되지 않고 자주적으로 이루어질 수 있으며, 또한 최대한도로 활용될 수 있는 방향으로 이루어져야 한다.

② 지도자

생활체육의 활성화 및 생활체육 프로그램 운영의 성공과 실패는 지도자에게 달려 있다고 하여도 과언은 아니다. 생활체육은 학교체육과는 달리 그 참여대상이 다양하고 개별적이어서 참여자의 자주성이 중시된다. 그러므로 생활체육 지도자는 개인 혹은 집단의 자주적 활동을 조성하는데 그 역할이 있다.

생활체육 지도자들은 엘리트선수를 전문적으로 지도하는 코치가 아니라 일반 국민의 체육활동을 지도하는 지도자를 말한다. 그러므로 생활체육 지도자는 체육활동에 참여하는 사람들이 체육활동을 활발하게 할 수 있도록 과학적인 지식 쌓기와 운동여건의 마련에 관심을 기울여야 한다.

③ 프로그램

생활체육 프로그램은 일반 국민들이 효과적인 체육활동에 참여할 수 있는 기회를 보장하기 위한 구체적인 필수요소이다. 생활체육 프로그램은 체육활동 대상의 목적, 흥미, 수준 등에 따라 다양한 활동을 가능하게 하며, 체육활동 시설의 활용도를 높여준다. 따라서 생활체육 프로그램의 개발 및 보급은 생활체육운동의 추진을 위하여 필수적으로 이루어야한다.

프로그램은 생활체육에 있어 핵심적 소프트웨어와 같은 성격을 가지고 있다. 이는 곧 시설이라는 공간 속에서 이루어지는 실제적인 체육활동을 의미한다. 프로그램의 종류에는 국민이 과학적으로 건강 및 체력을 유지·증진할 수 있도록 제공되는 건강관리 프로그램, 다양한 신체활동 요구를 충족시킬 수 있는 체육활동 프로그램, 규칙적인 체육참여 기회를 제공하는 생활체육교실, 청소년의 여가활동의 건전화 및 바람직한 성장발달을 기대할 수 있는 과외자율 체육활동, 그리고 전 국민이 모두 함께 참여할 수 있는 각종 생활체육대회 및 축제가 이에 포함된다. 이러한 생활체육 프로그램의 개발과 보급의 기본방향은 다음과 같다.

첫째, 국민의 체육활동 및 건강관리 요구를 최대한 수용한다.

둘째, 여가선용에 적합하고 개인별, 집단별로 쉽게 즐길 수 있도록 다양화한다.

셋째, 과학적인 연구로 성, 연령, 신체적 특성(체력수준)에 적합하도록 하여 효과적・합리적 체육활동을 창안한다.

넷째, 개발된 프로그램의 이용을 극대화할 수 있도록 홍보매체를 최대한 이용하여 보급한다.

④ 동호인 조직

동호인 조직은 체육활동을 목적으로 하여 자발적으로 결성된 조직으로서 참여의 자유와 조직의 개방성, 일정 내규에 의한 자율적 운영, 그리고 공동의 목적과 협동에 대한 적극적 태도 등의 특성을 나타낸다.

㉠ 생활체육진흥의 핵심적 요소
- 시설 이용단위로서의 역할
- 집단화에 의한 체육활동 효과의 극대화
- 체육소외집단의 체육활동 기회 증대
- 체육활동 참여의 저변확대

㉡ 지역 및 직장활동의 기초적 단위
- 지역 및 직장 고유의 생활특성 유지
- 생활의 충실과 환경개선을 통한 집단목표의 달성
- 주민과 직장인의 욕구통합 및 생활의 방위적 수단
- 복지사회를 지향한 사회 교육적 활동

동호인 조직의 육성・지원은 소규모 단위의 동호인 조직을 활성화시키고 점차 조직의 구성단위를 전국적으로 확산시켜 나가는 것이 효과적이다.

⑤ 홍보

체육인구의 저변확대와 각종 체육프로그램의 제공, 체육시설의 이용, 건강・체력 증진방법, 레크리에이션 활동 등 생활체육의 전반적인 내용에 관한 적극적인 계도 및 홍보를 위하여 정부 또는 담당기관을 중심으로 공공기관, 학교, 사회단체, 언론기관, 협회, 서클, 민간 체육시설, 상담소 등을 연결하는 국민계도・홍보체제가 제도적으로 운용되어야 한다. 또한 계도 및 홍보방법도 구체화함으로써 일반 국민들이 일상생활 속에서 체육에 관한 지식 및 정보를 쉽게 접할 수 있도록 해야 할 것이다. 이와 같은 방법으로 체육과 관련된 교육프로그램은 정부나 민간 사회단체, 언론매체를 주축으로 제공되어야 하며 공공장소의 홍보책자와 구호, 표어, 가요 등을 적극적으로 홍보되어야 한다.

⑥ 행・재정지원

생활체육의 진흥을 위하여 설정된 여러 가지 정책과제를 수행하기 위해서는 체육활동에 대한 정책결정, 계획수립, 집행 및 평가의 기능을 합리적이고 효율적으로 수행할 수 있는 행정체계 및 적정규모의 재정이 확보되어야 한다. 아무리 화려한 계획일지라도 위와 같은 요건을 충족시키지 못한다면 사상누각이 되고 말기 때문이다.

우리나라의 체육행정은 정부수립 이후 문교부(현 교육부)의 과단위 혹은 국단위 기관에서 행정의 부분적인 시각에서 다루어져 왔으나 1982년 체육부가 창설됨으로써 획기적인 전환점을 맞이하게 되었다(현재는 문화관광부의 소속으로 다시 축소됨). 그러나 행정기능의 중복 및 협조체제의 미약, 하부구조의 취약, 행정요원의 전문성 부족 등으로 인하여 효율적인 기능을 발휘하지 못하고 있는 실정이다. 앞으로 행정의 전문화, 자율화 추세에 따라 행정기능이 강화되고, 행정요원의 전문화 등이 이루어질 전망이다. 그리고 국민경제생활이 향상되고 체육의 중요성에 대한 이해가 증진되며 지방체육 행・재정의 자립도가 향상됨에 따라 체육재정의 수요규모도 지금보다 훨씬 증가할 것이다.

2. 생활체육의 동향

1) 세계 각국의 생활체육

(1) 생활 체육의 특징

① 생활 체육 운동은 오늘날 범세계적인 운동이다.

'트림(Trim)', 'Sport Pour Tous', 'Life be in it', 'Deporte Con Todos' 등

의 갖가지 구호 아래 대중의 건강 및 여가 스포츠 운동이 세계 도처에서 전개되고 있다. 이 운동은 선진 국가에서부터 시작되어 후진국으로 보급되고 있으며, 제3세계에서도 널리 성행되는 단계에까지 이르렀다. 그러나 이런 현상은 엘리트 스포츠의 축소형은 결코 아니다.

② 생활 체육 운동은 근대 올림픽 운동과는 다른 배경에서 시작되고 발전하여 왔다.

여가의 증대, 건강에 대한 불안, 사회구조의 변화가 각각 독자적으로 생활 체육 운동을 발전하고 촉진하여 왔다. 그리고 선진 제국에서는 주로 건강과 여가의 문제가 배경인 반면에, 신생국에서는 생활양식과 주거의 변화에 대응한 사회적 안정성의 유지에 그 주안점이 있다. 신생국들은 또한 전통적인 스포츠, 게임, 무용에서 자국의 문화적 동질성을 보전하는데도 큰 관심이 있다.

③ 생활 체육 운동은 원칙과 내용, 그리고 참가자 면에서 올림픽 운동과 매우 상이하다.

올림픽 운동은 그 성격상 뛰어난 선수(Elite)들이 선정되어 그들을 대표로 경쟁할 수밖에 없다. 이와 같이 올림픽 운동은 많은 참가자들 중에서 선택된 가장 뛰어난 사람들의 모임인 것이다. 그러나 생활 체육 운동은 이와 정반대의 원칙에 입각하고 있다. 생활 체육운동은 참가자에게 제한을 두지 않고 자신의 필요와 능력에 따라 스포츠에 참여할 기회를 마련하는데 주안점이 있다. 따라서 엘리트 스포츠의 조직을 단순히 낮은 경기 수준에 맞추어 모양을 바꾼다고 이러한 목적을 달성하기는 어렵다. 이러한 이유 때문에 생활 체육운동은 참가자의 다양한 욕구를 충족시킬 수 있는 원칙을 독자적으로 발전시켜 왔으며, 생활 체육 운동의 원칙들은 엘리트 스포츠의 원칙과는 일치할 수가 없는 것이다.

④ 따라서 엘리트 스포츠와 생활 체육은 각기 독자적인 목적으로 가지고 발전해 가면서 상호 균형점을 찾아야 한다.

하나의 조직으로 상호 양립되지 않는 과제들을 달성하고자 하는 목적이 성과를 거둔 적은 없다. 이런 이유 때문에 생활 체육 운동의 발전을 희망하면서도 이 운동을 주도하지 않고 있는 국제 올림픽 위원회의 태도가 호응을 얻고 있는 것이다. 그리고 위의 두 가지 과제는 동일한 방침으로 추진될 수 없으며, 만일 그렇게 되는 과정이나 방법에서 상충되는 결과를 빚을 것이다. 위의 과제들을 추진하는 사람들은 서로의 가치를 존중하여야 한다.

⑤ 엘리트 스포츠와 생활 체육은 독자적인 조직과 전문가, 그리고 발전 경로를 필요로 하고 있다.

앞으로의 스포츠 발전에는 두 가지 분야의 추진 과제가 있다. 그리고 각각의 분야는 그 분야에 알맞은 독자적인 조직을 가져야 한다. 국제 올림픽 위원회와 각 국가 올림픽 위원회의 조직은 엘리트 스포츠 분야를 겨냥한 것이다. 그 밖의 분야의 것은 그 영역 밖의 것이어야 하며 실제로도 그의 관할 밖의 사항이다. 만일 영역 밖의 사항이 올림픽 운동의 조직 구도에 포함되면 오히려 올림픽 운동을 망치고 갈등을 야기할 것이다. 생활 체육 운동은 나라별로 그 나라에 적합한 조직 형태를 필요로 한다. 또한 생활 체육 운동에 참가한 경험이 있고 생활 체육 운동이 엘리트 스포츠와 대립하려는 것이 아니고 협력하려 하고 있다는 것을 의미하고 있다.

⑥ 국제 올림픽 운동의 여러 원칙들과, 특정 지역이나 국가의 전통과 문화 요소를 고려하여 전개되고 있는 생활 체육 운동은 각각의 독특한 역할을 수행하고 있다.

인류 스포츠 제전인 올림픽 경기 대회는 당연히 종목별로 동일한 경기 규칙과 경기 조건하에 범세계적으로 행해지는 동일한 현상임을 전제로 하게 된다. 이러한 전제들은 최고 수준의 스포츠 활동에는 기본적인 것이기도 하다. 일본 배구 대표팀은 배구 경기가 소련, 미국 또는 일본 등 어디에서든지 동일한 경기 규칙과 경기 조건에서 진행되리라고 확신할 수 있다. 그러나 생활 체육 운동의 종목은 대부분이 그 반대다. 미국의 에어로빅댄스나 소련의 건강 체조, 중국의 태극권(체조)은 그 형태가 극히 다르다. 남아메리카와 극동의 볼게임도 서로 다르다. 이점에서 운동이나 무용에서 자국의 문화를 수용하거나 발전시킬 수 있는 여지가 생기게 된다. 그리고 국제 생활체육 운동이 국가마다 자국에 적합한 형태로 이 운동을 전개하도록 하는데 중요성을 두고 있는 원인이기도 하다.

3. 생활 체육 관련 국제회의

1) Trim & Fitness international on Sport for All

회수	년 도	개 최 지	주 제
1	1969	노르웨이(오슬로)	
2	1971	화란(앤하임)	홍보(Advertising)
3	1973	독일(프랑크푸르트)	새로운 국가발전 (New National Devel DEvelopment)
4	1975	미국(워싱톤)	지역사회와 생활체육 (Community & Sport for All)
5	1977	프랑스(파리)	협력(Cooperation)
6	1979	포르투칼(리스본)	놀이와 게임(Plays & Games)
7	1981	스위스(뮈렌)	휴일과 생활체육 (Holidays & Sport for All)
8	1983	스웨덴(스톡홀름)	야외활동(Open Air)
9	1985	영국(Isle of Man)	생활의 질(Quality of life)
10	1987	노르웨이(오슬로)	비활동인을 움직이게 하자. (Making The Inactive Active)
11	1989	캐나다(토로토)	생활체육에 있어서의 질 (Quality in Sport for All)
12	1991	프랑스(보르도)	생활체육의 새로운 전략 (New Strategies for Sport for All)
13	1993.11	일본(지바)	
14	1995. 6	이스라엘(대다니시)	
15	1997.11	말레이시아(페낭)	
16	1999.11	씨이프러스(리미솔)	
17	2001.10	남아프카공화국	

2) Trim & Fitness international on Sport for All

회수	년 도	개최지	주 제	비고
1	1986	독일(프랑크프루트)	생활 체육의 기초 (Fundamentals of Sport for All)	
2	1988	체코(프라하)	생활 체육에서의 단결 (Solidarity in sport for All)	
3	1990	핀란드(탬페레)	2000년대의 생활 체육 (Sport for All By 2000)	프랑크 푸르트 결의서 채택
4	1992 11.17-20	불가리아 (바르나)	현대 사회에서의 생활 체육 (Sport for All in Modern Society)	
5	1994	우루과이 (푼타 델 에스데)		

※ IOC(생활 체육 위원회)와 ICSSPE 후원

4. 각국의 생활 체육 운동

1) 오스트레일리아

'Life Be in It' 캠페인을 통하여 식이요법, 교육, 사회적 커뮤니케이션, 일상생활 방식, 신체훈련 프로그램을 제공하고 있다. 특히 민간단체인 'Life Be in It' 회사와 체육회의 협동 프로그램으로 세미나, 자문, 홍보 및 재정 지원에 이르기까지 다양한 활동이 이루어진다. 홍보 매체의 두드러진 활용이 특징적이다.

2) 캐나다

역시 광범위하고 집중적인 미디어 캠페인을 전개하고 있다. 'Paticipaction' 캠페인을 지원하는 라디오, TV 및 유선방송 체제는 세계에서 미국 다음으로 잘 되어 있다. "생각만 하지 말고 실천하라"는 슬로건을 내세워 각종 프로그램을 제공함으로써 시민들의 적극적인 참여를 유도하고 있다.

3) 독 일

'Triming 130' 캠페인으로 단순한 신체적인 프로그램을 제공하고 있다. 즉, 분당 130회 정도의 맥박이 유지되는 17종의 지도 프로그램이다. 캠페인 내용을 600여개의 잡지. 신문을 비롯해서 라디오, TV, 포스터, 전시회 등을 통해 범국가적인 홍보가 뒤따른다.

4) 영 국

스포츠 지도자를 위한 기초 훈련 프로그램인 '지역사회 스포츠 지도자상(Community Sports Leaders Award)의 성공적인 수행으로 스포츠 지도자가 되기를 원하는 수많은 남녀노소가 프로그램에 참여하고 있다. 영국은 생활 체육 발전의 가장 중요한 영역으로 리더십과 참여에 초점을 맞추고 있는 것이 특징이다. 그리고 다양한 목표그룹을 위한 실행 스포츠 전시 프로그램이 개발되어 소수

인종 그룹, 노인층 및 수많은 실업자를 대상으로 실시되고 있다. 연령 계층 특히 노년층 대상의 프로그램 '50+'은 또 다른 독특한 프로그램으로 널리 보급되고 있다.

5) 미 국

1951년 청소년의 건강·체력 향상을 위한 대통령 자문 위원회가 구성된 이래 신세기 작전으로 생활 체육의 진흥을 국가 종합 계획으로 추진하고 있다. 특히 신체훈련에 대한 역대 대통령들의 강력한 관심과 국민적 열의로 연결되었고, 오늘날까지 열정적으로 전개되고 있다. 'Physical Fitness' 캠페인으로 신체훈련, 테스트, 조깅, 에어로빅, 제3종경기, 스트레칭 프로그램 등과 같은 적극적인 신체훈련 프로그램이 주종을 이루고 있다.

역시 거대한 홍보 매체의 적극적인 협력과 상업 자본의 막대한 투자가 효율적으로 이루어지고 있음은 물론이다.

6) 오스트리아

'Sport for all'의 개념에 대하여 TV, 라디오 등의 홍보 매체와 대회 및 포상 프로그램을 통하여 10여 년간 선전한 후, 여름휴가 전에 2주간의 야회 프로그램을 주민에게 제공하고 있다. 우체국을 전달 매체로 적극 활용하고 있는 것이 특징이며, 국민 체육의 날을 제정하여 달리기, 걷기 프로그램을 제공한다. 또 스키 및 사이클 대회를 개최하여 수십만 명씩 참여하는 성공을 거두고 있다.

7) 벨기에

모든 사람은 스포츠에 참여할 법적 권리를 가진다는 권리선언을 통해 국민들을 고무시키고 있으며 모든 가족이 함께 참여할 수 있는 가족 킬로미터(Family Kilometer) 프로그램, 건강 모임 및 50세 이상의 사람들과 여성들을 위해 고안된 특별 프로그램이 캠페인 화되어 실시되고 있다. 벨기에의 생활 체육 프로그램들은 여성 및 50세 이상의 상대적으로 참여율이 낮은 그룹들에게 초점을 맞추고 있는 것이 특징이다.

8) 체코슬로바키아

"1천명이 참가하는 1회의 대회보다, 1백 명이 참가하는 1천회의 대회가 좋다"는 슬로건 아래 서로 연결된 대회들이 자주 열리고 있다. 80개의 도시에서 개최되는 100,000m(1인 100m, 1,000명)과 같은 'Sports for all relays'는 매우 특이한 프로그램으로 인기리에 실시되고 있다. 그리고 비사회주의 국가에서는 좀처럼 찾아볼 수 없는 현황으로 TV광고, 포스터, 안내책자 등 홍보 매체의 적극적인 지원을 받고 있다는 점이 주목할 만하다.

9) 노르웨이

'TRIM' 즉 신체 가꾸기라는 용어를 처음 시작한 나라로서 신문과 적십자의 협조로 장거리 경기 프로그램이 인기리에 실시되고 있다.

10) 핀란드

식품 산업이 후원하는 신체 활동과 영양 섭취 습관 프로그램이 3년간 TV, 포스터 등의 매체를 통해 캠페인으로 전개되고 'SULAKE'라는 이름의 가족, 직장 및 이웃 간의 활동을 유도하는 동기부여 프로그램이 제공되고 있다.

11) 동독

인구의 1/4에 해당하는 3백 80만 시민이 3만개의 스포츠 단체와 스포츠 그룹들이 제공하는 프로그램에 참여하고 있다. 모든 사람을 위한 스포츠 프로그램으로 모든 사람을 위한 탁구, 배구, 하이킹, 'Berlin Peace Run' 등의 다양한 프로그램이 대회 형식으로 실시되고 있다.

12) 네덜란드

프로그램을 자유롭고 광범위하게 선택할 수 있도록 한 'SPS(스포츠 참여 촉진)' 프로그램의 제공으로 대중화에 성공했다. 특정 그룹에 대한 스포츠 프로그램의 중요성을 크게 강조하면서 실업자, 소수 그룹, 도시의 소외 자를 위한 프로그램이 실시되고 있다.

13) 스웨덴

스포츠 참여 프로그램 개발에 강조점을 두면서 "셋 중에 둘은 만들자"는 슬로건으로 스포츠 인구를 2백만에서 3백만으로 증가시키기 위한 노력을 경주하고 있다.

14) 소련

'대중 스포츠의 확대 발전'이라는 명제 아래 올림픽 스포츠와 같은 비중으로 추진되고 있다. 특히 노동자를 위한 프로그램 "모든 집단은 출발선에", "일반 대중을 위한 프로그램" "전 가족이 운동장애" 등과 같은 슬로건으로 대중화를 꾀하고 있고, 특정 목표 집단을 위한 '돌든디스크(하키 프로그램)', Neptun(수영 프로그램), 'White Tower(체스 프로그램)' 등의 프로그램들이 시행되고 있다.

15) 스위스

특정 스포츠의 잠재력을 개발하기 위해 '체조클럽 2,000', 'FITWITH(신체훈련프로그램)', '취리히 수영 아카데미', '모든 사람들을 위한 오리엔티어링' 등의 프로그램들이 성공을 거두고 있다. 보급(홍보) 방법으로 지도자 훈련, 문서 및 전시자료 제공 선전 및 PR미디어 지원, 대회 축제, 장비 서비스 센터 운영 등 다양한 방법이 채택되고 있다.

16) 유고슬라비아

의학적으로 계획된 프로그램 개발, 보급에 중점을 두며 의학적 검진에 의한 신체 조건에 따라 적절한 운동 처방을 제공하는 일상적 활동 프로그램이 실시되고 있다.

17) 인도네시아

"스포츠는 사회를 위한 것이다. 그러므로 사회는 스포츠를 위한 것이다." 라는 슬로건 아래 연령계층에 대한 범국가적 신체훈련을 위한 5개년 계획을 수립하고 있다. 스포츠가 기여하는 사회적 혜택에 대한 명확한 인식을 하면서 모든 사람들은 의무적으로 매주 그룹 훈련 프로그램에 참여하도록 하고 있다. 즉, 매주 금요일 오전 7시에 모든 단체, 직장 및 가정에서 음악에 맞추어 10분간 운동을 하도록 하고 있다. 또한 전통적 체육문화에 대한 관심도 높아서 게임, 춤 등 많은 활동 프로그램을 개발하여 대중화시키는데 힘쓰고 있다.

5. 독일의 Golden Plan(제2의 길 : The Second Path)

가. 배경

2차 대전 후 독일 산업 사회가 가져온 건강의 위기와 인간성 상실을 국민 체육 진흥을 통해 회복코자 함

- 어린이의 만성착란 증세의 증가 및 일반인으로 확산
- 근로 청소년 중 순환계 질환으로 요양을 요하는 자의 급격한 증가
- 중년기 성인과 산업 종사자 중 순환계 질환으로 치료를 요하는 사람이 60%에 해당

나. 특징

- 생활 체육 진흥을 위한 광범위한 체육 시설(레저, 놀이, 스포츠 시설 등 청소년 시설 위주)의 확충
- 순수 민간단체인 독일 올림픽 협회(DOG)가 도시계획 및 스포츠 전문가의 자문을 얻어 시설 기준 마련, 정부(연방・주) 및 관계 기관에 건의(황금 계획 각서)
- 지방자치 단체(시・군・구・읍・면) 시행
- 학교 시설과 밀접한 관계를 맺도록 계획

다. 계획 기간 : 1960년~1975년(15년)

라. 계획의 주요 내용

- 1부 : 현대 문명사회의 특징 및 운동부족에 따른 문제점
- 2부 : 시설 부족 수 파악, 건설 예산 제안
- 3부 : 소요 예산 책정96백 30만 마르크) 및 연방·주, 지역사회 부담 기준 설정
- 4부 : - 전문가의 협조를 받아 세부 시설 기준 마련
  - 경제적이고 합리적인 시설의 배치
  - 자치 행정 단위별 시설 종류 및 홍보 기준 제시

마. 시설 종류 및 기준

- 어린이 놀이터 : 1인당 1.5㎡
- 운 동 장 : 1인당 3㎡
- 체 육 관 : 1인당 0.4㎡
- 야외 수영장 : 1인당 0.1㎡
- 실내 수영장 : 1인당 0.4㎡

바. 소요액 및 부담 기준 : 1백 70억 마르크

(연방 정부 10%, 주정부 40%, 지역사회 50%)

사. 성과

- 체육 시설의 대폭 확충
- 학교체육의 활성화
- 체육활동의 활성화
  - 스포츠클럽(Sport Verein)의 대폭적 증가 : 29,486개 → 36,292개 (‘83. 현재 6만개)
  - 체육 인구(스포츠클럽 활동 인구)의 증가 : 5,267,600명 → 8,235,300명 (‘83. 현재 2천만 명)
  - 체육활동 참여율 증가 : 20%(60년대) → 65%(90년대)

- 스포츠 기능장 수여자 증가 : 7만 명 → 192만 명

아. '골든 플랜'을 예로 삼은 각국의 생활 체육 장기 계획

- 프랑스 : 제 1, 2차 학교 교육, 사회 체육 시설 건설 5개년 계획
- 영 국 : 스포츠와 지역사회 보고서
- 일 본 : 범 국민 체육력 만들기 운동
- 한 국 : 국민 생활 체육 진흥 3개년 계획
  (호돌이 계획 : 1990-1992년)
  국민생활 체육 진흥 10개년 계획(1993~2002년 예정)
- 신황금계획(통독 및 2000년대를 향한 새로운 계획 수립 중) : 5만개의 스포츠 시설 확충
  - 운동장, 체육관, 수영장 등 기본 체육 시설
  - 테니스, 스쿼시코트, 골프장, 사격장, 승마장, 아이스링크, 롤러 스케이트장 등 특별 체육 시설
  - 조깅, 하이킹, 사이클, 승마, 스키, 카누 등을 위한 여가 스포츠 시설
  - 주말 여행자를 위한 야외 스포츠, 레크리에이션 시설

6. 캐나다의 Participaction

1) 개 요

- 창 설 : 1971년 9월
- 배 경 : 캐나다인의 신체활동 부족 해소
- 목 적 : 생활 체육 진흥 및 사회적 마케팅 촉진
- 표 어 : 활기찬 삶(Active living)

2) 전 략

가. 생활 체육 진흥 전략

- 언론 매체를 통한 전국적인 홍보 : 홍보물을 작성, 기획, 제작하여 TV, 라디오, 신문, 잡지를 통해 홍보
- 기업체 후원에 의한 진흥 : 보험회사, 식품 회사 등 개인 기업체의 전폭적 후원에 의한 생활 체육 진흥 정책의 계획, 설계 및 집행
- 연락망 구축 : 정부, 협조기업체, 건강전문가, 체육 지도자간 생활 체육 정보 교환

나. 사회적 마케팅 전략

- 1단계 : 인식(Awarenes)
  신체활동 및 Participation의 중요성을 인식시킴
- 2단계 : 교육(Education)
  규칙적인 신체활동의 이점을 이해시키고 모든 연령층이 건강한 상태를 유지할 수 있도록 확산시킴
- 3단계 : 동기 유발(Motivation)
  주민 각자가 신체활동을 통해 즐거움을 느끼도록 함
- 4단계 : 결과 고지(Reminder)
  위 1~3단계의 지속적인 추진 및 새로운 주민의 참여 확산

다. 결 과

인식(Awarebess) → 이해(Understanding) → 태도 변화(Attitude Change) → 선의의 시도(Triam) → 새로운 행동의 채택(Adaption of a New Behavior)

7. 대학체육의 필요성

오늘날 정보통신 디지털 시대가 날로 확장되어 인터넷을 무대로 한 사이버공간과 현실세계를 오가며 삶을 누리는 새로운 시대가 도래하여 우리의 일상생활은 편리해진 반면, 신체활동의 감소로 인한 체력저하와 각종 성인병을 증가시키는 결과를 가져 왔으며, 정신적으로는 작업의 자동화로 인간성 상실과 개성의 단순화·획일화를 가져와 현대사회의 커다란 문제점으로 대두되고 있는 현실이다. 이와 같은 시기에 대학생들의 역할은 매우 크다고 하겠다. 왜냐 하면 대학생들은 미래사회의 지도자로서 기성사회를 이끌고 나갈 막중한 책무가 있기 때문이다. 따라서 이들은 건강한 신체와 건전한 정신을 가진 건강한 사회인으로 육성되어야 한다. 이들을 건강한 사회인으로 육성하기 위해서는 대학체육의 역할과 책임이 막중하다고 생각된다. 왜냐하면 대학체육은 대학생들의 체력발달과 건강유지는 물론 그들의 인성발달에도 중요한 역할을 하기 때문이다.

즉, 대학체육은 유일한 행위의 과목으로 신체활동 뿐만 아니라 지적·정서적·사회적 활동까지 포함한 전인 교육이며 체육수업을 통해서 다루어지는 스포츠 및 레크리에이션 활동은 긴장과 각종 스트레스를 해소 시켜주고, 어려움을 참고 견디는 인내력을 길러주며 체력향상과 건강의 유지 증진이라는 효과를 가져오므로 서 대학생활을 풍요롭고 윤택하게 만들어 준다. 또 대학체육은 졸업 후 즐겁게 사회생활을 할 수 있는 방법을 배우게 하며 대학시절에 익힌 스포츠 기능은 사회 생활 속에서 여가를 즐길 수 있는 방법을 제공하며 생활을 명랑하고 보람 있게 만들어 준다. 대학체육의 필요성 중 가장 중요한 것은 스포츠를 통하여 대학생활의 내용을 풍부하게 한다는데 있다. 대학생활의 주체가 되는 지식의 탐구 속에서 스포츠는 청량제처럼 기분을 새롭게 하고 정신을 북돋아 주며 스트레스를 해소시켜준다. 이러한 의미에서 레크리에이션, 운동, 스포츠등 대학체육의 다양한 프로그램은 대학생활을 윤택하고 명랑하며 풍부하게 해주는 요인이 되는 것이다.

다시 말해서 체육이 생리적인 면에서 신체활동의 욕구를 충족시키고 보다 나은 건강과 체력을 유지 증진시키며 심리적으로는 적절한 활동을 함으로서 생활의 의욕을 만족시키고 정신적으로 긴장에서 해방될 수 있는 기회를 준다. 그리고 사회적으로는 대인간의 인화와 협동심을 길러 명랑한 사회적 기풍을 진작시키며 국가적인 견지에서는 국민의 복지와 건강 및 체력의 향상, 청소년비만, 성인병예방,

청소년의 선도, 국민생활의 개선에도 기여한다는 점을 감안할 때 대학체육의 필요성은 무한하다고 할 수 있겠다.

1) 현대생활에서 체육활동을 중요시 해야 할 이유

(1) 현대과학 기술의 급격한 발달은 이에 따른 인간의 신체활동 및 근원적 경향의 기회를 박탈했기 때문이며 또한 문명의 이기를 조절하는데 는 신체활동이 그 기초가 되기 때문이다.

(2) 국가적으로, 가족에 대해서 자기 자신에 대한 책임감이 갈수록 증대되어 신체의 건강은 도덕적 책임이며 의무인데 정신적 긴장, 전염성 질병, 신체적 비활 동이 인간 유기체의 퇴화를 가져오므로 규칙적인 신체 활동에 참가하고 정기적인 신체검사와 바른 치료를 해야 하는 책임이 있기 때문이다.

(3) 산업혁명이후 작업의 분업화, 자동화에 따른 여가 시간의 증가에 따른 건전한 여가 활동을 유도한다.

(4) 체육 활동은 변화무쌍한 활동이고 정신 활동을 단순화시키는데 효과적인 활동으로 정신적, 신체적 스트레스를 극복하고 건강을 유지 증진하며 기분전환, 창조적인 희열들을 느껴 인간의 기본 욕구인 자기 현실의 요구를 만족시켜 준다.

(5) 인간은 원래 호외동물이기 때문에 현대의 급속히 발달한 도시 생활의 비인간화된 생활에 항상 저항감을 느껴 자연스러운 신체 활동과 신선한 공기와 일광과 환경을 필요로 하게 되어 체육활동의 필요성이 도시화 된 사회에서는 더욱 강조된다.

(6) 인간은 동물로써의 기본 욕구인 운동의 욕구를 만족할 기회의 박탈로 말미암은 기본적인 욕구의 불 충족을 해소하기 위한 신체적인 운동이 필요하다.

- 노력과잉설(The theory of surplus energy) : Spencer의 주장 "사람이 운동을 하고 싶어 하는 것은 그가 생활에서 소비하고 남은 energy를 발산시키기 위해서이다."
- Roux의 신체활동의 삼대법칙

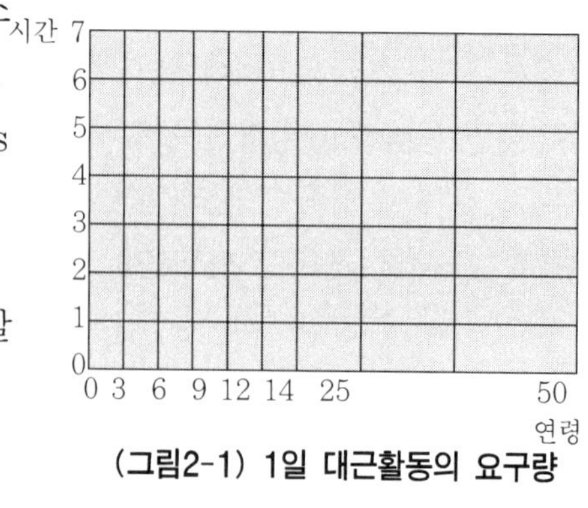

(그림2-1) 1일 대근활동의 요구량

① 적당히 사용하면 형태 기능이 현상을 유지하거나 항상 강화되고
② 사용하지 않으면 약화 저하되며
③ 너무 사용하면 지장을 가져온다.

- Nash의 일일 필요 대근 활동 "어린이는 성장기에 있기 때문에 신체 활동이 곧 생활의 전부이며 12세부터 14세 사이는 제2의 탄생기라 할 만큼 갑자기 성장속도가 빨라지므로 6시간 정도는 대근육 활동을 해야 되며 특히 50대 이후에도 1시간 정도 땀 흘리는 대근활동이 요구된다."

(7) 체육활동은 국민본위를 항상 시키고 건전한 사회 기풍을 진작함은 물론 국민 모두가 기름지고 건강한 생활을 영위할 수 있는 능력과 습관을 기르고 스포츠가 국민에게 주는 기쁨과 보람 그리고 스포츠를 통해 국민적 화합과 애국심에 발현에도 큰 비중을 갖고 있는 것이다.

2) 생활 체육이 평생 교육 못지않게 중요한 이유

체육 활동은 성장기뿐만 아니라 성년 이후에는 더욱 필요하다, 삶의 보람을 느끼는 근본이나 일을 원만하게 효율적으로 처리하는 원동력 역량에 따른 건강의 쇠퇴 방지, 정신 긴장에서 오는 여러 가지의 질병의 예방공해 소음 속에서 인간을 보호하는데 체력이 필수적이기 때문이다.

3) 대학생의 신체적 특징

(1) 신장의 증가는 정지된다.
(2) 골격은 거의 완성에 가까워진다.
(3) 체중은 계속 증가된다.(여자는 정지)
(4) 근력이 현저하게 증가되어 간다.(여자는 거의 정지 상태)
(5) 지구력(endurance)이 현저하게 증가된다.
(6) Sports에 대한 강한 흥미를 느낀다.
(7) 조정력(coordination)이 급속도로 발달된다.

4) 대학생의 심리적 특징

(1) 반성의 태도와 긍정적 사고방식을 갖게 된다.
(2) 감정을 억제할 수 있게 되며 침착성을 갖게 된다.
(3) 이해력의 발달
(4) 이해관계에 따른 강한 소속감 갈구
(5) 영웅을 숭배하며 비판적
(6) 인생과 자연의 미를 느낌
(7) sports에 전문적으로 탐닉하려는 경향
(8) 충성심(loyalty)이 현저함
(9) 앉아서 하는 생활(sedentary life)의 시작

5) 대학생활에 있어서 Sportsmanship 함양과 신체적 성장 발달을 위한 여러 가지 요구

(1) 생리적 욕구

① 적당한 근을 사용하여 자세의 결함과 근조(muscle tone)의 부족해소
② 충분한 운동을 하지 않아서 오는 신체의 비정상적인 성장발달을 시정
③ 현대생활조건에서는 필수적으로 해야 할 규칙적인 운동의 부족 해소
④ 도시화와 자동화로 인한 기관력(organic power)의 약화 때문

(2) 심리적 요구

① 정서를 조절할 수 있는 능력
② 어색함(awkwardness)을 극복할 수 있는 능력 발달
③ 긴박한 상황에서 신속 정확한 정신 반응력 함양
④ 활동하고 싶은 인간의 근원적 성향을 건전하게 표현할 수 있는 기회를 가지려 한다.
⑤ 급변하고 긴박감을 주는 현대생활에서 발생되는 정신적 정서적 긴장을 완화시킬 수단과 생의 만족을 느낄 수 있는 건전한 레크리에이션에 참가하고 싶어 하는 요구 등이다.

근조(muscle tone) : 근육이 약간 긴장하여 신경의 자극신호가 있으면 신속히 부드럽게 수축할 수 있는 상태로 적당한 운동에 의해서 육성됨.

- 기관력(organic power) : 심장계 소화계 신경계 등의 작용능력을 말하며 이것은 근육활동을 통해서만 운동되어지고 발달되어지며 단련되어 진다.
- 어색함(awkwardness) : 청년기에 갑자기 체격이 발달함에 신경조절 능력이 따라가지 못해 행동의 실수가 많게 됨을 이르며, 이것은 신체 활동의 단련으로 극복될 수 있다.

알고 이해하려는 욕구(needs to know and understand)
자기 현실의 욕구(self-actualization needs)
존경의 욕구(esteem needs)
사랑과 소속의 욕구(love and belonging needs)
안전의 욕구(safety needs)
생리적 욕구(physiological needs)

(표 2-2) Maslow의 욕구 단계

(3) 사회적 요구

① 타인의 권리와 복지(welfare)에 대한 공정한 태도 함양
② 공공 복지사업에 협동하는 태도 함양
③ TV, Radio, 영화 등과 같이 앉아서 즐기는 형의 오락에서 오는 부작용을 제거하기 위해 강한 정서적 요인을 수반하는 신체활동에 대한 흥미 발달
④ 건전하고 사회화된 활동에 참가하고 싶어 함.
⑤ 청·노년기에도 즐길 수 있는 레크리에이션에 적합한 신체적 기능을 함양함.
⑥ 급변하는 현대 사회에 적응하기 위해 타인의 요구와 의도에 따를 수 있는 능력 발달 등을 요구함.

6) 여대생에게 적합한 체육활동

(1) 근력이 약하므로 국부적인 신체만 사용하는 운동보다는 전신을 움직이는 수영, 무용, 신체조, 에어로빅, 헬스 등.

(2) 골반이 크고 무거우니 동적인 도약운동보다는 중심을 수평 이동시키는 정적 운동이 적합하다.

(3) 상체의 힘이 남자보다 현저히 약하므로 턱걸이 던지기 등은 불리

(4) 승부에 열중할 때 심리적 부담이 크므로 경쟁적인 아닌 운동이나 단체 경기가 적합하다.

(5) 여성은 남성근육의 50% 밖에 미치지 않을 분 아니라 여성호르몬 estrogen이 근육을 위축시키므로 체내에서 칼슘성분이 빠져나가기 때문에 근력운동이 필요하다.

제 3 장 체육인의 비전

1. 체육의 사회화와 과학화

1) 체육의 사회화

근간 30여 년 동안에 선진 외국들 특히 미국과 캐나다 그리고 유럽의 여러 나라들에서 많은 사람들이 여가를 이용하여 운동에 참가하고 있으며 근래 우리나라에서도 이러한 경향이 가속화되어 왔다. 1960년대 이전에는 선진 외국의 경우에도 주택가에서 조깅하는 사람들을 보면 건강 때문에 지나치게 신경 쓴다고 비웃기도 하였다. 그러나 1980년대 초에 와서는 2천만이 넘는 북미인 들이 건강을 위하여 규칙적으로 달리는 것으로 나타났다. 이제는 어떤 형태로든 규칙적인 신체 활동에 참가하는 것이 생활 속의 하나의 습관으로 자리 잡았다.

근래에는 우리나라의 경우도 이러한 것들이 사회적으로 점차 적극적으로 받아들여지게 되었으며 많은 스포츠 센터, 클럽, 스포츠, 기획사, 장비 및 의류 회사 등 체육 관련 분야의 성장이 우리 경제의 성장과 함께 삶의 추구하게 된 인구의 증가로 급속히 성장하고 있다. 이와 같이 건강에 대한 관심의 증가로 과거에는 무심히 넘겨지거나 당연한 것으로 받아들여지던 현상들도 이제는 관심의 대상으로 되어 수많은 돈과 시간을 할애하고 있다. 대표적인 예가 비만과 골다공증(뼈엉성증)으로 1960년도만 해도 비만이 어느 정도 부의 상징일 수도 있었고 40-50세 정도면 노인으로 자타가 인정하였고 노인은 당연히 여러 가지 병이 있고 뼈도 약해져 한번 부러지면 회복이 힘들거나 회복기간이 긴 것으로 당연히 여겨졌던 것이다. 그러나 현재 병원에서 크게 성행하는 것이 비만과 골다공증 클리닉인 것이다.

의학이, 질병이 발병한 후에 조처를 취하는 면에서 수동적 건강관리라고 본다면 체육학이란 건강한 상태에서 보다 더 건강한 상태로의 향상을 목표로 하여 질병으로 전환될 수 있는 수위를 한층 높임으로써 예방 의학의 차원으로 적극적 건강관리라고 볼 수 있다. 이러한 인식이 확대되고 경제력이 향상됨에 따라 여가를 신체활동에 소비하고자 하는 것이 일반화되어 가는 추세이다.

이러한 모든 사람의 건강에 대한 관심의 증가로 우리나라의 체육 분야도 점차 특정 운동선수가 아닌 여가 활동과 건강 증진을 목표로 신체 활동에 참여하는 일반인들을 위한 체육 지도자 양성과 시설 및 프로그램 개발에 관심을 갖게 되었다. 국내 대학의 사회체육학과나 생활체육학과란 이러한 취지에서 만들어진 우리나라 특유의 이름이며 영어 표기의 경우도 "Sports for all"이라는 슬로건을 사용하다가 이제는 "Department of sports and leisure studies"로 대부분 사용한다. 최근에는 운동의 과학적인 측면을 건강한 개인이나 환자의 건강 증진, 운동 재활을 전공하는 운동 처방학과가 설립되기 시작하였다.

우리의 체육 분야가 현재까지 발전하여 오는 과정에서 일반적으로 긍정적인 발전과 동시에 약간의 문제가 있어왔다. 우리나라의 체육은 국가나 기업, 학교 등의 대외 선전용으로 주로 이용되어온 것이 사실이며 이에 따라 소수 엘리트 스포츠가 극도로 발달하게 되었다. 따라서 일반인들의 인식도 운동이란 어느 특정인들의 분야이고 체육 시설도 운동선수나 체육 관련 학과의 소유물로만 대부분 여겨져 왔으며 지금도 많은 경우 이러한 것이 현실이다.

또한 선수들은 과학적인 교육이나 훈련을 받을 기회가 드물었고 지도자들도 이에 대한 자료조차 구하기 힘든 실정이었다. 이러한 상황은 기록이나 성적을 위한 선수들의 무리한 인내심을 요구하게 되었고 결국 국가대표 선수들의 훈련과 관리를 하고 있는 선수촌내에서의 어느 한 유도 선수의 죽음으로까지 이르게 된 것으로도 보여진다. 추측컨대 만약 우리가 체육학이라는 학문의 원리에 관해 좀 더 잘 이해를 하고 있다면 운동과 훈련에 대한 어떤 열정으로 연유되는 이와 같은 심각한 상해가 훨씬 적어질 수 있을 것이다.

2) 체육의 과학화

체육의 과학화란 신체 활동 및 스포츠와 관련된 자연적인 현상의 기술과 설명을 의미한다. 여가 운동이나 스포츠 경기 중의 인체의 움직임은 체육학(exercise science) 즉, 운동 생리학, 운동 심리학, 생체 운동 역학, 스포츠 영양학. 신경 근육학, 생화학 등의 전문적 지식과 사회적 요소들을 포함한다. 우리는 이런 모든 요인을 이해하기 전에는 인체의 안전한 운동 수행과 건강 증진을 완전하게 바랄 수 없다. 체육학의 연구는 스포츠 경기에서 운동선수들의 성공적인 인체 수행 즉 경기력 향상을 위한 기초적인 지식을 제공하며 또한 일반인들의 건강 증진을 위하여 사용되어질 수 있다. 예를 들면, 운동선수들의 체력 단련의 방법에 대한 연구에서 얻은 정보를 체력 증진을 원하는 사람들을 위해 효과적인 프로그램을 설계하는데 사용할 수 있고, 식이요법과 훈련에 대한 연구 결과는 뚱뚱한 사람들을 위한 성공적 체중 조절 프로그램의 개발에 응용되어 질 수 있다. 체육 과학화의 필요성에 대하여 크게 다음의 세 가지로 나누어 보자.

(1) 운동 경기분야

체육학의 연구로부터 얻은 지식이 효율적으로 응용되어질 수 있다면 개인의 특정 적응능력에 필요한 사항을 충족시킬 수 있는 보다 나은 체력(physical fitness) 프로그램을 설계할 수 있을 것이다. 운동 경기 중의 배구의 경우 성공적으로 충족되어야 하는 신체적 도전은 강한 다리 근육의 발달과 보다 나은 유연성과 무산소성 에너지원의 발달을 요구한다. 반면, 성공적인 장거리 달리기는 우선적으로 유산소운동(cardiorespiratory)의 지구력 발달을 요구한다. 각 운동경기에는 배구, 장거리 달리기 등과 같이 특정 체력을 중점적으로 향상시킴으로서 충족될 수 있는 신체적 도전이 있는 것이다. 따라서 체육학의 법칙은 일반 사람은 물론 최대의 체력을 필요로 하며 신체적으로 치열한 경쟁을 해야 하는 운동선수들을 위하여 사용되어 진다.

(2) 운동 재활분야

체육학은 일반적으로 건강한 사람과 운동선수에 대한 각 개인의 적절한 체적 능력 증진을 위해서 뿐만 아니라 질병이나 우발사고로 인한 재활 치료를 받고 있는 사람들을 위해서도 중요하다. 체육학의 기본원리에 관한 지식의 응용으로 신체적 장애로 고통을 받으면서 체적 능력을 확장하려고 노력하는 사람들은 물론 심장미비나 당뇨병 또는 골절과 인대 손상에서 회복되어 가는 사람들의 체적 능력의 증진을 위해서도 중요하다. 다시 말하면, 체력의 증진을 위하여 삶의 신체적 도전을 성공적으로 충족시키기 위한 사람의 능력을 향상시키는데 체육학의 원리를 적용하는 것이다.

(3) 경제적인 면

사회체육 활동 인구의 증가로 이전에 활동하지 않던 많은 사람들의 운동 참여는 운동과 훈련 산업에 급속한 발전과 관련된 문제들을 초래한다. 수많은 소비자는 매년 스포츠 의류, 스포츠 장비, 건강식품 및 음료, 건강 프로그램에 많은 돈을 소비한다. 이 지출의 대부분은 가치 있는 목적을 위해서 쓰이기도 하지만, 이와는 반대로 소비자에게 거의 도움이 되지 않는 건강식품들, 논리에 맞지 않는 건강 관계 서적, 그리고 터무니없는 원리나 높은 가격의 쓸모없는 훈련 기구들에 투자하도록 하는 엄청난 광고의 압력이 존재한다. 체육학에 관한 지식은 소비자가 과학적으로 바람직하지 못한 것을 구입하느라 돈을 낭비하는 것을 최소화하고 현명하게 대처하는데 도움을 줄 수도 있다.

이와 같이 체육학의 이해는 스포츠 경기 기록의 향상과 훈련에 관계된 부상 예방과 치료, 일반인들의 건강 증진 및 운동 재활 치료, 낭비적이거나 비생산적인 스포츠 관련 소비지출을 감소시킬 수 있다. 여기에서 스포츠의학(sports medicine)이라는 용어에 관하여 알아 볼 필요가 있겠다. 이 용어에 대한 예전의 이해는 주로 스포츠 상해 방지와 치료를 주로 다루는 의료업의 한 분과였다. 보다 최근의 스포츠의학에 대한 이해는 의학과 과학의 방면에서 운동과 훈련 성취에 관련된 모든 것을 포함하는 것이다. 그것은 생리학, 해부학 그리고 생화학의 기초과학이 일반 의학과 연관되는 것처럼 운동 생리학, 운동 생체 역학, 운동 생화학, 스포츠심리학 등등의 학문이 스포츠의학과 연관된다. 또한 세계에서 가장 크고 권위 있는 미국 대학 스포츠 의학회(American College of Sports Medicine)는 기초 및 체육 과학 분야의 연구자, 의사, 트레이너, 체육 지도자들의 협회이며, 운동에 관련된 문제를 푸는 최선의 방법은 의학과 기초 및 응용과학으로부터 문제를 정면 공격하는 것이라는 믿음 하에 스포츠의학을 광범위한 용어로 사용한다. 그러므로 스포츠 의학이 무엇인가에 관해 아직 정립되지 않은 국내의 견해나 방향도 점차 선진 외국의 경우처럼 될 것으로 보인다.

2. 체육인의 진로와 학문분야

1) 진로방향

일반인들의 스포츠와 신체 활동에 대한 관심의 증가로 많은 체육학과 학생들이 교직 이외의 다양한 직업을 갖게 되는 추세이다. 이러한 관심의 증가는 신체 활동이 육체의 건강과 삶의 질을 향상시킨다는 인식의 변화에서 오는 것이다. 많은 현대인들이 단순히 스포츠 활동에 참가하는데 이는 여가 시간의 증대와 경제력의 향상으로 스포츠를 좀 더 쉽게 접하게 된 세대가 만들어진 것에도 기인한다. 이렇게 인식과 여가 시간 그리고 경제력 등에서의 변화로 점점 더 많은 사람들이 여가 시간을 스포츠 활동으로 보내게 될 것이다. 이와 함께 분명히 성장되어야 할 분야가 스포츠 활동에 관련된 여러 가지 서비스 분야일 것이다. 이러한 직종에 적합한 인력을 만들어내기 위해서는 사회체육 분야에서의 적절한 경험과 학문적인 자질을 겸비해야 하는 것이다. 이러한 것들이 이루어질 때 교직 분야와 함께 건강 증진 분야, 운동 재활 치료 부분에서의 직업의 전망은 참으로 밝다고 본다.

다음은 현재 미국 내에서의 체육 관련 분야 학생들의 진로 방향이다. 이는 스포츠 활동지도(Physical Activity Instruction), 건강 관련 분야(Health-Related Careers), 스포츠 커뮤니케이션(Sports Communication), 스포츠 행정(Sports Administration), 스포츠 경영(Sports Management), 스포츠 마케팅(Sports Marketing) 분야 등으로 나눌 수 있겠다.

(1) 스포츠 활동 지도자 분야(Physical Activity Instruction)

Fitness instruction Exercise leadership Sports instruction : golf, tennis, skiing, scuba	Agency instructor Camp sport instruction Private coach

여러 분야에서 운동 기술(sport skills)을 지도할 수 있는 인력을 필요로 한다. 전통적으로는 학교의 체육 교사, 운동 코치 등이며 이 밖에 골프, 테니스, 스키장 등에서 운동 기술 강사를 필요로 한다. 또한 기업체의 사원 연수원이나 사설 운동

학원 등에서의 이 부분에 대한 수요가 많은 것이다. 이와 같이 사회 체육 활동의 인구가 많아지면서 당연히 이러한 부분의 강사에 대한 수요가 증가하고 있다. 결과적으로 어느 스포츠 분야에서 뛰어난 기술과 지식을 겸비하여 전문가가 된다면 그 부분에서의 직업은 확보하게 되는 셈이다.

(2) 건강 관련 분야(Health-Related Careers)

신체의 결함을 가져오게 하는 여러 가지 상황의 예방과 치료에 있어서 신체활동의 역할이 중요하다는 것이 점차 인식되면서 신체적인 면뿐만 아니라 정신적인 측면의 치료에 까지도 신체 활동의 이용이 활발하게 되었다. 질병에 관련된 메커니즘에 관한 많은 연구가 진행되면서 적절한 신체 활동의 중요성이 밝혀지게 되었다. 이러한 연구들의 결과로 신체 활동을 치료의 수단으로 활용하는 직업 분야가 생겨나게 되었다.

Physical therapy	Athletic training
Corrective therapy	Sports medicine physician
Cardiac rehabilitation	Sports psychology
Occupational therapy	Exercise physiology
Dance therapy	Biomechanics
Recreation therapy	Wellness
Play therapy	
Adapted physical education	
Geriatric Physical education	

대표적인 것으로 운동치료사(Physical Therapy)를 들 수 있으며 우리나라의 경우 현재 물리 치료사와 가장 가깝다고 볼 수 있는 이 직업은 병원, 재활 치료원, 양로원, 학교, 사설 의료원, 복지 시설 등에서 활동하고 있다. 적절히 조절된 신체 활동 즉 운동을 주요 치료의 수단으로 이용하며 치료사에 의하여 행하여지는 수동적 운동, 점증적 저항 운동, 보행 운동 등을 포함한다. 이러한 신체 활동 외에 초음파 신체 투열 요법, 전기 자극 등의 방법 등을 사용하기도 한다. 근래에는 이 분야도 의학의 분류와 같이 세분화되기 시작하여 지금은 소아, 노년, 스포츠 분야만을 전문하는 이들이 있다. 현재 미국의 경우 이 운동 치료사가 되는 길은 일반 대학에서 예비 운동치료사 과정을 거치거나 이 분야와 관련된 대학 4년 과정을 마친

후 2년간의 전문 운동치료사 과정을 통하여 얻어진다. 이 과정들은 체육대학에 설치된 경우가 대부분이며 의과대학 등 건강에 관련된 학과와 연계되어 이루어지고 있다. 이 과정에 들어가지 위한 경쟁력은 매우 높으나 졸업 후 취직은 100% 이상이며 봉급 수준도 높은 것으로 되어 있다.

또 하나의 대표적인 것으로는 성인 건강 및 심장 재활관리(Adult Fitness and Cardiac Rehabilitation)로 신체 활동에 대한 관심의 부상과 심혈관 질환 예방에 있어서의 운동 효과의 가치가 인정되면서 많은 성인들이 건강 유지의 차원에서 신체 활동에 참가하고 있다. 성인 건강을 위한 프로그램들이 많은 스포츠 센터나 병원의 스포츠 클리닉에서 성행하고 있다. 이 부분의 건강 전문가들은 체적능력 평가, 프로그램 개발 및 감독 등의 역할을 담당한다. 심장 재활분야에서는 심장병 여부에 대한 운동 부하 검사, 유산소 지구력 훈련 등에 참가하기도 한다. 이 밖에도 웰리스 센터라고 하여 신체적인 것은 물론 정신적, 사회적인 측면까지 고려하여 상담 및 지도하는 곳도 있다.

현재 국내에도 삼성 그룹의 경우 스포츠 과학 지원단이란 이름으로 그룹 내 전 운동선수들의 건강 및 체력 관리, 운동 치료 등을 하고 있으며 산하 그룹 내의 모든 회사에 웰리스 센터를 두고 이에 필요한 인력을 쓰고 있다.

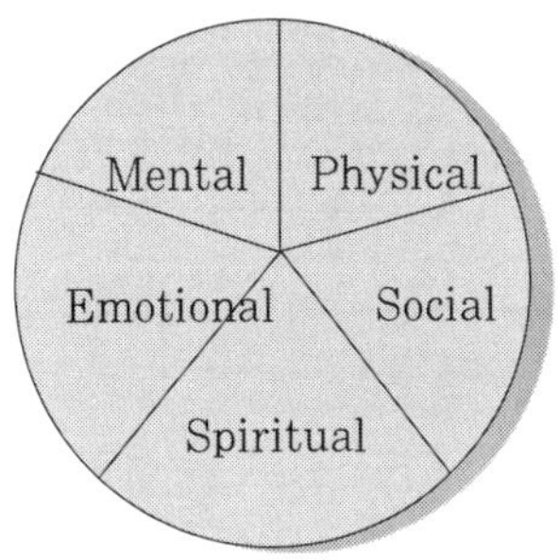

〔그림 3-1〕 웰리스 개념에서의 여러 가지 건강의 측면들

(3) 스포츠 커뮤니케이션(Sports Communication)

Sports photography Sports information director Sports broadcasting Sports journalism	Sports advertising Sports media Sports statistician

사회체육 인구의 꾸준한 증가로 인하여 실제로 체육 활동에 참가하는 것 외에도

스포츠 경기에 관한 정보에 대한 요구도 많아지게 되었다. 자기가 참가하고 있는 운동이나 좋아하는 팀이나 선수에 관한 관심의 고조로 이에 따른 기록이나 정보에 관한 요구가 높아지게 되었다. 이 결과로 책, 잡지, 신문, 라디오, TV 등에서는 스포츠에 관한 내용이 급증하게 되었다. 실제로 현재 미국의 신문면 중에서 가장 많이 차지하는 단일 주제가 스포츠인 것이며 TV나 라디오의 황금 시장은 스포츠 중개인 것이다. 우리나라의 경우도 전문 스포츠 신문, 잡지의 수요는 엄청난 것이며 그에 따른 광고 효과 및 영향도 매우 큰 것이다.

어느 스포츠 팀의 역할이란 관중을 동원할 수 있어야 하며 속하여 있는 그룹의 기대치에 부응하여야 한다. 이를 위해서는 시합 현장에서의 승패 여부에 따라 크게 좌우되겠지만 대중에 의해 인식되어지는 면에도 크게 영향을 받는다. 대중 매체의 활동을 통하여 팬들에게 팀에 관한 정보를 적절히 처리하는 것이 각 구단이나 기업 홍보 요원들의 역할이다.

(4) 스포츠 행정(Sports Administration)

Athletic director	Sports official
Athletic academic counselor	Athletic league administrator
Physical education director	Sports agency administrator
Physical activity director	Team business manager
Athletic or P.E. association administrator	

스포츠 관련 조직이나 행사를 성공적으로 수행하기 위해서는 어느 정도의 행정력이 반드시 필요한 것이다. 조직이나 프로그램이 방대하여지면 질수록 행정책임의 정도는 커지는 것이다. 이러한 견지에서 스포츠 조직이나 행사가 결코 다른 분야와 다르지 않기 때문에 스포츠 프로그램이 있는 곳이면 반드시 여러 가지의 행정적인 역할이 있는 것이다. 이들 역할의 성격이나 정도는 각 프로그램의 특색에 따라 다르며 이 다양한 내용 때문에 스포츠 행정을 전공한 사람들에게 광범위한 분야에서의 기회를 제공한다.

(5) 스포츠 경영(Sports Management)

Fitness centers, spots, health clubs	Driving ranges
Sports clubs: tennis, golf, etc.	Dance studio
Private resorts	Weight-control center
Swimming pools	Bowling alley
Skating rinks	Martial arts school
Gymnastic centers	National, state, municipal parks
Sport camps	Olayer representative
Golf courses	

어떤 시설을 운영한다는 것은 경영에 대한 기술이 필요한 것이다. 작은 시설에서는 개인이 주인이 되고 매니저의 역할도 하면서 그 곳에서 행하여지는 행사 지도자의 임무도 수행할 수 있겠다. 그러나 점차 방대하여지고 전문화되어가는 스포츠 산업의 분야에서 전문 경영인의 필요는 점차 증가하고 있는 것이다. 그리하여 많은 스포츠 센터, 운동 클럽, 스포츠 캠프, 리조트 등에서 여러 가지 방면 즉, 재정, 시설, 홍보 등의 분야에서 전문 경영 인력을 필요로 한다.

(6) 스포츠 마케팅(Sports Marketing)

Equipment sales	Sports facility membership sales
Clothing sales	sports film and book sales
Footwear sales	Sports product advertising
Manufacturers representation	

미국의 경우 연간 수십억 달러의 돈이 스포츠 활동에 쓰여진다. 스포츠 장비, 의류, 부품, 교통, 시설의 이용 등에 쓰여지는 금액이 엄청난 속도로 증가하고 있다. 이러한 스포츠 시장의 요구에 부응하기 위하여 수많은 회사들이 소비자들의 관심을 끌기 위해 경쟁하고 있다. 이 방대한 시장에서의 성공 여부는 제품의 질이나 프로그램의 내용 그 자체뿐만 아니라 소비자를 설득시킬 수 있는 세일즈 능력인 것이다. 체육 과학의 원리를 이해하고 장비나 프로그램에 관하여 설명할 수 있는 회사가 경쟁에서 이기는 것이다. 스포츠 경쟁에서 이기려는 소비자들의 끝없는 욕망에 부합하는 장비나 프로그램을 보유한다면 엄청난 이익이 있다는 것을 알고

노력하는 회사들은 이 부분에 뛰어난 인재를 필요로 하고 있다.

2) 학문 분야

이러한 모든 체육 관련 분야로의 진출을 모색한다면 인체의 움직임과 외부 자극에 대한 신체의 반응과 적응에 관한 과학적인 기초 자료를 배경으로 삼아야 한다. 체육학에서 과학적인 기초 학문으로 여겨지는 것들이 대표적으로 운동 생리학, 운동 역학, 스포츠 심리학이다.

가장 많이 그리고 자주 응용되어지는 생리적인 분야의 학문은 해부학과 생리학이다. 역학 분야와 함께 해부학은 스포츠와 재활 분야에서 인체의 동작 분석에 많이 응용되어진다. 생리학적인 부분은 운동선수, 일반인, 재활 자들을 위한 트레이닝과 신체 단련을 위한 과학적인 자료를 제공한다. 운동 역학은 인간 기계공학과 움직임 분석에 있어서의 기본 학문이다. 인간의 움직임을 과학적으로 잘 분석함으로 인하여 스포츠 기술의 향상과 적절한 보행 분석 및 훈련에 이용되어질 수 있다. 또한 작업 능률 향상을 위한 기술 개발이나 훈련에도 이 분야의 지식이 응용되어질 수 있다. 심리학에 관한 지식은 운동 및 신체 활동에 관련된 학습의 기초 자료를 제공한다. 교육이나 체육 현장 그리고 의료 기관 등에서 프로그램에 대한 흥미를 유지하기 위한 원리를 제공하기도 한다.

체육학 분야의 전공이란 어느 특정 운동 분야의 기술을 의미하기 보다는 그 운동을 과학적으로 이해하고 분석하는데 있다. 예를 들어 어느 학교의 체육학과에 수영 선수가 있다고 할 때 이 학생의 전공은 수영이 아니라 체육학이라는 학문인 것이다. 이 학생의 본분은 단순히 수영을 짧은 시간에 멀리 가고 오랫동안 물속에 머물 수 있는 차원을 넘어서 체육학적으로 이해하고 연구하여 지도할 수 있어야 하는 것이다. 즉 수영 중이나 수영 트레이닝 후의 신체내의 생리학적인 변화, 역학적인 효율성의 변화, 심리적인 상태 등을 알아야 하는 것이다. 또 하나의 예로 에어로빅이란 운동의 이름은 왜 사용되는지, 그리고 신체구성 특히 신체의 살이라고 불리어지는 지방에는 이 운동이 어떠한 영향을 주는지, 허리 부분을 주로 운동하면 복부의 살이 빠진다는 것이 사실인지를 이해하고 설명할 수 있어야 하는 것이다. 이러한 것들은 단지 실기 지도의 차원을 넘어 시설 및 경영 관리에 까지도 영향을 미친다. 한 스포츠 센터에 어떤 시설을 설치하고 어떻게 운영하는 것에도 역시 이러한 기본적인 지식이 필요한 것이다.

이와 같이 체육학 전공 학생은 기본적으로 운동 생리학, 운동 역학, 스포츠 심리학에 관한 학문들을 배경으로 하고 진로 방향에 따라 좀 더 세부적인 심장 생리학, 호흡기 생리학, 성인병학이나 경영학, 행정학, 신문 방송학 등의 학문을 배경삼아야 할 것이다. 예를 들어 헬스클럽의 매니저로서의 역할을 살펴본다면 회계와 경영에 관한 분야에 밝아야 할 것이고 스포츠용품 분야로 진출할 사람은 마케팅 분야의 과목을 더 이수하여야 할 것이다. 병원의 스포츠 클리닉이나 성인 헬스클럽의 건강관리 분야로 진출하기 위해서는 심폐 생리학, 심장 재활, 운동 처방과 같은 분야의 과목들을 택해야 할 것이다. 이와 같이 체육 관련 전문 분야로 진출하기 위해서는 그 분야의 특성에 적절한 교과과정에서의 수련이 반드시 필요한 것이다.

현재까지 국내 대부분의 체육 관련 학과의 교과과정을 본다면 주로 중·고등학교의 교사 양성에 편중되어 왔으며 최근에서야 교직 이외의 체육 관련 직종의 전문인의 양성에 목표를 두는 방향으로 전환되고 있는 실정이다. 신문, 잡지, 라디오, TV등을 통하여 쏟아져 나오는 정보로 일반인들의 건강에 관한 의식수준은 높아져가고 운동 관련 장비들은 점차 전산화 되고 있는 반면 국내의 체육 관련 학과의 교육과정을 교양 체육을 위한 실기 수준 정도에 많은 시간이 할애되고 있다. 사회진출 후 인정받을 수 있는 훌륭한 체육 지도자를 양성하기 위하여 대학의 교과과정은 체육의 과학화에 초점을 맞추어야 하는 것이다. 이제 사회에서 요구하는 체육 지도자란 운동과 건강에 관하여 신체의 원리를 이해하고 지도하고 운영할 수 있는 정도를 요구하는 것이다. 과거처럼 단순히 열심히 운동만 하는 것은 전산화된 전쟁 장비를 앞에 두고 열심히 각개 전투 훈련만 하는 식이다.

결론적으로 신체 활동이 육체의 건강과 삶의 질을 향상시킨다는 인식의 변화, 여가 시간 그리고 경제력 등에서의 변화로 많은 현대인들이 스포츠 활동에 참가하게 되었으며 이러한 스포츠 활동에 관련된 여러 분야로의 진출을 모색한다면 인체의 움직임과 외부 자극에 대한 신체의 반응과 적응에 관한 과학적인 기초 자료를 배경으로 삼아야 할 것이다.

제 4 장 체육의 과학적 기초

1. 체육의 과학적 기초

1) 골격계(Skeletal System)

(1) 뼈의 기능

① 인체의 고정된 기본 형태를 구성하는 데에는 골격이 가장 중요한 역할을 한다. 부착된 근육과 더불어 외형을 이루고, 뼈의 끝과 끝 사이에 연골, 건, 인대, 관절막 등에 의하여 마디(관절)를 형성하여 여러 각도로 운동을 자유로이 하고, 고등동물로서 언어, 의사표시 등을 자유롭고 미묘하게 할 수 있게 한다.

② 체강을 만들어 여러 가지 장기, 즉 뇌, 척수, 심장, 소화기, 비뇨기, 생식기를 넣어 보호한다.

③ 신체의 지주로서 몸의 자세를 갖추게 하고 동력에 지탱한다.

④ 근육, 신경, 인대와 협력하여 신체의 운동을 한다.

⑤ 뼈의 골수는 혈구를 만든다.

(2) 분류(classification)

형태와 부위에 따라 다음과 같이 분류한다.

① 형태적 분류

㉠ 장골(long Bone): 상완골, 대퇴골 등

㉡ 단골(short Bone): 수근골, 족근골

㉢ 평편골(flat Bone); 견갑골, 두정골

㉣ 불규칙골(irregular Bone); 척추골

㉤ 종자골(sesamaid) 건(tendon) 또는 근막 속에 생긴 뼈

② 부위에 따른 분류

```
                          ┌두개골┐
           ┌두개골┤ 안면골┘ - 22개
㉠ 구간골- │ 척추골 │ 이솔골    -  6개
           │ 늑  골 └설  골    -  1개
           └흉  골               26개
                                  1개
           ┌상지골             - 64개
㉡ 사지골- │                   - 62개
           └하지골
                     총 206개
```

두	골	안	면	골
단골 후두골 전두골 접형골 사골	쌍골 두정골 측두골	단골 하악골 서골	쌍골 상악골 누골 협골 비골	하비갑개 구개골

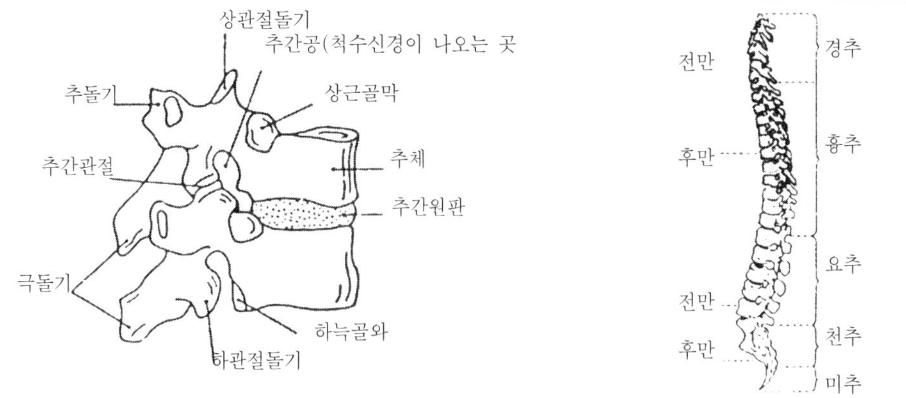

(그림4-1) 인체의 척추

머리의 정상을 이루고 있는 부분을 두 개관(Calveria)이라 하는데 앞에는 전공골(Frontal bones), 좌우양측에는 두정골(Parietal bone), 뒤쪽에는 후두골(Occipital bone)로 구성된 계란형의 덮개로서 그 속에 뇌수(brain)를 간직하고 있으며 전 상골과 두정골 사이에는 관상봉합(coronal suture)을 좌우두골 사이에는 시상봉합(Sagittal Suture)을, 두정 골과 전 정골 사이에는 인자봉합(lambdoial Suture)을 이루고 있다.

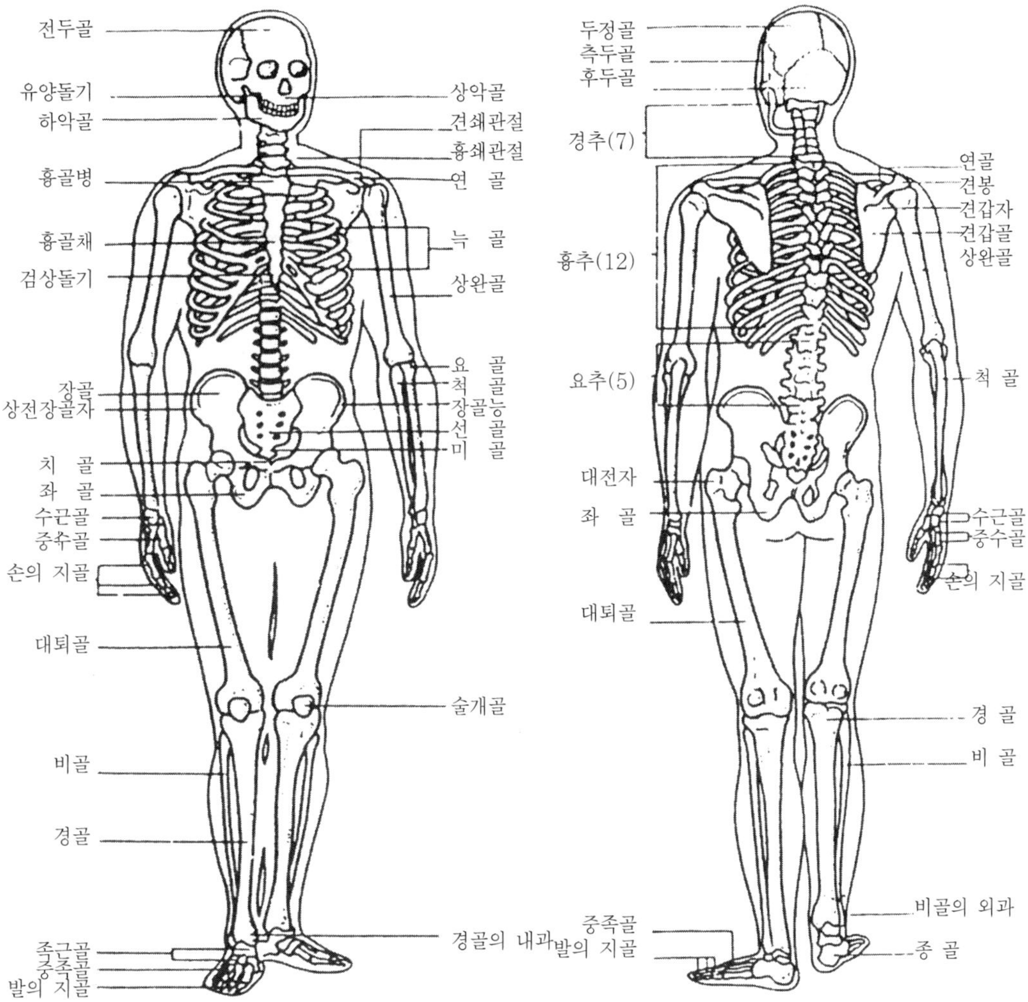

(그림4-2) 인체골격의 전 · 후면

상기한 4개의 뼈는 출산당시에는 충분한 화골(Ossification)이 되어 있지 않아 신생아는 두부에 4개의 천문(Fontanel)을 형성한다. 가장 큰 것은 두정골(소아는 2개)과 두정골 사이에 대천문(Anterior Fontanel)이 있는데 능형으로 앞에 있으며, 두정 골과 후두골 사이 시상봉합이 인자봉합과 교차 하는 곳에 삼각형으로 된 소천문(posterior Fontanel)이 있다. 이 밖에도 전측두문과 후측두문이 있다. 천문은 소아가 발육함에 따라 생후 1~2년 사이에 화골되어 완전 폐쇄된다.

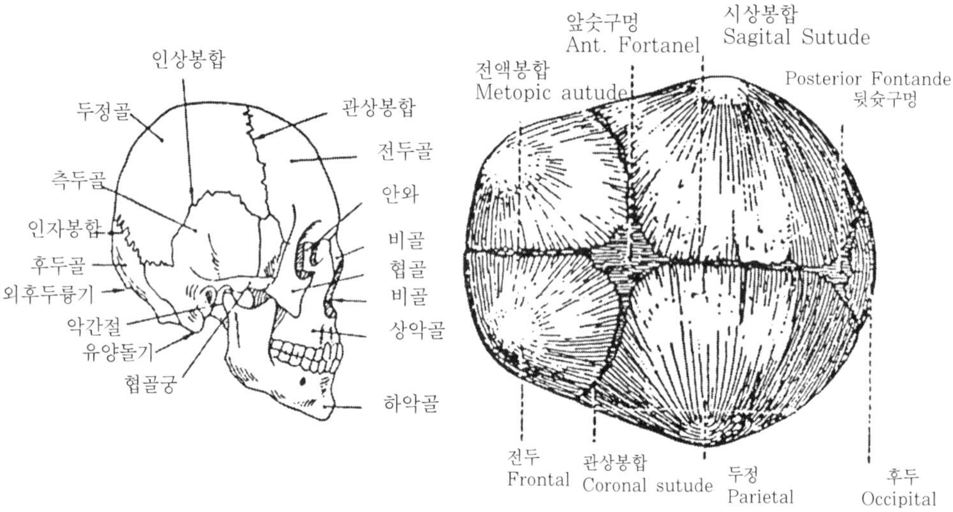

(그림4-3) 두압골

(3) 근 육

생체 내에 분포하는 근조직에는 횡문근, 평활근, 심장근의 세 종류가 있다. 팔다리의 운동이나 신체 이동 등은 골격과 관절 및 인대와 그곳에 부착되는 근 군에 의해 수행된다. 즉 골격근의 수축에 의해 움직여진다.

인체 내에는 400종 이상의 해부학적 명칭이 붙여진 골격근 조직이 있다. 체중의 약 50%를 차지하고 있고, 각각의 골격근은 신경혈관을 포함해 근육계통을 이룬다. 근은 근막에 둘러싸여 있고, 양끝은 건 조직이 되고 골·인대·피부에 직접 부착되어 있다. 근육을 운동과 결부시켜 볼 때 수의근과 불수의근으로 나뉘는데, 골격근은 횡문 근이며 자체의 의지로 수축과 이완을 할 수 있어 기능상으로 수의근이라고도 한다. 또 평활근 및 심근(심실근, 심방근, 특수심근)은 불수의근으로 분류한다.

골격근은 자신의 의지에 따라 수축·이완의 된다 하여도 여러 가지 운동을 행할 때는 운동을 행하다. 즉 작용이나 운동등의 동작은 중추신경계와 그것에 연락하고 있는 운동신경계와의 사이에 회로가 되어 있어 필요에 따라 중추에서 말초에, 말초에서 중추에 많은 명령이나 정보를 보낼 수 있다.

그러나 이러한 기능은 일상생활에서 훈련에 의해 더욱 원활한 동작을 할 수 있다. 즉 단순한 동작이거나 복잡한 운동이라도 골격근의 수축 이완현상에 의해서만 성립되는 것은 아니다. 다시 말해 환경, 즉 호흡기계·순환기계 및 내분비계의 정상적인 활동과 공동작용이 필요하다. 즉, 근육은

① smooth muscle(평활골) : 민무늬근, 내장을, 불수의근→자율적 운동
예 : 인체의 내장기관 장의 벽근육

② cardiac muscle(심장근)

③ skeletal muscle(골격근) : 의지에 의해 움직이기 때문에 수의근이라고도 한다. 이 근육은 뼈에 부착되어 몸의 동작과 이동을 가능케 한다.

골격근의 구조는

① 근섬유(muscle fiber) : 길이가 일정치 않고 짧은 근육은 중이 내에 있는 등골을(stapedius muscle)이며 1mm 정도 되며 긴 근육은 허벅다리에 있는 강공근(sartorius muscle)으로서 34cm 정도 길이로서 섬세한 운동을 하는 근육인 경우는 길이가 짧다.

② 근원섬유(myofibril) : 근섬유 하나는 약 5~36개의 근원섬유로 되어 있다. 근육의 수축은 근원섬유에서 이루어진다. 근원섬유는 주로 myosin과 actin이란 단백질의 근원세사로 되어 있다.

③ 근원세사(myotilament) : actin과 myosin의 근원세사로(실과 같은 모양)되어 있으며 근육이 수축할 때 구부러지거나 접혀지지 않고 서로 엇갈리는 평형(parallel) 운동을 한다.

(4) 근육의 구성

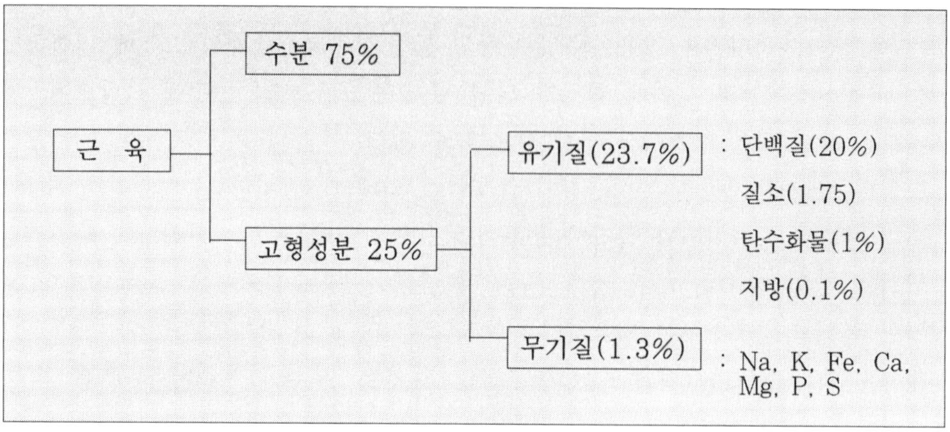

(5) 백근과 적근(pale and red muscle)

: myoglobin(붉은색소)가 많이 포함한 근육인 경우 적색이 짙기 때문에 적근이라고 하며: myoglobin이 적게 포함한 근육은 색이 진하지 않아서 백근이라고 하며 특성은 다음과 같다.

〈표4-1 백근과 적근의 특성 비교〉

특성 \ 종류	백 근	적 근
근의 수축	비교적 빠르다(피로하기 쉽다)	모세혈관이 발달 피로물질축척이 낮다. Myoglobin이 풍부하고 자극빈도가 낮아 에너지 소비가 적다
흥분성	적다	크다
수축의 지속시간	짧다	길다
피 로	빨리온다	늦게온다

〈표4-2 인체의 구성요소〉

뼈의 수 206개	백혈구 1㎣중 약 2,000개
근의 수 350개	호흡기량 1회 500cc
220만개	배뇨량 1일 1-5ℓ
표피두께 0.04~0.08mm	체온 36.5℃
진피 0.1~5mm	폐포의 총 면적 120~150㎡
신경전도 속도 1**간 60m	폐포수 17억~18억
맥박수(성인) 매분 65~75회	뼈의 무게 체중의
호흡수 5~20회	
뇌수 32개	
심박출량 4ℓ/min	근육의 무게 체중의 약
소장의 길이 약 6m	내장의 무게
적혈구수 남자 1㎣중 500만개	전혈류량 체중의
여자 1중 450만개	근육 1㎠당 4kg의 힘

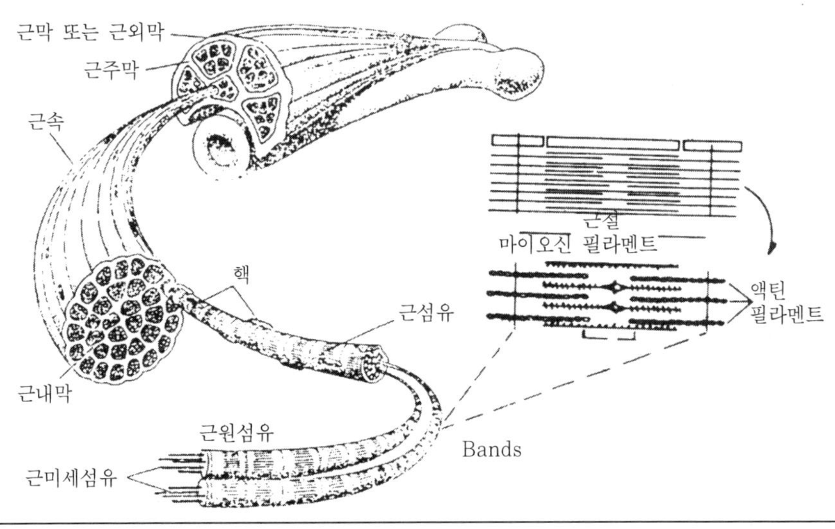

(그림 4-4) 골격근의 구조

(6) 운동과 에너지

근육운동의 시초인 근 수축은 에너지가 공급될 때 이루어진다. 따라서 인간의 모든 활동은 이에 따른 에너지를 필요로 한다. 건강증진이나 체력 향상을 목적으로 운동 활동을 하거나 인체의 기능을 향상시키기 위해서는 우리 몸의 활동의 시초인 근수축시 필요한 에너지원과 그 생성과정을 정확하게 알고 있어야 한다.

① 에너지의 근원(Energy Sources)

에너지란 활동을 위한 힘의 원천이 되는 것으로 ㉠ 화학적 에너지, ㉡ 기계적 에너지, ㉢ 열에너지, ㉣ 빛 에너지, ㉤ 전기 에너지, ㉥ 핵에너지의 6가지 종류가 있는데 각 에너지는 하나의 형태에서 다른 형태로 바뀌어질 수 있다.

인체에서는 음식을 통하여 섭취한 화학적 에너지가 운동이라는 기계적 에너지로 전환되어 나타나는데, 그 과정은 실로 복잡하기도 하지만 운동의 종류에 따라서 여러 가지 다른 변환과정을 거치기 때문에 에너지의 생성과 운반 그리고 소멸되기까지의 전 과정에 대한 올바른 이해는 운동종목에 따른 훈련방법과 그에 필요한 에너지원의 공급방법을 결정하는데 가장 중요한 과학적 기초가 된다고 할 수 있다.

에너지의 가장 일반적인 측정단위는 칼로리이다. 여기서 1칼로리란 15℃의 물 1g를 섭씨 1℃ 올리는데 필요한 열에너지의 량이다. 다음 〈표 2-3〉에 나타난 내용은 에너지양을 나타낼 때 많이 사용하는 단위로 음식물에 많이 내포되어 있는 에너지나 신체활동에 필요한 에너지양을 나타낼 때 사용된다.

〈표 4-3〉 에너지, 작업, 파워의 정의 및 단위

용 어	정 의	사용 단위
에너지	작업수행능력	Calories, kcal
작 업	일정한 거리에 작용하는 힘의 량	kg/m, ft/lb
파 워	단위 시간에 행한 작업량	kg-m/sec, ft-lb/sec, kal/sec

(2) 근 수축에 필요한 직접적인 에너지인 ATP

음식물이 분해될 때 방출되는 에너지는 운동수행에 직접적으로 사용되는 것이 아니고 ATP(adenosine Triphosphate : 3인산 아데노신)라고 하는 화합물을 만드는데 사용된다.

이 ATP는 활동 근에 직접적으로 사용할 수 있는 화학적인 형태로 인체의 근세포에 저장되어 있다. 필요시에 분해되어 에너지를 방출함으로서 운동수행을 가능하게 한다.

ATP는 adenosine과 3개의 인산염을 함유하는 특수한 화학적 복합물로서 3개의 인산염 중근에 있는 2개의 인산염이 고에너지 결합으로 되어 있는데 인산염 하나가 분해되면서 나오는 에너지가 바로 근 활동을 수행하는 에너지인 것이다.

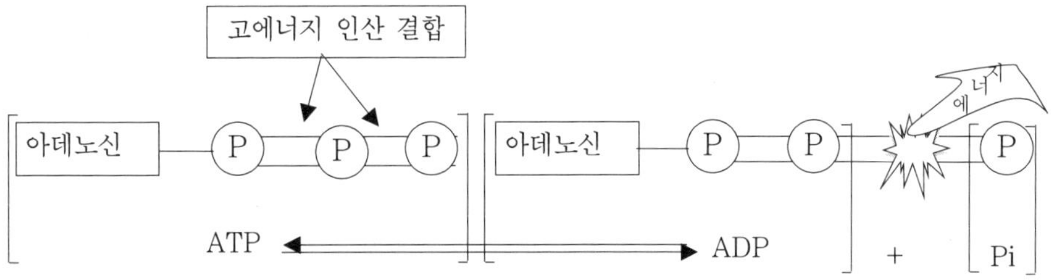

(그림 4-5) ATP의 분자와 분해

(그림 4-5)은 고에너지를 갖고 있는 인산염군을 나타내는 ATP의 간단한 구조를 보여주고 있으며 ATP가 ADP와 Pi로 분해되면서 유용한 에너지를 발생시키는 것을 보여주고 있다.

(3) 에너지 공급체계

생체 내에서 직접 동력원으로 작용하고 있는 ATM는 근육 속에 조금밖에 포함되어 있지 않기 때문에 ATP가 계속적으로 공급되지 않으면 운동을 지속할 수 없게 된다.

어떤 운동에 필요한 에너지의 양은 그 운동의 강도와 지속시간에 따라 변하는데 이 에너지를 공급하는 체계는 일정한 것이 아니고 3가지 체계로 구분되어 있으며 각각 다른 화학적 방법으로 근에 ATP를 공급하게 된다. 이 3가지 에너지 공급체계는 각각 ATP-PC체계, 젖산체계, 산소체계로서 운동의 종류에 따라 그 사용되는 정도가 크게 다르지만 어느 한 가지만 사용되는 경우는 거의 없고 상호 보완작용을 하게 된다. 다음 아래 내용은 이 3가지 에너지 생성에 대해서 설명하고자 한다.

① 인원질 시스템(ATP System)

100m 달리거나 높이뛰기 역도, 투포환등과 같이 극히 짧은 시간(초단위)내에 강렬한 운동수행이 요구될 때에는 즉각적인 에너지 공급이 필요하게 된다. 이때의 에너지는 오직 근육 속에 저장되어 있는 ATP와 PC에 의하여 공급된다.

ATP의 고에너지 결합이 분해되면서 에너지를 방출하고 ADP와 Pi가 되는데 이는 PC가 Pi와 C로 분해되면서 발생되는 에너지에 의해 ATP로 재합성되고 Pi와 C는 ATP가 분해될 때 생긴 에너지에 의해 PC로 재합성 된다. 근 육속의 PC는 ATP보다 3배나 더 많은데 이는 PC가 ATP의 재합성에 필요한 까닭이다.

만일 체중이 70kg인 사람이 30kg의 근육을 가지고 있다면 그 근육 속에 포함할 수 있는 ATM와 PC의 양은 모두 570-690mmole이 되는데 이는 전속력으로 달리거나 수영을 할 경우 약 7초 정도면 모두 사용하게 되는 양이다. 따라서 100m를 전력으로 달렸을 경우에 약 7초가 지나면 최고의 스피드를 낼 수 없게 되는데 이 때 스피드를 계속 유지하는데 필요한 에너지는 ATP-PC체계가 아닌 다른 방법에 의해서 공급된다.

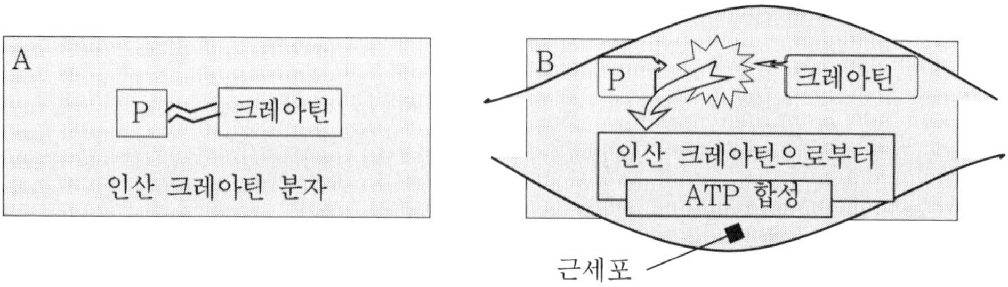

(그림 4-6) 인원질 시스템에 의한 에너지 생성과정

(그림 4-6)는 고에너지를 갖고 있는 인산염군을 나타내는 PC를 간단히 나타낸 구조와 PC가 Pi와 C로 분해되면서 발생되는 에너지에 의해 ATP를 재합성 시키는 과정을 나타낸 그림이다.

② 젖산 시스템(Lactic System)

젖산체계는 산소의 공급이 불충분한 가운데 신속히 에너지가 요구될 때 해당 작용에 의하여 ATP를 공급하는 것으로 최종산물로 젖산이 생산되는데, 이 방법은 인체내의 비상대사로서 매우 중요한 것이다. 2-3분 내에 최대로 행해지는 운동의 에너지 공급은 ATP-PC체계에 7초를 더하면 약 40초가량이 젖산체계에 의한 에너지 공급시간의 한계라고 할 수 있다.

그러므로 100m 나 200m의 전력질주는 산소의 공급 없이도 가능하다고 할 수 있겠으나 400m 이상의 전력질주에는 축적되면서 ATP의 재합성을 방해하므로 또 다른 ATM공급방법이 필요하게 되는 것이다. 젖산체계에서는 글루코스 1분 자당 2분자의 ATP가 생성된다.

산소가 없을 때 글루코스는 아주 복잡한 일련의 반응을 거쳐 단지 일부만이 변하게 되는데 인체 내에서 이 과정의 생성물은 젖산이다. 결합반응에서 ATP도 물론 형성된다. 젖산은 실제로 일종의 부산물로 인체에 많이 쌓이면 근육피로를 유발한다.

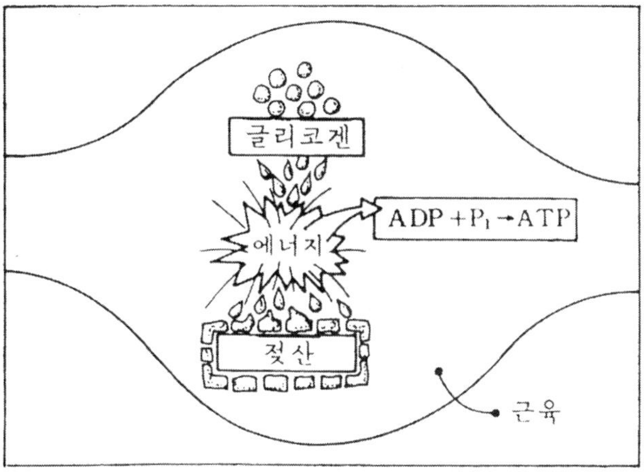

(그림 4-7) 젖산 시스템에 의한 ATP공급

젖산 시스템의 반응공식을 요약하면 다음과 같이 이루어진다.

$$(C_6H_{12}O_6) \cdots\cdots 2C_3H_6O_3 + \text{에너지}, \quad \text{에너지} + 3Pi + 3ADP \cdots 3ATP$$

이 젖산시스템과 위의 인원질 시스템에 의한 에너지 생성과정을 무산소성 과정이라 부르는데 그 이유는 직접적인 에너지원인 ATP를 생성하는데 산소를 이용하지 않고 에너지를 생성하기 때문이다.

③ 산소시스템(O_2 System)

산소가 충분할 때 글루코스는 CO_2와 H_2O로 분해되면서 36분자의 ATP를 생성한다. 이 방법에서는 에너지의 공급 속도는 느리지만 초성포도산이 완전히 산화되므로 젖산이 축적되지 않는다.

산소 시스템에 의해 ATP를 생성하는데 있어서 그 과정은 2가지 일련의 반응이 있다. 그중 하나가 크렙스 사이클(Krebs cycle)이며 다른 하나는 전자수송계이다.

㉠ 크렙스 사이클

유산소성 해당계에서 생긴 초성포도산은 크렙스 사이클이라는 연쇄반응에 의해서 분해가 계속된다. 크렙스 사이클에서 2가지 주요한 화학적인 변화가 있게 되는데 즉, 이산화탄소의 생성과 산화이다. 이산화탄소는 혈액 속으로 확산되어 폐로 운반되고 폐에서 체외로 배출된다.

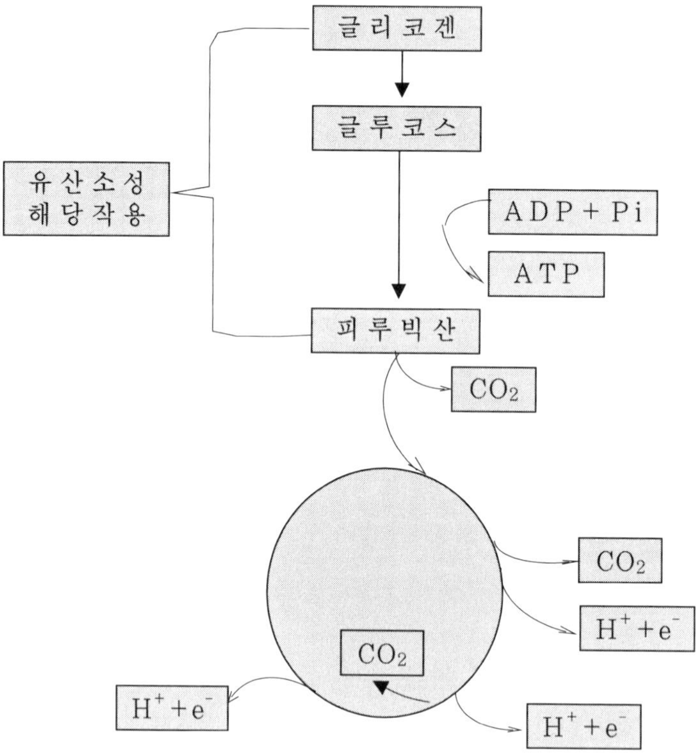

(그림 4-8) 크렙스 사이클 과정

(그림 4-8)은 유산소성 해당 작용을 거쳐 피루브산이 크렙사이클로 들어가는 과정을 설명한 것이다.

㉡ 전자 전달 수송계

에너지를 생성하는 과정에 최종 생산물인 H_2O는 크렙스 사이클 내에서 이동된 전자와 수소이온 그리고, 호흡을 통해 얻은 산소로 형성된다. H_2O가 형성되는 특별한 일련의 화학반응을 전자수송계 혹은 호흡연쇄라고 하며 이는 미토콘드리아내에서 일어난다. 전자수송계가 일어나는 것은 반드시 일련의 효소반응에 의해서 수

소이온과 전자가 산소로 이동되어 최종산물인 물을 형성하는 것이다. 다시 말해서

$$4H^{+} + 3e \cdots\cdots\cdots 2H_2O$$

4개의 수소이온과 4개의 전자와 산소가 합쳐져서 물 2분자를 만들게 되는 것이다. ATP는 물이 형성될 때 동시에 결합반응을 통해서 형성된다. 이것은 전자가 수송될 때 에너지가 방출되기 때문에 일어나는 현상이다. 그때 방출되는 에너지는 ATP를 형성하는 반응(ADP+Pi···ATP)의 에너지 요구량과 같다.

산소체계를 통하여 형성되는 전체 근육에너지를 평가하기란 힘든데 크렙스 사이클과 전자수송계도 ATP를 형성하면서 지방과 단백질을 최종적으로 이산화탄소(CO_2)와 물(H_2O)로 분해시키기 때문이다.

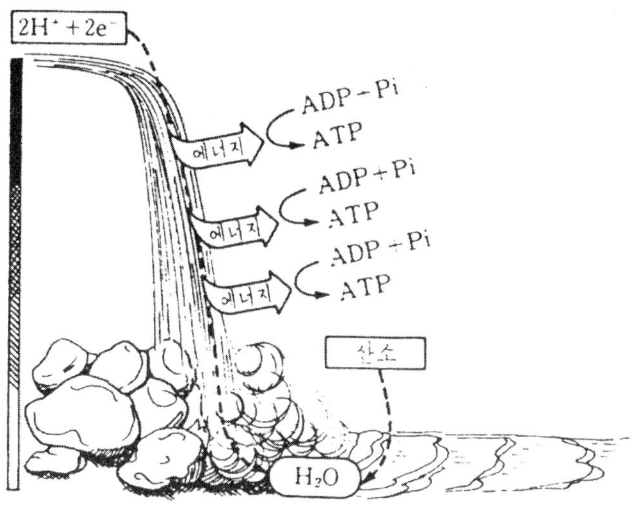

(그림 4-9) 전자 수송계

따라서 운동의 강도가 약하여 충분한 글리코겐과 지방이 축적되어 있다면 장시간 운동을 지속할 수 있다. 산소체계에 의해서 공급되는 ATP의 양은 ATP-PC체계와 젖산체계가 결합하여 만들어낸 것보다 거의 50배나 되고, 생산하는데 하루(20-23시간)정도가 걸린다.

다음 〈표 4-3〉는 에너지 시스템에 따른 일반적 특성을 나타낸 것이다.

〈표 4-3〉 에너지 시스템에 따른 비교

ATP-PC(인원질)시스템	젖 산 시 스 템	산 소 시 스 템
무산소성 매우 빠름 화학적 연료 : PC 극히 한정적인 ATP 생산 한정적으로 근에 축적 스프린트 또는 극히 높은 파워와 짧은 지속시간의 활동에 이용	무산소성 빠름 음식물 연료: 글리코겐 한정된 ATP 생산 부산물인 젖산이 근피로 유발 1~3분 이내의 지속시간을 가진 활동에 사용	유산소성 느림 음식물 연료: 글리코겐, 지방, 단백질 무한정의 ATP 생산 부산물에 의한 피로가 없음 부산물에 또는 오랜 지속시간을 갖는 활동에 사용

(4) 운동과 에너지

휴식 시에 필요한 에너지는 우리가 섭취한 음식중 지방에서 2/3가 오고, 글루코스에서 1/3이 온다. 단백질은 거의 사용되지 않으므로 무시하는 것이 보통이다.

(그림 4-9)에 나타난 바와 같이 인체의 산소 운반 조직이 각 세포에 충분한 산소를 공급할 수 있고, 따라서 휴식 중에 필요한 모든 에너지를 공급하는데 충분한 ATP를 생성할 수 있기 때문이다. 아무리 인체의 대사 작용이 유산소성과정에 의해 에너지를 생성한다 하더라도 혈액 내에는 적은 량의 젖산이 있는데 젖산 함량이 일정하다는 사실과 또 축적이 더 이상 일어나지 않는다는 것은 무산소성 과정이 작용하지 않는다는 사실을 보여 주고 있다 할 수 있다.

휴식시기와는 달리 운동 시 에너지 공급은 2가지 모두가 ATP를 공급하게 되는데 ① 최대의 활동을 요구하면서 단시간 내에 수행할 수 있는 운동 ② 비교적 장시간에 걸쳐 실시하는 운동으로 이때 공급되는 에너지 생성 과정은 다음과 같이 설명할 수 있다.

① 무산소성 과정의 운동

이 과정의 운동은 짧은 시간 내에 운동 활동을 수행할 때 동원되는 에너지 생성 과정으로 운동종목에서 살펴보면 100, 200, 400m와 같은 단거리 운동 등이다. 이러한 운동 형태는 에너지 공급과정이 주는 무산소성 과정이다. 그러나 무산소성 과정만이 작용한다는 것이 아니라 이러한 운동 형태에 필요한 에너지나 ATP는 유산소성 과정으로서는 공급할 수 없다는 뜻이다. 따라서 대부분의 ATP는 인원질 시스템과 젖산 시스템에 의한 무산소성 과정으로 공급된다.

무산소성 해당 작용의 촉진은 급격한 젖산의 축적을 수반하게 된다. 해당 작용에 필요한 글루코스를 공급하는 저장된 글리코겐이 이용될 때 혈액과 근육 내에 젖산의 축적이 증가하며 이로 인해 근 수축에 지장을 초래하게 된다. 즉, 단시간 내에 강도 높은 운동은 인체가 호흡한 산소를 에너지 생성에 이용하는 시간이 없기 때문에 이렇게 무산소성과정에 의해 생성된 에너지 공급에 의해 운동을 수행하게 된다.

② 유산소성 과정의 운동

어떠한 운동이던지 운동시간이 5분 이상 지속되는 운동이라면 이때 필요한 에너지 공급은 유산소성 과정에 의한 에너지 공급에 의해 운동이 실시된다고 할 수 있다. 이 경우 이용되는 에너지는 주로 음식물의 글루코스와 지방이 이용된다고 할 수 있다. 이와 같은 운동이 좀 더 긴 시간을 요구하는 운동이라면 운동초기에는 음식물의 글루코스가 이용되지만 운동의 후반부에는 지방이 주 역할을 수행한다고 할 수 있다. 따라서 운동 강도가 높지 않으며 오랫동안 운동 활동을 요구하는 장시간의 운동에 있어서 공급되는 에너지는 인체가 호흡을 통해 얻은 산소를 이용하여 에너지 생성에 참가함으로서 오랜 시간동안 에너지 공급이 이루어지는 것을 유산소 과정에 의한 에너지생성이라 할 수 있다.

아래 제시되는 〈표 4-4〉과 (그림 4-10)은 이와 같은 내용을 쉽게 설명한 것이다.

〈표 4-4〉 운동수행시간에 따른 에너지 생성 시스템

영역	수행시간	주에너지 시스템	운동형태의 예
1	30초 또는 그 이내	ATP-PC	투포환, 100m 달리기, 도루, 골프와 테니스 스윙
2	30초~1분 30초	ATP-PC-LA	200~400m달리기, 스피드 스케이트, 100m 경영
3	1분 30초~3분	LA와 O_2	800m데쉬, 체조경기, 권투(3분, 라운드), 레슬링(2분, 피이러어드)
4	3분 이상	O_2	축구, 크로스컨트리, 스키, 마라톤, 조깅

영역	수행시간	주에너지 시스템	운동형태의 예
1	30초 또는 그 이내	ATP-PC	투포환, 100m달리기, 도루, 골프와 테니스 스윙
2	30초~1분 30초	ATP-PC-LA	200~ 400m달리기, 스피드 스케이트, 100m경영
3	1분 30초~3분	LA와 O_2	800m데쉬, 체조경기, 권투(3분, 라운드), 레슬링(2분, 피이러어드)
4	3분 이상	O_2	축구, 크로스컨트리, 스키, 마라톤, 조깅

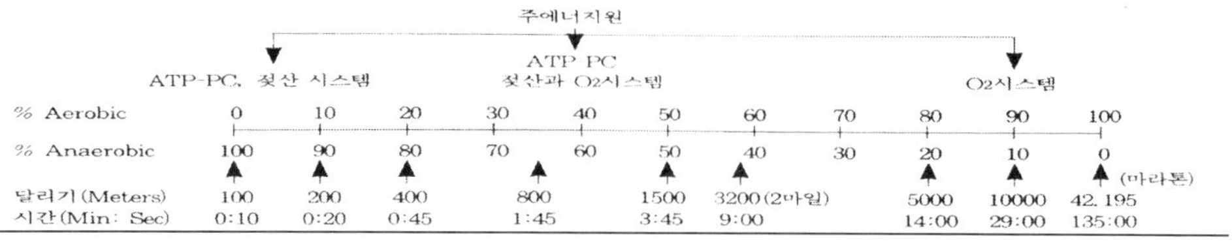

(그림 4-10) 거리별 달리기 운동시 에너지 시스템의 생성 기여도

(5) 운동시간과 에너지

① 단시간의 운동

단시간의 운동은 100m, 200m, 400m, 800m 등이 있는데 2-3분 내에 끝나는 것이 보통이다. 이때의 에너지 공급방법은 ATP-PC체계와 젖산체계에 의존하며 음식 중에서는 글루코스가 4/4, 지방이 1/4이 쓰인다. 이러한 형태의 운동에 필요한 에너지는 산소체계로는 공급이 불가능한데 그 이유는 첫째, 산소섭취량을 운동량에 필요한 만큼 증가시키는데 2-3분이 걸리며 둘째, 각 개인의 산소섭취능력이 한정되어 있기 때문이다.

② 장시간의 운동

장시간의 운동이란, 보통 5분 이상 지속되는 운동으로서 운동 강도는 최대가 아닌 운동을 말한다. 육상의 5000m이상 마라톤까지 그리고, 각종 구기운동이 이 범주에 속한다. 에너지 공급에 주가 되는 것은 글루코스와 지방이다. 운동 초기에는 글루코스가 주로 사용되다가 운동 후기에 들어서면 지방이 주로 사용된다. 에너지 공급체계는 주로 산소체계에 의존하나 운동 추기에는 산소 섭취량이 안정 상태에 이를 때까지 ATP-PC체계와 젖산체계에 의존한다. 다시 말해서 운동이 진행되어 갈수록 ATP-PC체계 젖산체계 산도체계의 순으로 변하게 된다. 혈액내의 젖산함량도 운동초기에는 증가하다가 산소섭취량이 안정 상태에 이르면 혈액내의 젖산함량은 차차 감소한다.

각 경기 지도자들은 선수를 지도함에 각 종목에 따라 주 에너지 공급방법이 어떤 것인가를 알아야 에너지원의 발달에 필요한 훈련계획을 세울 수 있는데 3-10분 내에 수행하는 운동종목의 주 에너지 공급방법은 무산소성 방법(ATP-PC체계와 젖산체계)과 유산소성 방법(산소체계)이 거의 동일하게 동원되므로 훈련 시에 이 두 가지 능력을 모두 최대화 할 수 있도록 하여야 한다.

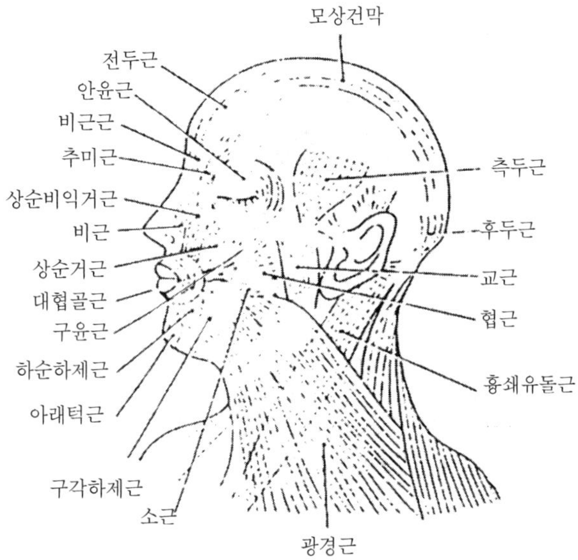

(그림 4-11) 두부의 근육

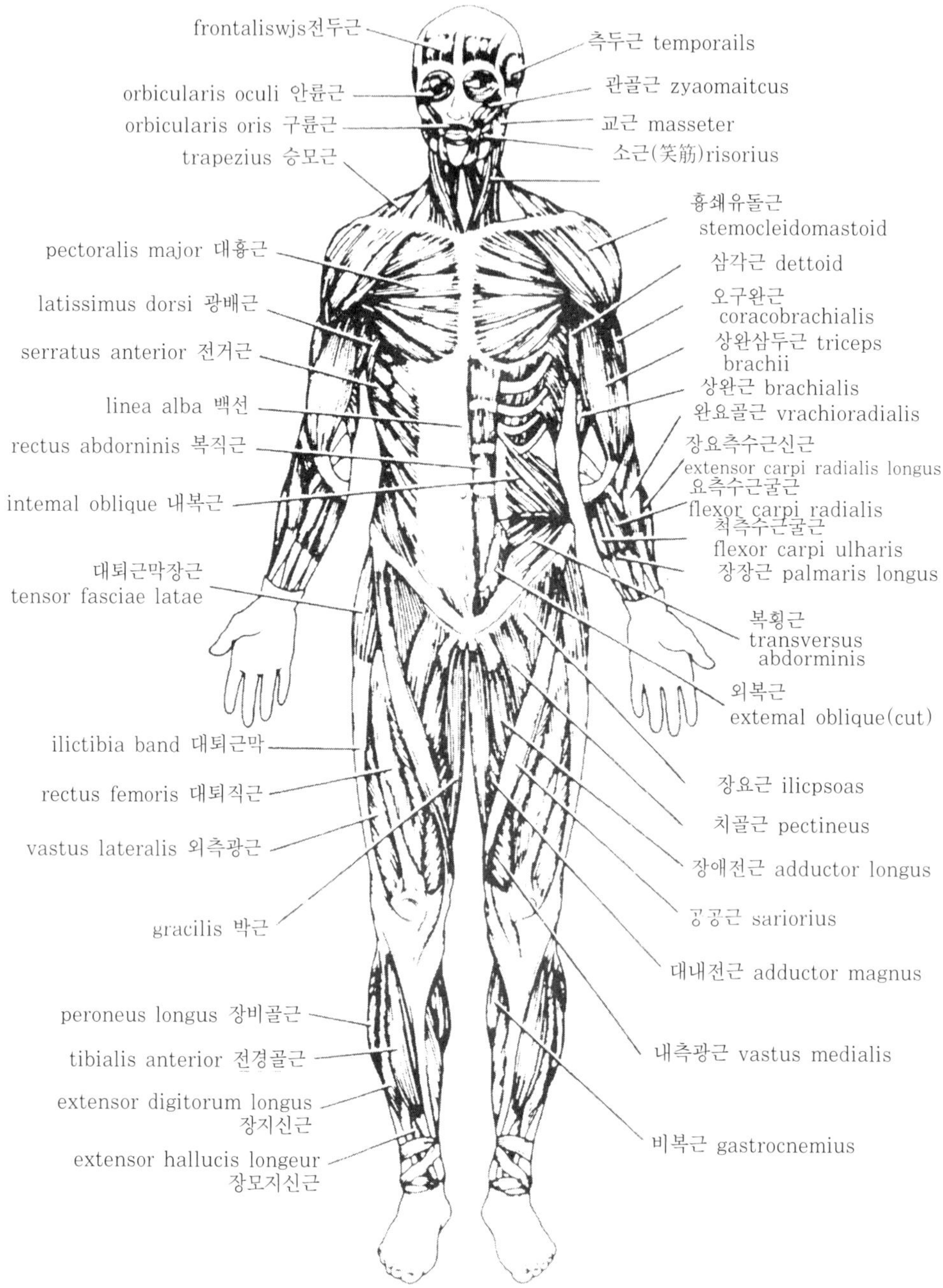

(그림 4-12) 인체의 근육(전면)

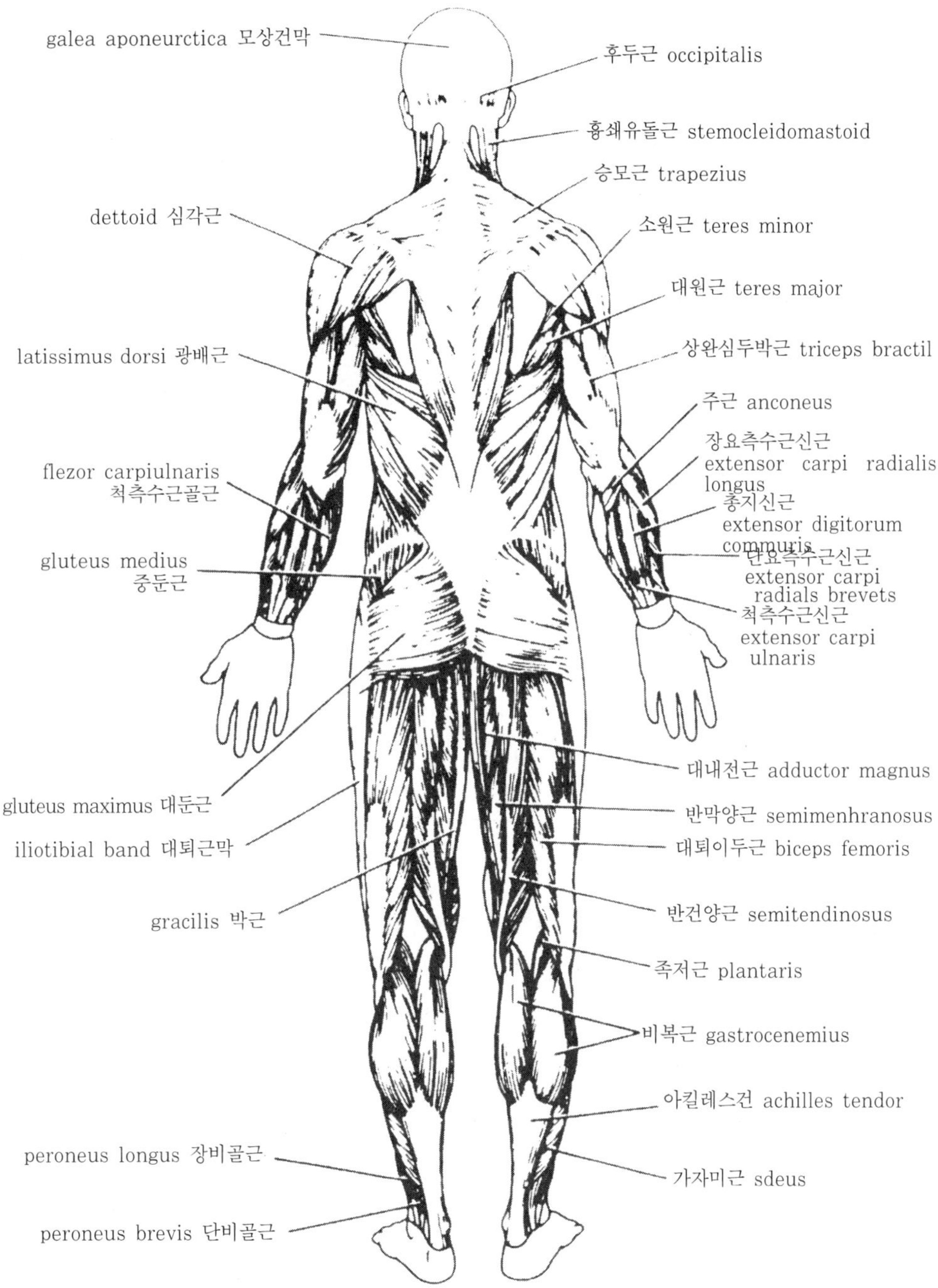

(그림 4-13) 인체의 근육(후면)

2) 호흡, 순환계

(1) 호흡 운동

호흡운동이란 폐를 확장 및 축소시켜 폐내의 공기를 바꾸는 운동으로 폐가 자체의 힘으로 운동하는 것이 아니고 흉곽과 횡경막의 확대, 수축, 이완에 의해 이루어진다. 호흡운동은 체내의 산화과정에 필요한 산소를 공급하며, 산화과정에서 생기는 노폐물(탄산가스)을 방출하는 것이다.

이 호흡운동은 폐포에서 가스 교환을 하는 '외호흡'과 조직의 모세혈관과 세포와의 사이에서 이루어지는 '내호흡(조직호흡)'으로 나눈다.

• 외호흡 : 흡기는 호흡근이라 불리는 외늑각근, 늑간거근 및 횡경막의 수축에 의해 흉곽 내부의 음압 현상에 따라 이루어지다. 또한 호기는 호흡근이 이완할 때 호흡근의 길항근인 내늑간근의 수축에 의해 흉부가 축소함에 따라 일어나고 호기시에는 호흡근의 이완과 함께 폐 자체 탄력성의 복원력에 의해 호흡운동이 촉진된다.

그러므로 호흡은 호기시가 흡기시보다도 호흡 에너지량이 적다. 그래서 격한 운동 시에 호흡이 고통스러울 때는 호기가 흡기보다 적기 때문이다. 이러한 호흡운동을 '호흡운동', '흡식운동'이라 부르기도 한다.

(2) 호흡법

호흡에는 외늑간과 늑간거근을 주로 사용하는 흉식 호흡과 횡경막을 주로 하는 복식호흡이 있으나 이들 다 연수에 있는 호흡중추의 지배를 받아 호기와 습기가 규칙적으로 반복하는 호흡운동의 자극이 기관지 폐포벽에 있는 장력수용기로부터 지각신경계를 거쳐서 전달된다. 그러므로 연수에 있는 호흡중추가 흥분하거나 억제되거나 하는 것은 '허링 뷰어(Hering breuer) 반사'라고 한다.

이런 작용은 신경에 의해 호흡이 조절되나 그밖에 혈중의 탄산가스 농도가 높아지면 호흡중추의 흥분이 높아지고 반대로 탄산가스농도가 낮으면 호흡중추가 억제된다.

이외에도 자율신경 지배를 받으므로 의식에 의해 호흡을 조절 할 수도 있다. 그러므로 옛부터 호흡을 조절하여 불수의적인 기관을 수의적으로 조절하도록 하는 것이 종교나 심리학 분유에서 행해지고 있었다.

예를 들면 인도의 요가, 중국의 기공, 일본의 선 등은 호흡법을 대단히 중요한 것으로 여기고 있다.

운동에 있어서도 호흡법은 중요하다. 운동에서 호흡은 산소를 체내에 섭취시키는 생리학적 작용과 움직임의 리듬, 집중력을 높여주는 심리학적 작용으로 나눈다.

호흡기능을 변동시키는 인자는 여러 가지로 체격에 의한 것, 즉 흉곽의 크기의 차이로 폐기량·폐기능과 함께 체격이 관련되면, 연령·신장·체중·체표면적·성별 등에 따라 다르다.

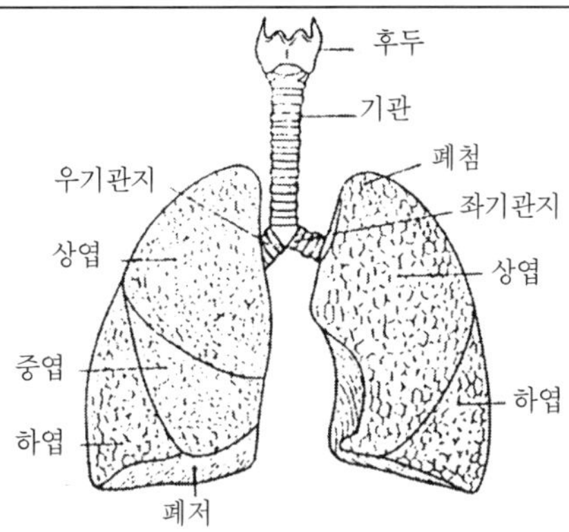

(그림 4-14) 폐와 기관

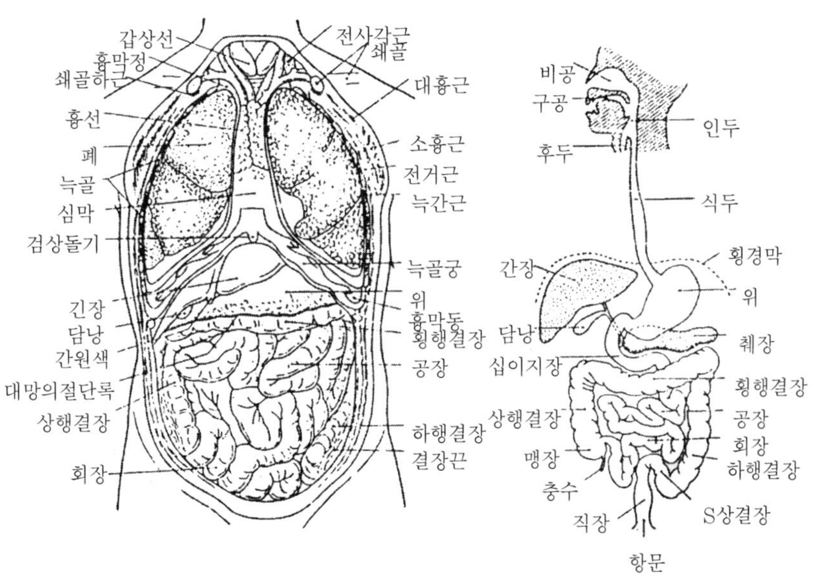

(그림 4-15) 흉복부의 내장 및 소화기관

(그림 4-14)에서 보는 바와 같이 폐활량은 성장에 의해 증가하며 남자는 20세 전후, 여자는 17세 전후에 최대가 되고 그 후에는 연령이 증가함에 따라 감소한다. 폐의 분획에 의하면 예비 호기 량의 감소가 뚜렷하고 기능적 잔기량이 감소하나 이에 반하여 잔기량은 불변하거나 때로는 증가하는 경향이 있다.

최대 환기 량은 성·연령·신장에 관계한다. 또한 일내 변동은 거의 없으며, 폐결핵·폐기종·폐렴 및 흉막염 등 병적인 요인으로 호흡 면적의 감소, 호흡운동이 제한됨에 따라 폐기량이 감소한다.

이밖에 폐활량이 감소되는 질병으로는 폐렴·폐결핵·폐기종·흉막염이 있고, 복수·복부종양·임신·신경마비 등에 의해 횡경막 거상의 이상에서 오는 병도 있으며, 폐·흉곽의 탄력성 저하에서 오는 폐섬유정 등이 있다.

3) 혈 액

(1) 혈액의 구성 성분

혈액(blood)은 주성분이 액체이지만, 보기보다는 간단하지 않아서 그 안에는 세포(혈구)가 있다. 우리 몸 안에는 세 가지 중요한 체액이 있는데, 하나는 간질 성 체액이고, 둘째가 세포내 체액이며, 세 번째가 혈액의 액체인 혈장이다.

혈액의 구성 비율은 혈장이 약 55%, 유형성분인 혈구 및 혈소판이 약 45%이다. 혈액은 신체 체중의 $\frac{1}{13}$을 차지하고 있어서, 사람의 체중이 50~60kg이라면 피는 4~5리터가 된다.

- 혈액
  - 고형성분
    - 적혈구(erythrocyte, RBC)
    - 백혈구(leukocyte, WBC)
    - 혈소판(platelet)
  - 액체성분
    - 섬유소원(fibrinogen)
    - 혈청(serum)
    - (섬유소원 + 혈청 → 혈장(plasma))

혈액 중에 차지하고 있는 유형성분의 용적을 헤마토크리트(hematocrit)라고 하는데, 정상치는 남자의 경우 45%, 여자는 40%이다.

(2) 혈액의 기능

혈액은 염통(heart), 동맥(artery), 모세혈관(capillary)과 정맥(vein)을 순환하면서 다음과 같은 일을 한다.

즉, 혈액은 호흡기능을 도와 산소(oxygen: O_2)를 폐장(lung)에서 조직(tissue)으로, 그리고 이산화탄소(carbon dioxide: CO_2)는 조직에서 폐장으로 운반되며, 소화기관(digestive organ)에서 흡수한 영양물질을 각 기관과 조직으로 운반하고, 각 조직이나 세포에서 생성된 노폐물을 콩팥(kidney) 등의 배설기관으로 운반하며, 체온(body temperature)을 일정하게 유지하여 주는 일을 도우고, 면역성(immune body) 물질을 가지고 있어 생체를 보호하며, 체액(body fluid)의 양이나 전해질(electrolyte)의 농도, 삼투압(osmotic pressure)과 산염기평형(acid base balance)을 조절하는 역할을 한다.

(3) 적혈구 및 침강속도

적혈구에 대하여 간단히 설명하면

① 적혈구는 핵이 없는 원판형의 세포로 Hemoglobin을 가지고 있다.

② 적혈구의 생성은 태아(fetus)에서는 간장, 비장, 골수에서 조혈되다가 성인이 되면서 주로 골수(bone marrow)만이 조혈기능을 갖는다. 조혈과정에서 중요한 부분은 혈색소의 생성인데, 특히 철분과 단백질이 필요하고, 철분이 적을 때에는 적혈구의 용적이 작으며, 때로는 유핵적 혈구가 순환혈액 중에 나타난다.

③ 적혈구의 기능은 산소를 폐에서 몸에 다른 세포들에게 전달하고, 세포들에게서 이산화탄소를 폐로 옮긴다.

④ 적혈구의 수는 1㎣속에 남자는 500만 개, 여자는 450만 개이며, 수명은 80~120일 정도이고, 오래된 것일수록 깨지고 부서지기 쉽다. 우리 체내에는 약 2,000억 개의 적혈구가 있으므로 매분마다 1억 5,000만개의 적혈구가 파괴되며 생성이 되는 셈이다.

⑤ 적혈구의 직경은 7.7micron인데, 파괴되는 곳은 간장에서 많이 된다(정상적 혈구는 0.33%의 식염수에서는 전부 파괴됨).

침강속도를 살펴보면 아래와 같다.

혈액에 구연산소오다 등을 넣어 응고하지 않도록 해 놓고, 일정한 길이의 피펫(pippete)을 넣어 수직으로 세워 두면 혈은 위로, 혈구는 밑으로 갈라진다. 이것을 **혈구침강반응**(또는 혈침)이라 한다.

피펫에 눈금을 붙여 놓고 1시간, 2시간, 24시간 사이에 밑으로 내려간 혈구와 혈장의 경계위치를 미리미터(mm)로 계측한다. 이렇게 시간의 경과에 따라 내려간 거리를 적혈구의 **침강속도**라고 하는데, 결핵 또는 다른 병이 있을 때에는 침강속도가 빠르다. 정상일 때의 침강속도를 보면, 남자의 경우 1~mm/hr, 여자는 4~10mm/hr이다.

(4) 백혈구(leukocytes)

백혈구의 형태와 기능을 자세히 설명하면 다음과 같다.

① 백혈구는 항상 핵이 있으며, 아메바운동을 한다.

② 백혈구는 외부에서 침입하여 들어온 세균에 대하여 방어 작용을 한다.

③ 백혈구는 혈액 1㎣ 속에 7,000개 정도이며, 수명은 약 4주간이다.

④ 백혈구의 일부는 적색 골수에서 생성되고, 일부는 비장임파선 조직, 편도선, 흉선, 장의 점막에서도 만들어진다.

⑤ 백혈구에는 세포원형질 안에 과립이 있는 과립성백혈구(craunlocytes)와 원형질에 과립이 없는 무과립성백혈구(agranulocyte)의 두 그룹(group)으로 나눌 수 있다.

(1) 과립성백혈구

중성, 호산성, 호염기성의 세 가지 백혈구로 되어 있는데, 이들은 모두 골수의 기간세포(stem cell)에서 형성되는 백혈구로 추화성(chemotaxis), 식균성(phagocytosis) 및 운동성(motility)을 가지고 있다.

중성 백혈구는 생체에 염증을 일으키는 세균(bacteria)이 침입하면 즉시 그 수가 증가하고, 세균이 침입한 부위로 몰려 농(pus)이 된다.

호산성 백혈구는 살갗이나 소화기관의 내벽이나 기도의 내벽과 같은 외부와 접해 있는 부위에 다량 운집되어, 외부로부터 체내로 들어오는 독성물질을 해독(detoxication)하는 데 중요한 역할을 한다고 알려져 있으며, 한국인의 순환혈액 중에는 외국인보다 높은 비율의 호산성 백혈구가 존재한다고 하였다. 그러므로 이것은 회충(ascris)과 같은 기생충의 감염률이 높은데 기인된 현상이라고 보는 것이다.

호염기성 백혈구는 인체의 혈액 중에는 희소하나 양서류(amphibian)에는 많다고 하는데, 헤파린(heparin)이라는 혈액응고(blood coagulation) 방지제를 함유하고 있어, 혈액응고기전에 영향을 미치고 있다고 한다.

(b) 무과립성백혈구

㉠ 임파구

임파구는 골수에서 생성된다고 하나, 주로 임파양 조직(lymphord tissue)인 임파결절(lymph node)에서 생성된다.

임파구는 식균작용은 하지 못하나, 생체의 방어기전의 하나인 면역체(immune body)나 항체(anti body)를 만들어 내며, 이 때문에 이물질에 대해 감각과민성(hypersensitivity)을 가지게 된다.

㉡ 단핵세포

단핵세포는 중성 백혈구와 임파구와의 중간형으로, 중성 백혈구와 같이 강력한 식균작용을 하고, 또 임파구와 같이 항체생성에도 관여한다.

이상의 백혈구는 생체의 조건에 따라 그 수가 증감하는데, 정상 값보다 백혈구가 감소되었을 때를 백혈구감소증(leukopenia)이라 하고, 증가되었을 때를 백혈구증다증(leukocytosis)이라 한다.

(5) 혈소판(blood platelet)

혈소판을 무색의 작고 핵이 없는 원판형의 소체로서, 대개 2~4µ(micron)이다.

이것은 골수 내에 있는 거대핵세포(megakaryocytic)로부터 형성된다고 한다. 그 수는 혈액 1㎣안에 13만~35만 개가 있으며, 수명은 약 4일이다. 혈소판에는 혈액응고(coagulation)를 일으키는 데 관여하는 효소인 트롬보플라스틴(thromboplastin)을 가지고 있어, 혈액응고에 중요한 역할을 한다.

혈액이 혈관에서 외계로 나오면 얼마 안가서 굳어진다. 이러한 현상을 혈액의 응고라고 한다. 혈액응고는 다음과 같은 과정에서 이루어진다. 즉 혈소판이 깨어지면 그 중에 갖고 있던 thromboplastin이라는 물질이 혈장 중에서 나온다.

원래 혈액 속에는 칼슘(Ca^{++})이 있어서 thromboplastin과 Ca^{++}이 혈액 중에 있는 prothrombin으로 작용한다. 그 결과 thrombin이라고 하는 물질로 변화된다.

혈소판

↓

thromboplastin→prothrombin←Ca^{++}

thrombin

fibrinogen→fibrin

섬유소원(fibrinogen)에서 이 thrombin이 움직이면 섬유소(fibrin)라는 물질이 된다. 혈액이 응고하는 것은 이 섬유소와 혈구가 서로 연결 지어져서 엉키어지는 것이다.

fibrin은 실로 얼기 설기된 그물 같은 것에 혈구들과 혈소판으로 엉키어져 만들어지는데, 이것을 혈병이라 한다.

(6) 뇌혈관과 혈소판과의 관계

뇌혈관 속에는 혈소판이 골고루 섞여 있는데, 만일 혈청 중에 존재하는 혈관수축작용을 주도하는 물질인 serotonin의 변화가 생기면 편두통과 현기증이 생기게 된다.

(7) 혈청 및 혈색소

혈청은 혈장에서 fibrin을 제외한 것이다. 혈청은 황색을 지닌 투명한 액체로서 단백질, 지방질, 당류(포도당), 유기물, 무기염류, 여러 가지 hormone이나 효소 등이 액화하여 있다. 다시 말해서 혈청은 인체의 조직세포의 필요한 영양분이나 그의 활동에 필요한 여러 가지 물질을 녹여서 이것을 운반하고 있는 중요한 혈액 성분이다.

혈색소라고 함은 적혈구의 색소를 말하는데, 이것은 분자량이 68,000인 단백질이다. 다시 말해서 혈색소는 철(Fe)을 함유하는 색소(hem)가 단백질(globin)과 결합은 것이다. 이것은 적혈구의 고형성분의 95%를 차지하고 있으며, hemoglobin 1g은 기압, 0℃에서 1.34㎖ 산소와 결합하는 능력이 있다. 또 100㎖의 혈액은 약 16g의 hemoglobin을 갖고 있으므로 약 20㎖의 산소를 갖게 된다. 따라서 적혈구의 가장 중요한 역할인 산소 운반은 이 hemoglobin에 의해서 허파에서 신체 각 조직으로 O_2를 운반한다. 이 때 혈액소는 O_2와 연결되는데 이것을 oxyhemoglobin이라 하고, 조직으로 가서 산소를 내려놓은 것을 환원혈색소라고 한다. 그러므로 혈액이 빨갛게 보이는 것도 hemoglobin의 존재에 따른다.

따라서 성인의 경우 만일 Hb의 함량이 혈액 100㎖당 12g이하가 되면 빈혈(anemia)이라고 한다.

(8) 혈장(plasma)

혈액 중의 혈장의 양은 45%를 차지하고 있으며, 구성성분은 90%가 물이며, 물 안에 여러 가지 물질이 용해되어 있든가 떠 있는 것이다.

여러 방면에 물질들이 혈장에 들어오고 나가고 한다. 산소는 폐에서 혈액으로 들어오고, 영양분과 물은 장에서, 노폐물은 세포에서, hormone은 내분비에서, 포도당은 간장으로 들어온다.

혈액에서 나가는 물질들은 이산화탄소는 폐에, 영양분은 세포에, 물과 다른 물질들은 신장, 간선 같은 배설기관에, 산소는 조직에, 잉여영양분은 저장하는 부분에 준다. 혈장의 성분은 조직을 위하여 새로 보급되며, 조직의 노폐물을 반출하므로 균형을 이루게 되어 항상 일정하게 유지된다.

혈장의 혈장단백은 조직소원(fibrinogen), albumin, globulin으로 혈장의 9%를 차지하고 있고, 혈당이 0.1%, 나머지는 지방, amianthus, 뇨색, 뇨산과 무기질로 되어 있으나, 혈장은 여러 가지 특수한 hormone을 갖고 있다.

체내의 모든 혈관은 간장으로 통하고 있고, 입에서 섭취한 각종 영양물질이나 약물, 독물 등은 위와 소장과 대장에서 흡수되어 나뭇가지처럼 뻗어 있는 혈관을 타고 간으로 수송된다. 이 혈관을 가리켜 「간으로 들어오는 문」이라는 뜻으로 문맥이라 하고 그 외에도 산소를 날라오는 간동맥, 노폐물을 배설하는 담도와 간정맥이 연결되어 있어 간에도 모두 4종류의 통로가 연결되어 있다.

문맥과 간동맥에서 영양물질과 산소를 받는 간에서는 간소엽(lobule)이라는 작은 입자를 단위로 해서 여러 가지 활동이 이루어지고 있다. 특히 이 간 소엽에서는 4가지 통로(문맥, 간동맥, 담도, 간정맥)가 모두 연결되어 있어 간세포의 활동이 원활하게 되는 것이다. 이와 같이 간은 쉴 새 없이 그 기능을 발휘하게 되는데 문맥과 간 동맥이 간의 활동에 필요한 영양분과 산소를 날라오는데 반해 담도와 간정맥은 간의 활동 결과 만들어지는 노폐물을 배설하는 일을 담당하고 있다. 좀 더 자세히 살펴보면 간정맥을 통해서는 수용성 노폐물을, 담도를 통해서는 지용성 노폐물을 배설하는 것이다. 앞서 설명했던 4가지 통로 중 어느 한 곳이라도 막히게 되면 간 기능에 이상이 나타나게 되는데 그 중에서도 담도는 매우 가느다란 관으로 되어 있어 쉽게 막히는 수가 있다.

혈액은 산소나 영양물질을 조직에 공급하고 산화과정의 부산물인 탄산가스나 노폐물을 운반할 뿐만 아니라 혈액 중의 pH, 당분 등을 일정하게 유지시키고 체온조절, 조직세포의 활동을 조절하는 등 중요한 작용을 한다. 안정이 혈액의 분포는 (그림 4-16)과 같다.

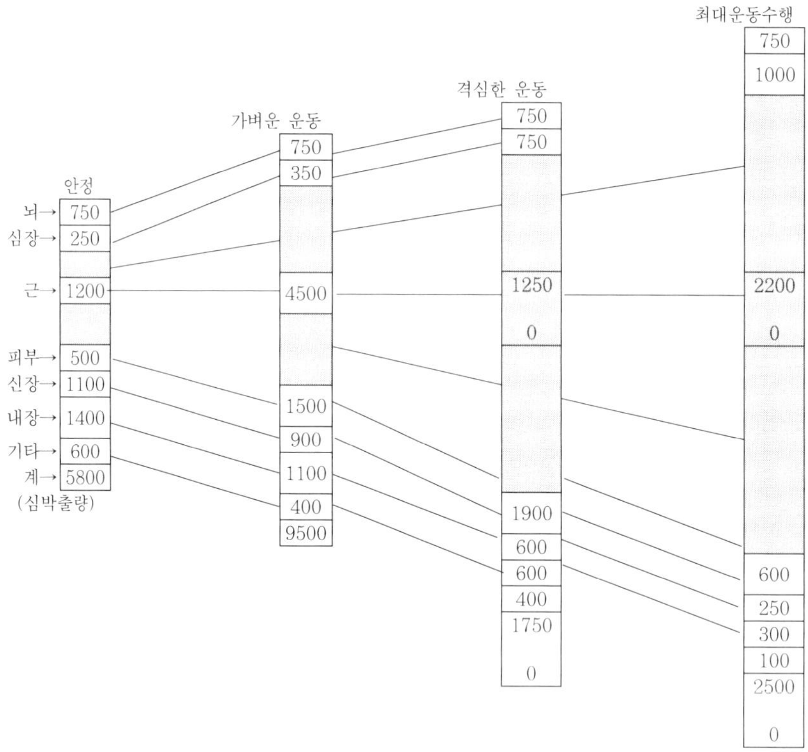

(그림 4-16) 안정시 및 각종 운동 강도에서의 혈액의 배분변화

혈액은 세포 성분인 적혈구, 백혈구, 혈소판과 액성 성분인 혈장으로 되어 있다. 세포 성분이 혈액 성분에 차지하는 용적비를 Hematocrit치라고 하며, 정상치는 약 45%이다. 즉 세포 성분은 혈액 성분의 45%, 액체 성분은 55%를 차지하고 있다. Hemantocrt치가 높아지면 혈액의 점주도가 증가되어 심장에 부담과 혈액 저항이 증가한다. 즉 고지순화에 의해 적혈구가 증가하면 혈액의 점주도가 증가하고 심장이나 혈관 벽에 부담이 높아진다. 심장이나 혈관에 이러한 부담을 견뎌낼 수 있는 인내성이 없으면 심장 혈과 장애가 나타난다. 등산하는 이들이 높은 곳을 오를 때 물을 많이 섭취하는 것도 혈액의 점주도를 일정하게 유지토록 하려는 것이다.

반대로 적혈구가 감소하는 빈혈에는 Hematicrit치가 저하되어 그때 적혈구의 움직임이 제한되어 운동 능력이 감퇴된다. 측 혈액의 성분과 기능은 다음과 같다.

- 혈액
  - 세포성분(45%)
    - 적혈구…산소 및 탄산가스 운반, pH 조절
    - 백혈구…감영 방지, 이물 처리
    - 혈소판…혈액 응고(출혈저지)
  - 혈　장(55%)
    - 유기물(8%)…영양물 및 대사산물, 교질 삼투압 조절
    - 무기염류(0.9%)…침투압 및 pH조절, 탄산가스 운반, 흥분성 유지
    - 물(91%)…물질 운반의 기본이 됨, 혈압 및 체온 조절

운동에 가장 관계가 성분인 산소를 운반하는 적혈구이다. 성인 남자와 여자의 적혈구 수는 500만/㎣이다. 체내 혈액량을 5ℓ라 할 때 총 적혈구 수는 25조억 개가 된다. 또한 적혈구 한 개의 표면적이 120㎡이므로 적혈구의 전 표면적인 3,000㎡나 된다. 이와 같이 적혈구는 산소와 결합, 해리하기 좋은 형태를 하고 있다.

적혈구 중에는 약 34%의 헤모글로빈이 존재한다. 헤모글로빈은 gpa(heme)이라 불리는 철을 포함한 유기 색소와 4개의 폴리펩티드 사슬(polypeptide chains)로부터 되는 단백질 글로빈과는 복합체이다. 1g의 헤모글로빈은 1.34㎖의 산소와 결합한다. 1,000㎖의 혈액을 약 1.50g의 헤모글로빈이 포함되어 있어서, 100% 포화되었다고 가정하면 약 20.1㎖의 산소와 결합한 것이 된다. 또한 산소는 100mmHg의 산소분압 하에서는 100㎖의 혈장 중에 0.3㎖ 용해하여 있다. 그러므로 1㎖의 혈액 중 약 20.4㎖의 산소를 포함하고 있는 것이다. 헤모글로빈과 산소의 결합은 $Hb+O_2=O_2Hb$이 된다. 조직이 순환하는 Hb는 그곳에 산소를 해리한다. 그러므로 Hb과 산소의 결합은 가역적이다.

Hbo_2 해리곡선은 혈액 중의 탄산가스 분압 및 pH 및 온도에 의해 달라진다. 즉 Hb은 혈액 중의 탄산가스 분압 및 온도가 높으면 산소를 해리하기 쉬워 해리곡선은 우측으로 이동한다. 그러나 탄산가스 분압 및 온도가 낮으면 산소와 결합하기 쉬워 곡선은 좌측으로 이동한다. 또한 혈액중의 pH가 낮으면 산소는 해리하기 쉬워 우측으로 이동하고 pH가 높으면 산소와 결합하기 쉬워 곡선은 좌측 방향으로 이동한다. 이것은 '보크르 효과(Bokr effect)'라고 한다.

운동은 근육의 온도를 높이고 근육의 산소 분압을 낮게, 탄산가스 분압은 높게 만들어 준다. 이러한 현상은 조직에의 산소 해리를 잘할 수 있게 한다.

준비운동에 있어 근육 온도를 높여주는 것은 이와 같은 효과를 기대할 수 있기 때문이다. 폐 수준에서는 운동을 심하게 하면 과호흡이 되고, 폐포의 탄산가스 분압은 낮아진다. 이 현상은 해리곡선을 좌측으로 이동시키고 Hb과 산소의 결합을 높여주는 것이 된다. 혈중 탄산가스는 5%가 유리한 탄산가스로 융해하고, 둘째 10%Hb 또는 혈장단백 카르바미노(Carbamino-Hb)와 결합하고, 셋째 그와 85%는 중탄산엽(N모CO_3)으로 운반된다.

(1) 혈액 기능

① 골격근 및 조직에서 끊임없이 화학적 작용의 결과로 생기는 열을 전신에 옮겨 체온유지에 기여한다.
② 신진대사에 필요한 물질 영양물 O_2의 대사, 노폐물 운반
③ 혈액 내에는 중탄산염, 인산염을 함유하여 혈액의 pH를 일정하게 유지하게 하는 완충작용을 한다.
④ 백혈구와 항체의 작용에 의해 세균감염(infection)에 저항한다.
⑤ Hormone 및 기타 분비물을 운반하며 각 기관의 기능을 조절한다.

(2) 운동과 Hb량

Hb농도는 성인 남자는 15~16g/dℓ, 여자는 14~15g/dℓ이다. 그밖에 인체의 총 헤모글로빈(THb)은 남자 711g, 여자는 462g이라고 보고되었다. 운동 시에는 비장 등에 저장해 놓은 적혈구를 혈관에 보내므로 활동 헤모글로빈의 양도 많아져 심한 운동 시에 안정시의 11~증가한다.

그러므로 운동선수의 총 Hb량은 일반인에 비하여 전 혈액량이 많다. 그러므로 운동선수들의 혈액량이나 적혈구량이 많아지는 것은 양적인 증가라고 하는 총 Hb량과 지속적인 주행시간 및 최대 산소섭취량과의 사이에는 밀접한 관계가 있다.

(3) 수혈(doping)

혈액 내에 적혈구나 Hb량이 많은 것은 지구 능력이나 스포츠 현상의 기록과 성적에 영향을 주고 있다.

최근 의학의 발달로 체내의 빼어낸 혈액은 기능을 잃지 않게 한다음 몇 주간 보관이 가능하므로 어떤 피검자를 대상으로 일시 혈액을 빼내어(800~1,200㎖) 일정 시간(3~4주간) 그 혈액의 기능을 상실하지 않게 보관한 다음 다시 동일인에게 주입하는 것을 '혈액 도핑'이라고 하여 작업 성적에 좋은 영향을 준다고 보고되어 있다.

(4) 혈액 순환

하비(William Harvey)가 제창한 '혈액 순환설'(1628)은 혈액순환 학 뿐만 아니라 현재 의학과 생리학 발전에 크게 공헌하였다.

이 혈액 순환은 폐순환으로 나뉘는데, 폐순환은 우심실→폐동맥→페모세혈관→폐정맥→좌심방으로 가고, 체순환은 좌심실→대동맥→조직의 관→정맥→대정맥→우심방으로 순환한다. 혈관을 흐르는 혈액량은 심근의 수축력, 심장판막의 상태 등 심장 펌프력과 순환 혈액량, 혈관의 분포상황, 용적, 탄력성 등에 따른 순환·저항에 의해 좌우된다.

(5) 혈관의 혈액 운반

동맥의 벽 내부는 탄력성 섬유로 되어 있고 혈관에는 탄성이 있다. 심장에서 펑핑(pumping)된 혈액은 그 압력에 의해 혈관을 확장하나 한참 있으면 혈관의 탄성작용에 의해 원 상태로 돌아온다. 이때 심장판막은 혈액의 역류를 막아 닫히기 때문에 혈액은 혈류의 압력차에 의해 말초방향으로 운반된다.

(6) 혈 압

혈액에 의해 생기는 혈관 내 압력을 '혈압(blood, pressure)'이라고 하는데, 혈압은 심장의 수축과 혈액량, 혈관의 용적과 탄력성 등 많은 요인이 복잡하게 조합되어 나타난다. 혈압의 원동력은 심장이다.

그러므로 심장에서 멀리 있는 혈관일수록 혈압은 낮다, 심장의 수축기의 최고 혈압은 '수축기 혈압(또는 최고 혈압)', 확장기의 최저 혈압은 '이완기 혈압(최저 혈압)'이라고 하고, 최고 혈압과 최저 혈압의 차를 맥압, 최고 혈압과 최저 혈압의 중간을 '평균 혈압'이라 한다. 평균 혈압은 말초에 갈수록 저하하며, 심장에 가까운 대정 혈맥에서는 거의 0이 된다.

혈압의 저하와 함께 동맥을 흐르는 혈류 속도는 저하하고 모세혈관에서는 더욱 천천히 흐른다. 이 현상은 모세혈관과 조직과의 사이에 가스 교환을 쉽게 할 수 있도록 한다. 그러므로 혈류 속도와 혈압과는 반대로 소정맥, 정맥, 대정맥의 혈관이 굵어질수록 혈류 속도는 빨라진다. 이 정맥의 혈류 속도가 높아지는 메커니즘은 정맥판에 따른 역류의 방지, 근 수축에 따른 혈액을 이동시키는 작용(근육 펌프)에 따라 심장의 방향으로 보내지게 되기 때문이다.

연령의 증가에 따라 혈관의 탄력성이 저하하기 때문에 최고 혈압이나 최저 혈압이 높아진다. 일반적으로 연령 +90mmHg을 '정상 혈압'이라고 하고, 혈압이 160mmHb을 넘으면 '고혈압증' 최저 혈압이 60mmHg 이하면 '저혈압증'이라고 한다.

최고 혈압, 최저 혈압은 운동 강도의 증가와 함께 거의 비례하여 증가하며 최대 작업 시에는 각각 160~200mmHg, 70~100mmHg까지 높게 오른다. 이때의 증가 정도는 운동에 따라 다르다. 동일한 작업을 했을 때 운동선수의 혈압은 일반인보다 낮고 회복도 빠르다. 또한 최대 작업시의 최고 혈압은 일반인과 같으며, 거의 변화하지 않으나 운동 후 회복은 운동선수가 현저하게 빠르다. 지구성 훈련을 오래 지속한 선수의 최저 혈압은 50~60mmHg로 일반인보다 10mmHg가 낮은 치를 나타낸다.

(7) 심장의 작용

심장의 1분간 박동 수를 70회라고 하여 70년 동안의 박동 수를 계산해 보면 26억 회나 된다. 한 번에 심장에 박출하는 양(1회 심박출량)을 60㎖이라고 하면 일생 동안 심장으로부터 박출되는 혈액량은 1억 6천 ℓ나 된다. 이러한 작업량은 1kg의 무게를 24만㎞ 수직 방향으로 들어 올린 것이 된다. 24만㎞는 지구를 6번이나 도는 거리이다. 이런 작업은 300g정도의 기관이 할 수 있는 작업으로는 놀라운 작업량이다.

(8) 심장은 밑 부분이 둥글게 된 거의 원추형을 하고 있다.

그 크기는 사람이 큰 주먹을 쥔 것과 같다. 심장의 근육은 골격근과 같은 횡문근으로 되어 있으나 수의적으로 활동을 하지 못하므로 불수의적인 근, 심장 근으로 되어 있다. 특수한 근으로 둘러싸인 심근의 내부는 중앙에서 나뉘어, 좌우가 원형인 원강은 이첨판(좌)과 삼첨판(우)에 의해 위가 심장, 아래가 심실로 나뉘어 있다. 그밖에 우심실로부터 폐동맥, 좌심실로부터 대동맥이 나와 있다. 이 폐동맥과 대동맥의 입구에는 폐동맥과 대동맥의 입구에는 폐동맥판, 대동맥 판이 있다. 이것이 혈액의 심장 방향에의 역류를 방지하고 있다. 즉 심근은 심방에 2층, 심실에는 3층이며, 심실 벽은 심방에 비하여 두껍고 특히 좌심실은 더욱 두껍다.

심장의 작용은 산소나 영양물의 공급에 따라 유지되고 있으나 이 공급의 중요한 역할은 관상동맥이다. 관상동맥은 대동맥으로부터 좌우 두 개로 분리되어 있고, 심실의 근층에 분포하고 있다. 또한 관상동맥과 거의 평행하여 관상정맥이 있다.

최근에 많아지고 있는 심장 장애는 대부분 관상동맥계의 장애이다. 심장에의 산소 공급이나 영양물의 공급이 불충분 했을 때 일어난다. 그중에 대표적인 것이 협심증과 심근경색이다.

(9) 심장의 조절

동방결절에서 시작한 심방의 흥분은 물결처럼 심방 전체에 퍼져 흥분전도계에 의해 심실에 전도된다. 이와 같은 동방결절은 심장의 자동적 박동의 출발점이 되므로 심장의 pace maker라고 한다.

심장은 교감신경과 부교감신경의 지배를 받는다. 교감신경의 심장 박동 수(pulse rate)나 수축력을 증가하는 등 심장 기능의 활동수준을 높여주며, 부교감신경은 심박 수를 감소시키고 수축력을 저하시키며 심장 기능의 활동수준을 낮게 하는 작용을 한다.

만일 운동을 하면 교감신경의 자극이 높아지며, 운동을 중지하면 부교감신경의 자극이 높아져 심장의 활동은 안전 상태로 돌아온다. 이러한 자율신경의 작용은 연수에 지배를 받고 있다.

(10) 운동 시 혈구변화

① 적혈구

평균혈구는 1㎣중 약 500만개이며 운동 후 520~618만개(10% 이상 증가) 하며 운동전의 활동 상태에 의해 변화 증가상태는 단시간에 계속되며 운동 후 수분이내에 감소치를 나타내기 시작하여 30분~2시간 이내에 운동전의 치에 돌아온다. 운동 시 적혈구 수가 증가하는 이유는 두 가지가 있다.

첫째: 비장이 적혈구의 저항기관이며 정신흥분이나 운동에 의해 수축을 일으킨다. 실제 운동 시에는 adrenaline의 분비가 왕성하기 때문에 비장이 수축을 일으키고 적혈구 수를 증가시킨다.

둘째: 근 작업 중에는 혈장단백이 증가된다.

② 백혈구

격한 운동 후에는 림파구증가 장시간 운동 후에는 임파구와 호산 구는 감소하며 호중구는 증가한다. 지구성운동이나 400m의 전력질주를 행한 후에는 백혈구 수가 현저히 증가된다.

③ 혈당(Blood Sugar)의 정상값 90~100mg% 혈당의 변화는 신경계 내분비계의 기능을 변화시킨다. 근육의 에너지원으로 당류를 요구하게 됨. 운동개시 직후에는 혈당갑싱 상승하며 장시간 계속하면 정상값 이하로 감소함.

운동개시와 동시에 교감신경의 흥분으로 adrenaline의 분비가 증가하여 간장내 glycogen의 일시혈당이 상승한다.

④ 혈청과 콜레스테롤(cholesterol)

cholesterol은 free형과 ester형으로 구별할 수 있으며 대부분 70~80%가 ester형이다. 정상치는 150~250mg/dℓ 당뇨, 만성사구체신염, 황달, 동맥경화증, 갑상선, 기능저하 중에는 cholesterol치가 높아져 300mg/이 이상을 보이며 빈혈증, 용혈성 황달에는 50mg/dℓ로서 50세까지 높아지다가 70세 이후는 청년기 정도로 낮아진다.

cholesterol 함량이 많은 식품, 버섯, 닭내장, 돼지고기간, 잣, 들깨, 달걀노른자위, 고등어, 청어 등의 음식은 운동선수는 피해야 한다. 완두, 도토리묵, 연근, 취나물, 게, 낙지, 과일 등의 음식을 섭취해야 한다.

⑤ 혈소판(Blood Platelet)

무색의 작고 핵이 없는 원판형의 소체 2~4u(micron) 1㎣ 안에 13만~35만개이고 수명은 4일, 혈액응고(coagulation)에 관하여는 트롬보플라스틴(Thromboplastin)을 가지고 있어 혈액응고에 중요한 역할을 한다.

⑥ 혈청 및 혈색계

혈청은 황색을 지닌 투명한 액체로서 단백질, 지방질, 당류(포도당) 유기물, 무기염류 등 여러 가지 Hormone이나 효소 등이 액화하여 있다.

다시 말해서 혈청은 인체조직세포의 필요한 영양분이나 활동에 필요한 물질을 녹여서 운반하는 성분이다.

혈색소라 함은 적혈구의 색소를 말한다. 이것은 분자량이 68,000인 단백질이다. 혈색소는 철(Fe)을 함유하는 색소(hem)가 단백질(globin)과 결합한 것이다. 이것은 고형성분의 95%를 차지하고 있으며 hemoglobin 1g은 1기압 0℃에서 1.34㎖ 산소와 결합하는 능력이 있다.

또 100㎖의 혈액은 약 16g의 hemoglobin을 갖고 있으므로 약 20㎖의 산소를 갖게 된다. 적혈구의 중요한 역할인 산소운반은 이 Hemoglobin에 의해서 허파에서 신체 각 조직으로 O_2를 운반한다.

성인의 경우 Hemoglobin의 함량이 혈액 10㎖당 12g 이하면 빈혈(anemia)이 된다.

⑦ 혈장

혈액중의 혈장 량은 55%, 구성성분은 90%물 물안에 여러 가지 물질이 용해되어 있든가 떠 있는 것이다.

산소는 폐안에서 혈장으로 들어오고 영양분과 물은 장에서 노폐물은 세포에서 Hormon은 내분비에서 포도당은 간장으로 들어온다.

혈장의 혈장단백은 섬유소원(fiblinogen) albumin, globulin으로 혈장의 7~9%를 차지하고 있고 혈당이 0.1% 나머지는 지방, amino산, 뇨소, 뇨산과 무기질로 되어 있으나 혈장은 특수한 Hormone을 갖고 있다.

4) 신경계

사람의 행동은 신경 자극에 의해 일어난다. 팔 다리의 움직임, 호흡운동, 음식물의 섭취, 말을 하는 것, 생각하는 것 등 전부가 신경의 작용이 없으면 안 된다.

즉 신경 이외에는 신체운동을 일으키게 할 능력을 갖는 것은 인체 내에는 없다. 그러므로 신경은 기계에 비유하면 스위치와 같다. 특히 신체운동 신경의 작용은 무엇인가의 자극에 대하여 생체로서 인체의 반응이라고 표현할 수 있다. 신체운동을 도식화 하면 다음과 같다.

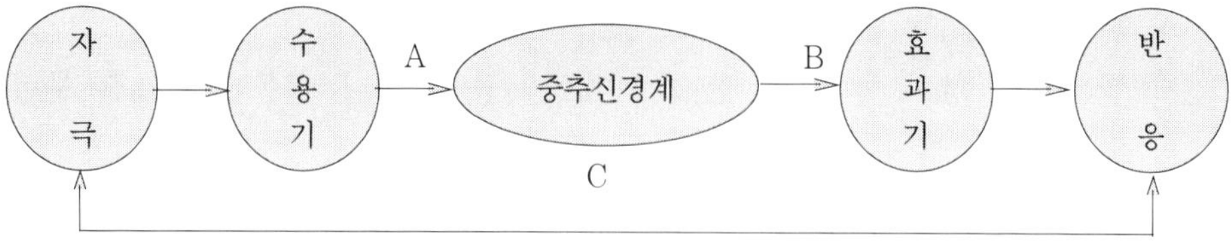

(그림4-17) 신체운동

날아온 공을 잡는 장면을 생각하면서 그림을 보면, 날아오는 공이라도 시각 자극이 안구의 망막이라는 수용기에서 포착할 수 있고, 중추신경계에 의해 그곳의 성질이 분석(정보 처리)되어 이것을 잡기 위하여 몸을 움직이도록 결정한다. 이 결정에 따른 것은 효과기인 골격근이 활동하여 잡는 동작이라는 반응이 나오는 것이다.

자극(stimulus)이란 생체(organism) 내외에서 생기는 생체의 활동 또는 활동 변화를 일으킬 수 있는 어떠한 상황 변화를 말한다.

반응(response)이란 자극에 대하여 일어나는 생체 활동 또는 활동 변화를 칭한다. 자극이 발생하는 데서부터 반응의 시작가지의 소요시간을 '잠복기(latency of latent period)'라고 한다.

수용기(receptor)는 생체에 가해진 자극을 받는 부분(자극에 대하여 최초로 흥분을 일으키는 기관)이다. 이 수용 기에는 여러 가지 종류가 있다. 각각의 결정된 종류의 자극에 타당한 반응을 하고 흥분을 일으킨다.

이러한 자극을 그에 대한 수용기의 '적정 자극(adequate stimulus)'이라고 한다. 전기는 전체의 수용 기에 적당한 자극이 된다. 수용기 종류에 응하여 우리들은 여러 가지 감각(sense)이 일어난다. 수용기와 적정 자극에 의해 생기는 감각은 특수, 체성, 내장감각으로 나뉜다. 특수감각은 빛 · 음 · 화학물질 및 가속도와 중력 등이 적당 자극이 되고, 체성감각은 표면 감각이 촉각 · 입각 · 온각 · 냉각 · 피부 통각으로, 심부감각은 운동감각 · 진동감각 · 심부통각 · 근 피로감 등이며, 내장감각은 내장감각 · 장기감각으로 되어 피부나 점막, 골격근, 건 관절 낭에서 수용기가 존재해 있다.

또한 효과기는 생체 내외에 대하여 반응을 일으키는 기관으로 근과 선이 있다. 근에는 골격근(횡문근), 내장근(평활근), 심근이 있다. 각각 활동에 따라 수족의 운동이나 혈관의 수축, 심장박동 등의 반응을 일으킨다. 선은 침(수액선), 호르몬

(내분비선) 등을 분비한다.

그러나 공을 받는 동작을 생각하며 잡으려고 동작을 일으킨 후에도 공의 낙하지점에 정확히 도달하기 위해서 공을 보고 뛰는 속도가 빠르면 늦게, 늦으면 빨리 뛰어야 한다는 것과 같이 일단 반응 후에도 그 반응이 합목적적으로 맞지 않는다면 수정이 가능하다. 이것은 효과기로부터 출력된 반응의 일부 또는 전부가 다시 자극이 되어 수용기에 입력되어 반응의 교정이나 수정에 이용되기 때문이다. 이것을 피드백이라고 하여, (그림 4-17)의 실선 c는 그 경로를 나타낸다.

(1) 신경의 구조와 기능

신경계는 뉴런(neuron)이라는 세포의 집합체이나 전체적으로는 다음과 같이 분류한다.

그림의 실선 a는 감각신경으로 수용기로부터 중추신경계에 자극의 내용(정도)를 전하는 작용을 한다. 이 자극의 내용은 충격(impulse)이라는 전기 신호의 형태로 운반된다. 중추신경계도 여기에 도달한 충격이 척수가 뇌에서 몇 단계를 거쳐서 각종의 처리를 한 결과 자극 내용의 분석(정보처리)과 분석에 기초를 한 반응을 일으키는 것에 관한 결정은 여기에서 이루어진다. 이와 같은 정보의 처리판단 기능을 중추신경계의 '통합작용(integration)'이라 부른다.

이 결정은 효과기에 충격이란 형태의 실선 b로 나타난 원심성 신경을 통해 전달되어 이것을 움직이며 적절한 반응을 출력시킨다. 원심성 신 경내에 체성 신경인 운동신경은 골격근에 자율신경은 내장근, 심근이나 선에 명령을 전달한다. 또한 자율신경에는 구심성 신경계는 없다. 이와 같은 신경계의 기능은 수용기에 전하여진 자극이나 마음속에 구성된 기획에 관한 정보를 충격이라는 형태로 적절히 처리해서 필요에 응하는 효과기에 전달하는 것이라고 할 수 있다.

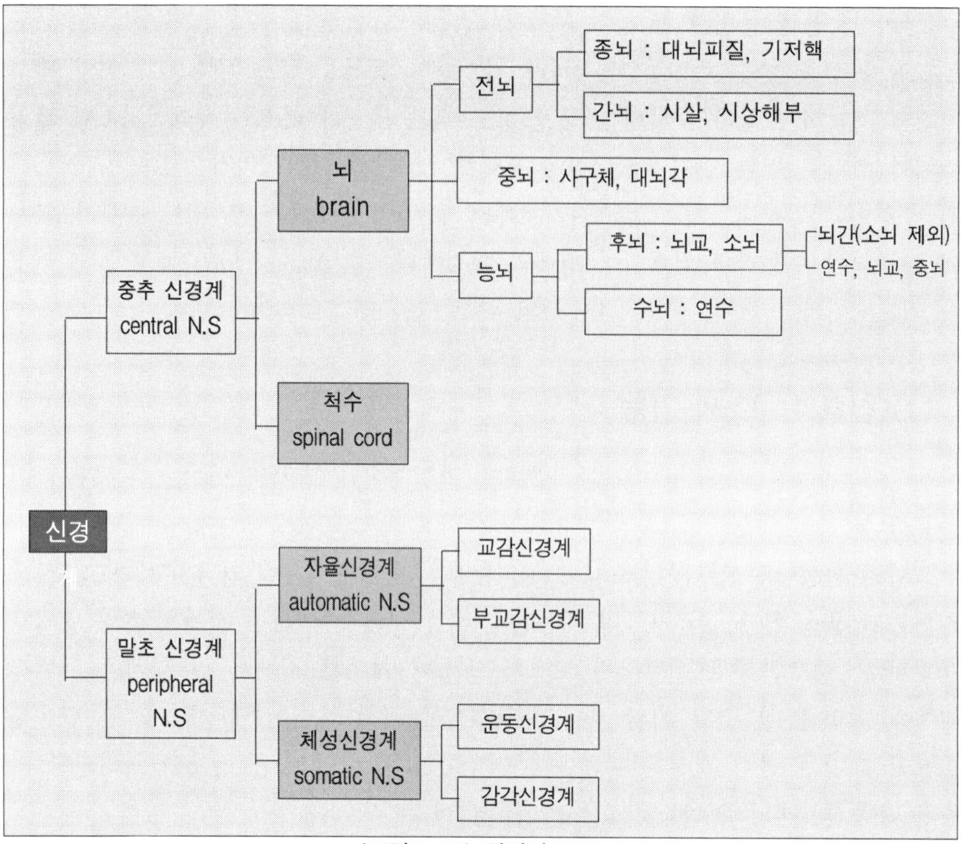

(그림4-18) 신경의 구조

(2) 중추신경계의 분류에 의한 특징적 기능

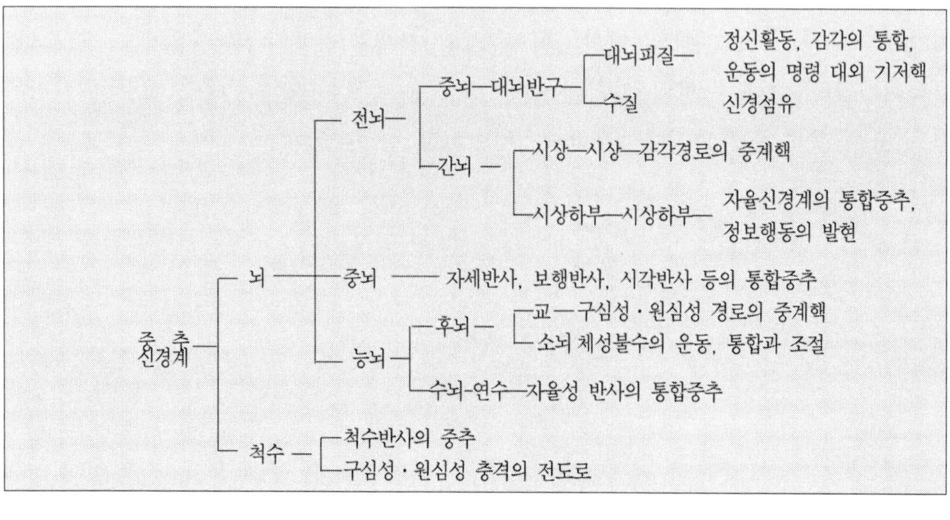

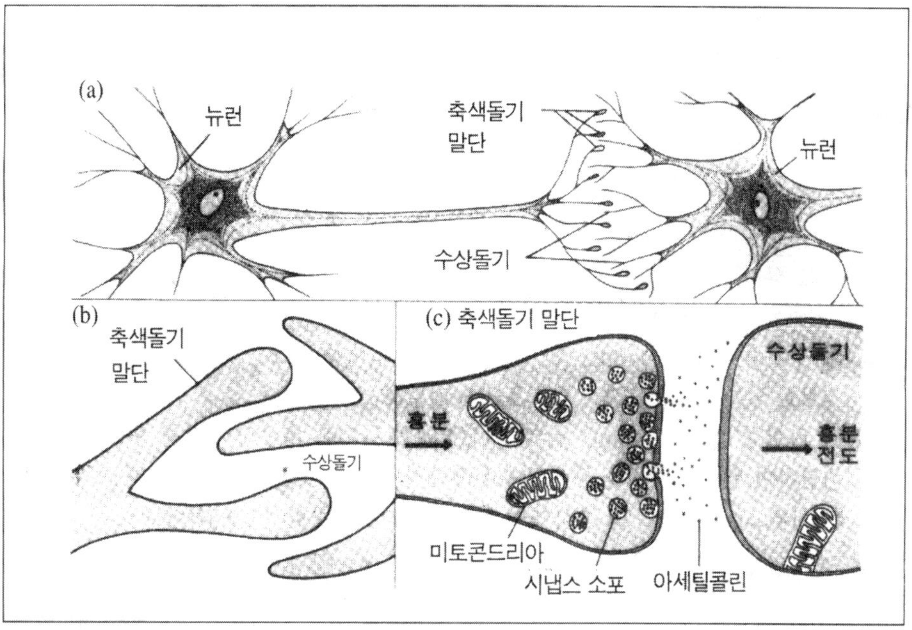

(그림 4-19) 시냅스의 모형

(3) 자율신경계(Autonomic nervous system)

자율신경계는 장기의 평활근, 선조직, 심장, 소화, 신진대사, 분비, 체온조절, 생식등 인체의 항상성 유지에 절대적으로 기여한다. 자율신경계는 교감신경과 부교감신경으로 구성되어 있고 이 두 가지 신경은 서로 길항적으로 작용하는 것이 그 특징이다.

① 교감신경

Ⓐ 기능

ⓐ 심혈관 기능(심박 수, 혈압, 혈류량)을 촉진한다.

ⓑ 피부혈관의 축소로 출혈을 막게 한다.

ⓒ 혈당과 유리지방산을 증가시킨다.

ⓓ 발한이나 소화를 억제한다.

② 부교감신경

Ⓐ 기능

ⓐ 동방결절의 세포 탈분극 과정을 지연시켜 심박 수 증가를 억제시킨다.

ⓑ 흥분전도를 지연시킨다.
ⓒ 심박출량과 혈압 상승을 억제시킨다.
ⓓ 배뇨와 배변을 촉진한다.
ⓔ 기관지 수축, 음경의 발기, 혈관확장을 증진시킨다.

5) 운동과 산소

(1) 산소 수요량

인간의 신체는 운동을 하지 않아도 자신의 생명을 유지하려는 에너지를 필요로 한다. 이것을 '기초대사량(bassal metabolism)'이라 한다. 수면시의 대사 량은 기초대사량보다 적고, 안정시 대사량은 기초대사량의 약 20% 증가되어 있다.

운동을 하면 산소 섭취량은 운동 강도에 의해 증가한다. 운동 강도가 낮을 때에는 운동에 필요한 산소 수요량(oxygen requirement)과 섭취하는 산소량(oxygen intake)이 같아지며, 장시간 운동을 지속할 수가 있다. 이 상태를 '정상상태(steady state)'라고 한다.

이러한 신체호라동은 호흡운동이나 혈액순환의 작용에 의해 조직으로 운반되는 산소를 매체로 하여 화학적 에너지를 물리적 에너지로 변환시킴으로써 수행된다. 가볍거나 중 정도의 운동 강도에서는 산소의 공급량과 조직에서의 산소 수요량이 균형을 유지하나 보다 격렬한 강도의 운동을 하면 조직의 산소 수요량이 공급량보다 많아진다. 운동 전에 체내의 혈액이나 폐에 약 2ℓ 또는 근육 내에 산화 미오글로빈으로서 200~300cc의 산소가 저장되어 있으나 격렬한 운동을 시작할 경우 체내에 저장된 산소만으로는 근육활동을 유지할 수 없게 된다.

그러나 우리 인체에서는 에너지 발생과정 중에 산소가 없이도 글리코겐을 젖산까지 분해함으로써 에너지를 발행할 수가 있다. 이러한 과정을 산소가 필요치 않다고 하여 '무산소과정(anaerobic process)'이라고 하고, 산소를 필요로 하는 '유산소과정(aerobic process)'과 구별하고 있다.

무산소로 에너지 발생과정에서 이루어지는 작업 능력을 '무산소적 작업능력(anaerobic working capacity)'이라고 한다. 이 능력의 최대 지표로서는 최대 산소 부채량을 들 수 있다.

또한 유산소과정에서 운동 중에 적극적으로 섭취된 산소를 이용하여 수행하는 것, 즉 유산소적 에너지 발생과정에 의한 작업 능력을 '유산소 작업과정(aerobic working capacity)'이라고 하여 이 능력은 최대 산소 섭취량을 지표로 하고 있다.

운동에 요구되는 전체 산소 소비량을 '산소 수요량'이라고 한다. 산소 수요량은 운동 시에 섭취된 산소량(산소 섭취량)과 운동 후에 지불할 수 있는 산소량(산소 부채량)의 합계로 구성된다.

(2) 산소 부채량

격렬한 운동을 시작할 때, 즉 100~400m를 전력으로 달릴 때, 이 운동에 필요한 산소를 호흡운동에 전 산소량(산소 수요량)은 운동 시에 섭취된 산소량(산소 섭취량)만으로는 불충분하므로 일시적으로 산소를 빌려 쓰는 상태에서 운동을 수행하고 있게 된다. 이때 부족량은 운동이 끝난 후 지불하게 되며, 이 운동 후 지불되는 산소량을 '산소 부채량(oxygen debt)'이라고 한다. 이때 산소 부채량의 대부분은 젖산(lactic acid)의 형태로 근육이나 또는 혈액 속에 있게 된다. 그러므로 운동 후 이러한 젖산을 없애려는 데 필요한 산소량은 산소 부채량과 같은 것이 된다.

그러나 실제로 산소 부채량을 전 젖산 발생량만으로는 설명할 수가 없다. 이것은 아데노신삼인산(ATP)과 크레아틴 인산(CP)이 분해할 때 젖산을 발생하지 않고 에너지를 발생할 수 있기 때문이다.

산소 부채량에는 젖산을 발행하지 않는 '비젖산성 부채'와 젖산을 생성하는 '젖산성 부채'등이 있다.

비젖산성 부채는 전산성 부채에 비교하면 운동 초기에 생성되고 운동이 끝나면 빨리 없어진다. 그러므로 젖산 발생을 하지 않는 가벼운 운동 부하 시에는 산소 부채의 대부분은 비젖산성 부채가 된다. 그러나 격렬한 작업에서는 산소 부채 량의 70%가 젖산성 부채로 보충되고 있다.

산소 부채량에는 젖산을 발생하지 않는 '비젖산성 부채'와 젖산을 생성하는 '전산성 부채'등이 있다.

비젖산성 부채는 젖산성 부채에 비교하면 운동 초기에 생성되고 운동이 끝나면 빨리 없어진다. 그러므로 젖산 발생을 하지 않는 가벼운 운동 부하 시에는 산소 부채의 대부분은 비젖산성 부채가 된다. 그러나 격렬한 작업에서는 산소 부채량의 70%가 젖산성 부채로 보충되고 있다.

산소 부채량의 크기는 운동 강도와 밀접한 관계가 있다. 운동 강도가 높아지면 질수록 산소 부채 량도 커진다. 예를 들어 300~400m을 전력으로 질주할 때 최고로 젖산 부채가 생긴다. 이때 개인의 산소 부채 량이 최고 수준에 도달하며, 이때의 치를 '최대 산소 부채량(maximal oxygen debt)'이라고 한다. 최대 산소 부채 량이 큰 것은 단거리 질주의 질주 속도(기록)과 관계가 있어 100m를 달릴 때는 최대 산소 부채량은 약 20ℓ나 필요하다고 한다. 그리고 대학 수준의 '단거리 선수의 최대 산소 부채량은 10~20ℓ이며, 일반 성인은 5~7ℓ의 최대 산소 부채량을 갖는다.'

(3) 산소 섭취량

질주 거리가 길어질수록 운동에 사용되는 에너지량(산소 수요량)은 증가하고 산소 수요량에 대한 산서 섭취량은 급격하게 높아지고 운동 시작 후 1분 후부터는 차차 그 양이 적게 된다. 3분이 지난 후부터는 일정량의 산소 섭취량이 유지되게 된다. 즉 산소 섭취량은 정상 상태가 정해지게 된다.

(4) 최대 산소 섭취량을 좌우하는 조건

① 성차

성인 남자의 최대 산소 섭취량(2.5㎖~3.0ℓ/min(40㎖~45㎖/kg · min)은 성인 여자의 1.7~2.2ℓ/min(35~40㎖/kg · min) 보다 약 30% 높은 치를 나타내고 있다. 이 같은 남녀의 차는 체중 1kg에 약 13%가 된다. 그리고 근육 1kg에 최대 산소 섭취량을 비교하면 남자 102.3±10.22㎖/kg근/min, 여자는 96.6±13.8㎖/kg 근/min이 된다. 남녀의 차는 5~6%의 차가 인정된다고 한다. 이와 같은 차는 호흡 순환기능이 아니면 근의 산소 소비 능력에 따른 것이라 하겠다.

② 연령

최대 산소 섭취량은 신체의 발달과 함께 증가한다. 특히 신장과 체중이 급격히 커지는 사춘기에는 산소 섭취량 역시 현저하다. 남자는 16~20세가 정점이 되고, 25세까지 정상 상태를 유지하다가 이후에는 나이와 함께 서서히 감소해서 60세 때는 정점시의 약 60%까지 저하한다. 체중에 따른 산소 섭취량은 10~11세에 50~52㎖/kg · min으로 높고, 그 후에는 신체 발달과 함께 약간 저하한다. 여자의 최대 산소 섭취량은 15~16세에서 정점에 달하고, 그 후 연령의 증가와 함께 저하한다. 체중에 따른 산소 섭취량은 10~12경에 약 400㎖/kg · min이 도니다. 운동선수의 최대 산소 섭취량은 훈련을 계속하고 있는 동안은 훈련되지 않은 사람과 비교해 보면 훨씬 크다.

③ 유전과 훈련

최대 산소 섭취량에는 개인차가 있으나 이 개인차가 유전에 의한 선천적 요인인지 훈련에 의한 후천적 요인인지는 충분히 결론내릴 수 없다. 그러나 훈련에 따른 최대 산소 섭취량의 개선은 1~20% 정도라는 연구보고가 많이 나와 있다. 그러므로 최대 산소 섭취량은 선천적인 요인에 의해 결정짓고 있다.

④ 계절

최대 산소 섭취량은 8~10월에 낮고, 11~3월에 높으며, 5월에 높으나 6~7월에 다시 낮다는 보고와 연간 통산한 변동 폭은 70%나 된다고 보고되어 있다. 연간 변동 상태는 기온의 변동과 거의 일치하며, 일상생활 주의 운동량의 차이에 대한 반응이라고 생각할 수 있다.

(5) 사우나의 땀과 운동의 땀

① 땀은 혈액 순환에 중요한 의미를 갖는다.

체온이 증가되면 증가된 체온을 내리기 위해서 땀이 나게 된다. 이 땀이 발산하면서 몸의 열을 빼앗아 가기 때문에 증가된 체온이 정상으로 되돌아오는 것이다. 사우나를 해도 땀이 나게 되고, 운동을 해도 땀이 나게 되는데, 땀은 건강 유지면 에 매우 중요하다.

그런데 오늘날 현대인 중에 특히 도시인들은 땀이 날 정도의 신체활동이 거의 없기 때문에 땀을 흘릴 별도의 방법을 강구해야 한다. 땀은 혈액 순환의 측면에도 중요한 의미가 있게 때문이다. 건강을 위해서 우리 몸을 어떻게 해야 하는지를 한마디로 답을 한다면, 혈액순환을 시켜야 한다고 답할 것이다. 혈액순환이 잘 된다는 것은 바로 혈관이 잘 열려서 신체 각부조직 즉 간, 신장, 뇌, 근육 등에 혈액을 통해 산소와 영양물질이 충분히 공급되고, 각부 조직에서 생긴 탄산가스와 노폐물이 빨리빨리 제거 된다는 뜻이다. 이렇게 혈액 순환이 잘 되게 되면 신체 각부에 어떻게 질병이 생길 수가 있겠는가. 신체 각부 조직에 질병이 생길 리가 없을 것이다.

우리 인체의 혈관은 평소에 3분에 1 정도밖에 열려 있지 않아, 이 상태에서는 혈액순환이 원활하지 않는 것이다. 땀이 날 정도의 신체 조건이 될 때 혈관이 더 많이 열려서 혈액순환이 더 원활하게 되는 것이다.

② 사우나의 땀과 운동의 땀은 차이가 있다.

비만하게 되면 체지방을 빼기위해 사우나를 하기도 하고 운동을 하여 땀을 많이 흘리게 된다. 사우나를 통해 땀을 흘리게 되면 체지방은 별로 감소하지 않는데 반해, 운동을 통해 땀을 흘리게 되면 체지방이 많이 감소하게 된다. 몸무게 80kg인 비만자가 사우나를 한 후 즉시 밖에 나와 체중을 측정해 보니 78kg이 되었다고 하자. 체중이 2kg이 감소된 것을 볼 수 있는데, 이를 두고 기뻐해서는 안 된다. 이 2kg 체중감소의 대부분이 지방이 아니고 우리 몸에 이로운 혈액성분과 수분이 빠져나간 것이다.

다음날 사우나에 들어갈 때 감소된 체중인 78kg이 아닌 다시 80kg의 상태로 돌아가게 되는 것이다. 이것을 보더라도 사우나를 하면 체내에 물이 빠져 나가는 것이지 기름이 빠지지 않음을 알 수 있다.

기름은 태워야 하고, 기름을 태우기 위해서는 산소가 있어야 하는 것이 상식이 아닌가, 산소는 코를 통해서 들여 마셔야 하며, 안 정시에 흡입된 산소의 양으로는 체지방을 태우는 데는 부족하기 때문에, 운동을 통해 더 많은 산소를 들여 마셔야 많은 양의 지방을 태울 수 있는 것이다.

사우나의 땀과 운동의 땀이 차이가 있음이 밝혀지고 있다. 사우나의 땀과 운동의 땀을 분석해 보니, 사우나의 땀속에는 체내에 필요한 중요한 성분인 칼륨, 칼슘, 마그네슘, 인 등이 땀을 통해 배설됨이 밝혀졌다. 그러니 너무 자주 사우나를 하면 건강을 해치게 됨을 알 수 있다.

이와 반대로 운동을 통해 흘린 땀 속에는 노폐물, 발암물질, 중금속, 납 성분 등이 빠져 나가기 때문에 건강에 도움을 줄 뿐만 아니라, 장기간 운동을 하면 몸에 필요한 성분은 더 증가되는 것이다. 이와 같이 운동으로 땀을 흘리게 되면 몸에 해로운 물질은 배설되고 몸에 필요한 성분은 증가되는 것을 알 수 있다.

③ 땀을 흘린 후 갈증이 나면 묽은 소금물이 보약이다.

운동을 하던 사우나를 하던 땀을 너무 많이 흘리면 건강에 여러 가지 이상 반응이 나타난다. 첫째 반응은 갈증이 나게 되며, 이때 수분을 공급시켜 주는 것이 탈

수현상에서 건강을 지키는 기본이 되는 것이다. 탈수가 자기 체중에 3% 정도 일어나면 신체의 모든 생리적인 기능이 감소하고 5%이상 감소되면 무기력해 지며, 8% 이상 탈수가 되면 생명에 까지 위험을 느끼게 된다. 탈수가 날 때는 수분공급이 우선 이루어져야 한다. 수분을 공급할 때는 물 보다 소금 성분이 있는 물을 공급하는 것이 갈증해소는 물론 건강에 이 이상 보약은 없는 것이다.

왜 소금성분의 음료가 보약이 되는가, 우리의 혈액 중에 적혈구는 산소를 각부 조직에 운반하는 중요한 기능을 하고 있다. 밥은 몇 끼 먹지 않아도 생명에는 이상이 없으나 산소는 단 몇 분 공급을 받지 않으면 생명에 위험이 초래된다. 그러니 산소를 운반하는 적혈구가 정상기능을 하는 것이 매우 중요하다. 이 적혈구는 혈액의 소금 농도인 0.9%에서 제 기능을 충분히 수행하여 온 몸에 산소를 원활히 공급할 수 있는 것이다.

운동 중에는 소금이 땀과 함께 빠져 나가는데, 운동 초기에는 0.3%의 소금농도의 땀이 나고, 그 후 차차 소금 농도가 낮아져 운동 후반의 땀 속에는 소금 농도가 0.2% 정도 된다. 이와 같이 땀속에 소금 농도는 혈액은 소금 농도 정도는 아니지만 소금이 배출되는 것을 알 수 있다. 그러니 혈액 내에 적혈구가 제 기능을 충분히 수행하기 위해서는 소금 성분의 음료를 마셔야 한다.

따라서 운동 후 수분 섭취는 소금 농도가 땀의 소금 농도인 0.2%~0.3%인 수분을 섭취하는 것이 이상적이다. 이 정도의 소금 농도의 음료는 물 1ℓ에 2~3g의 소금을 넣은 농도가 되는 셈이다. 요즘 스포츠 음료가 바로 이 점을 감안한 것으로 본다. 찬바람이 불어오는 계절에는 몸을 데우는 것이 건강을 지키는데 더 없이 좋으며, 몸을 데우는 데는 사우나와 찜질보다도 운동을 통해 데우는 것이 더 효과적이고, 갈증이 날 때는 약간의 소금기가 있는 음료를 섭취하는 것이 건강에 보탬이 된다.

6) 운동 시에 볼 수 있는 일시적 변화

운동 시에 신체의 모든 조직이나 기관의 활동에 변화를 볼 수 있다.

운동을 하면 산소나 에너지원의 결핍과 불필요한 대사산물의 축적 등이 생기기 때문이다. 특히 폐나 심장 등의 호흡기나 순환기 활동에 심한 변화를 볼 수 있다. 신체활동에 대해서 기관이나 조직이 적응하지 못하면 피로가 쌓이게 된다.

(1) 근의 변화

산의 수축이 왕성하게 될 수록 산소나 에너지원의 결핍과 유산, 이산화탄소 등 불필요한 대사물질이 축적된다.

> • 사점(dead point) : 격렬한 운동 시 시작하여 얼마 되지 않아 오는 대단히 고통스러운 때
> • 세컨드 윌드(second wind) : 사점을 참고 견디면 고통이 없어지고 운동을 계속할 수 있는 상태

(2) 혈액의 변화

안 정시에는 심장 혈관, 간장, 근 기타의 부분에 각각 4등분해서 분포되어 있는 혈액을 운동 시에는 근중에 다량분포하게 되며 혈액중의 수분이 근중으로 유출되기 때문에 혈액의 농도는 짙게 되고 적혈구나 임파구의 증가를 볼 수 있다.

- 적혈구(Blood Cell) : 1㎣당 500만개. 운동 후 520~618만개로 10% 이상 증가. 30분~2시간이내에는 운동자의 상태로 음. 장시간운동 시에는 혈장이 늘고 적혈구 파괴가 강함. 수명은 80~120일. 우리 몸에는 2000억 개, 매분 1억 5000만개의 적혈구가 파괴 및 생성된다.

(3) 심장활동의 변화

운 동중에 이산화탄소의 축적되면 대뇌의 운동 중추나 연골의 순환중추가 자극되어 흥분하거나 정신적 긴장에 의해 보현에서 "아드레날린"이 분비되게 되면 심장의 활동은 활발하게 되어 맥박수의 증가, 심장의 박출량의 증가, 혈압의 상승 등이 나타난다.

(4) 폐 활동의 변화

유산이나 이산화탄소의 증가, 정신적 긴장 등에 의한 대뇌의 흥분, 체온상승, 폐의 환기량 증가, 심호흡 및 호흡수 증가가 나타난다.

(5) 체온의 변화

운동 시 포도당, 지방 등이 에너지원으로 사용되며 에너지원이 분해될 때 열이 발생한다. 그 때문에 체온이 상승하여 따라서 땀이 나게 된다.

(6) 뇨의 변화

발한으로 인하여 수분이 감소하기 때문에 뇨량이 감소된다. 뇨량이 감소하면은 뇨의 농도가 짙게 된다. 뇨중에 단백질이나 적혈구 등을 보일 때가 있다.

(7) 피 로

운동 시 포도당, 산소 등의 에너지원의 결핍, 유산, 이산화탄소, 크레아친, 뇨소 등의 대사산물의 축적, 체액의 변조, 아드레날린 등 호르몬의 결핍 등이 많다. 휴식하면 쉽게 회복된다.

7) 신체활동의 의학적 효과

(1) 조직이나 기관의 발달과 기능의 향상

적당한 운동은 조직이나 기관에 변화를 보이는데 적절한 운동을 반복해서 오래 행하면 변화가 조금씩 쌓여서 적응을 보이게 되는데 그 결과 신체의 기능은 증대된다.

① 골의 발달

20세경에 완성되며 치아는 3주에서부터 형성된다.

② 근의 비대

근섬유가 굵게 되고 근의 용적이 증가한다. 근 비대를 일으키면 모세혈관 이 발달하여 혈액의 공급이 좋아지고 산소나 포도당 같은 에너지원 보급이나 이산화탄소나 유산 등의 대사산물의 배출이 왕성해진다.

③ 심장 비대

심장용적 증대 1회 뿜어내는 혈액량이 많아진다.

④ 폐의 발달

운동에 의해서 폐조직의 탄력성이 증가함과 동시에 폐포내의 산소와 모세혈관내의 이산화탄소의 교환이 속히 다량으로 이루어지며 흉곽이 발달 폐활량이 증가한다.

⑤ 신경의 발달과 반사

운동은 근육의 수축에 행해지나 근의 수축은 운동신경의 흥분에 의해 일어난다. 운동을 반복하면 운동에 의해 신경이 영향을 받는다. 자율신경의 발달도 촉진되어 그 지배를 받고 있는 위, 장, 심장 등의 내장이나 혈관내 분비기능도 좋아진다.

(2) 체력과 건강의 증진

① 신체적 능력

㉠ 운동능력 : 근력 지구력 또는 주(走), 도(跳), 투(投의) 능력 및 형태적인 체격, 체형

㉡ 질병에 대한 저항력 *항상성 : 신체에는 체내의 내부 환경을 너무 변화시키지 않고 일정한 상태로 보존하고 생명을 유지하려는 작용을 말한다.

② 정신적 능력

운동이 성공하느냐 실패하느냐는 정신에 달려있다고 하며, 정신(spirit) 즉, mind의 작용은 흔히 知(추리, 판단), 情(사고, 기억, 참조), 意(의지, 결단, 실행)의 세 단계로 나누어진다. 지적 판단만이 강하거나 감정에 치우쳐 노하거나 난폭한 행동을 할 때가 있다. 그러나 운동을 적절하게 연습을 계속하면 정신 작용의 조화 및 안정을 이루고 건강한 정신을 가질 수 있게 된다.

8) 운동과 관절

(1) 관절의 구조

두 뼈가 서로 운동을 할 수 있도록 연결되어 있다.

즉 한 쪽이 볼록면으로서 관절두를 이루고 다른 한편은 오목 면으로 관절 와를 이루며, 관절면은 연골로 덮여 있다(관절을 부드럽게 하며, 관절의 쿠션 역할을 한다).

관절의 주위는 관절포로 쌓여 그 내부의 강을 관절강이라고 한다.

관절포의 내면은 활막으로서 활액을 분비하며 관절의 운동을 원활하게 한다.

또 관절포의 바깥쪽에는 인대가 있다.

이것은 관절의 보호, 지나친 신전을 방지하는 역할을 한다(일부 관절강내에도 인대가 있다).

(2) 관절의 종류

관절은 운동축에 의해서 1축성(굴신), 2축성(굴신, 회선, 다축성)으로 나누어진다.

또한 관절면의 형상에 따라서 다음과 같이 나누어진다.

① 구관절

관절두가 반구상으로 관절와도 이것을 넣을 수 있게끔 반구상으로 움푹 들어가 있다. 온갖 방향으로 운동을 할 수 있다. 예를 들면 견관절, 고관절이다.

② 접번관절

관절두가 원주상으로서 관절와도 여기에 응해서 오목하게 되어 있다.

따라서 굴신운동이 가능한 것이다. 예를 들면 완척관절, 지관절, 슬관절이다.

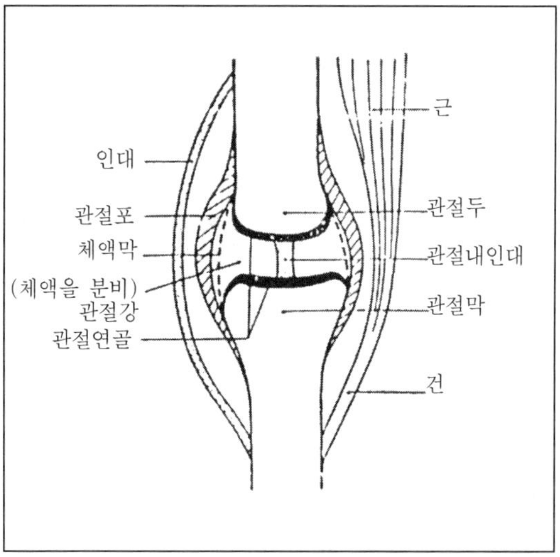

(그림 4-20) 관절의 일반적 구조

③ 차축관절

관절두가 원주상으로 관절와는 반원형으로 오목하게 들어가 있다.

따라서 회전운동이 가능하다. 예를 들면 상요척관절이다.

④ 타원관절

관절 두와 관절와도 타원형으로 되어 있다. 예를 들면 요골관절과 수근관절이다.

⑤ 안관절

관절두와 관절와가 안장모양으로 하고 있다. 예를 들면 1중수수근관절 등이다.

⑥ 반관절

관절면이 요철을 이루고 거의 운동이 없다. 예를 들면 천장관절이다.

관절의 구조
- 관절두 : 관질의 머리부분
- 관절와 : 관절두를 넣는 철부
- 관절연골 : 관절면에 있다. 그리고 관절의 운동을 부드럽게 하며 또 보호하는 쿠션의 역할을 한다.
- 관절포 : 관절을 둘러싸고 골막으로부터 활액을 분비하여 운동을 원활하게 한다.
- 인대 : 관절을 보호하고 보강한다.

관절의 종류
- 구관절 : 예-견관절, 고관절
- 접번관절 : 예-완척관절, 지관절
- 타원관절 : 예-요골수근관절
- 차축관절 : 예-상요척관절
- 안관절 : 예-1제1중수근관절
- 반관절 : 예-천장관절

2. 스트레스와 정신건강

1) 스트레스

(1) 스트레스란?

"요즘 스트레스 쌓여서 정말 미치겠다." "그 사람 도대체 왜 그런지 모르겠어, 그사람 때문에 스트레스 받어" 등 스트레스란 무엇이며 그리고 무엇이 우리를 스트레스 쌓이게 하는가, 도대체 '스트레스'란 무엇인가? 스트레스란 외부로부터의 자극에 적응하기 위해 체내에서 일어나는 대응의 과정이라고 정의된다. 이러한 생체 측의 변화를 스트레스(stress)라 부르고 스트레스를 일으키는 자극을 스트레스(stressor)라고 부른다. 스트레스 받는다는 표현은 자극, 혹은 외부적인 어떤 충격을 받는다는 의미로 사용된다. Lazarus(1966)는 스트레스란 압박을 의미하는 것으로, 상황의 객관적인 자극, 즉 불안상태 또는 상황을 가리키는 것으로서 어느 정도의 육체적, 심리적 위험성을 띤 객관적 상황의 자극이라고 정의를 내렸다. 스트레스를 갖게 되면 여러 가지 심리적, 생리적, 행동적, 생화학적 반응이 수반된다. 예를 들면, 식욕 감퇴, 불면, 질병 유발 등을 들 수 있다.

현대의 사회생활을 하다 보면 사람들은 이제까지와는 다른 새로운 환경에 적응하기 위하여 끊임없이 긴장하게 된다. 이러한 상태는 초조와 불안을 낳게 되고 스트레스라는 신종 질병에 시달리게 된다. 그러나 스트레스가 너무 많아도 혹은 너무 적어도 좋은 상태라 볼 수 없다. 지나치게 많을 경우에는 초조, 식욕 감퇴, 불면, 불안감에서 질병을 유발하는 병으로 심신을 상하게 할 뿐만 아니라 스트레스가 너무 낮을 때에는 일을 수행하는 면에서 남들보다 뒤떨어지는 경우가 있을 수 있다. 적당한 강도의 스트레스는 오히려 인간을 발전시키는 요인으로 작용하므로 무조건 피해가는 것은 좋지가 않다.

(2) 스트레스 증상

자신이 현재 심한 스트레스에 시달리고 있다고 생각되면 신속하게 그 원인을 파악해야 한다. 잠시 스쳐 지나가는 기분이라고 무시하거나 스트레스의 강도가 높아지는 것을 그저 방치하는 것은 어리석은 행동이다. 자신의 스트레스 지수가 어느 정도에 있는가를 파악하고 현명하게 그 강도를 조절해나가는 것이 중요하다.

아래 항목들은 자신의 스트레스를 체크해 볼 수 있는 증상들이다, 아래의 항목 중 12개 이상이 당신에게 해당된다면 당신은 스트레스 보균자라고 할 수 있다. 이러한 사람들은 주말을 이용하여 몸과 마음을 푹 쉬어야 할 것이다.

▶ 두통이 있거나 머리가 무겁다.
▶ 감기 증상이 있다.
▶ 숨이 차다.
▶ 몸의 떨림과 경직상태가 가끔 있다.
▶ 잦은 변비와 설사로 시달린다.
▶ 가슴앓이와 구토기운이 있고, 식욕이 없다.
▶ 불면증 기미가 있다.
▶ 몸이 나른해지고 쉽게 피곤해진다.
▶ 눈이 쉽게 피로해진다.

▶ 초조하다.
▶ 흥분하여 화를 잘 낸다.
▶ 집중력이 떨이지고 끈기가 없어진다.
▶ 조그마한 일에도 크게 놀란다.
▶ 가만히 앉아 있지 못하고 용무와 관계없이 돌아다닌다.
▶ 건망증과 혼란이 잦다.
▶ 논리정연하게 얘기를 하거나 글로 쓸 수가 없다.
▶ 무엇인가에 부딪치거나 걸려 넘어지기 쉽다.
▶ 기분이 자주 변한다.
▶ 복장과 머리 형태를 자주 바꾸거나 또는 전혀 바꾸지 않는다.
▶ 마치 무엇인가에 이끌린 것처럼 필요이상으로 일에 몰두한다.
▶ 성급하게 결단을 내리려고 한다.
▶ 태도가 안정되지 못하다.
▶ 사소한 일에 화를 낸다.
▶ 말수가 없거나 별일도 아닌 것을 요란하게 떠들어 댄다.
▶ 일의 능률이 떨어진다.
▶ 일의 실수가 늘어난다.
▶ 개인적인 전화와 화장실 가는 횟수가 증가한다.
▶ 결근, 지각, 조퇴가 늘어난다.
▶ 생각에 잠기는 시간이 많아진다.
▶ 아침까지 피곤이 남아 일을 할 만한 기력이 생기지 않는다.
▶ 일 도중에 자주 쉬게 된다.
▶ 우울하여 기분이 가라앉는다.
▶ 회의에 참석하거나, 사람과 만나서 이야기하는 것이 귀찮다.
▶ 화장과 복장에 관심이 없다.
▶ 성적욕구가 저하한다는 느낌을 받는다.
▶ 혼자서 많은 공상으로 근무에 장애를 줄 때가 있다.
▶ 사람에 대한 불신감에 항상 가책을 받는다.
▶ 모든 일에 자신이 없고, 인생이 귀찮게 생각된다.

그밖에 좀 더 심각한 상태라고 볼 수 있는 육체적 증상들로는 다음과 같다. 비만, 고혈압, 식욕부진, 수면장애, 근육경련, 화가 나면 먹고 싶은 충동, 자주 명치끝이 쓰림, 만성적인 설사와 변비, 지속적인 피로감, 빈번한 두통, 아스피린 등 항시 약을 복용함. 식사량이 줄고 만복감이 심함, 숨이 참, 탈진감 및 구역질, 슬퍼도 눈물이 나오지 않거나 그다지 슬프지 않은데도 눈물이 나옴, 그리고 항시 긴장상태 등이 있다. 여기에서 자신에게 2가지 이상이 해당되면 스트레스 강도가 이미 높다고 보아야 한다.

(3) 스트레스 이론

① 생활사건 이론(The Life Events Theory)

이 이론은 Holmes and Rahe(1967)가 스트레스를 설명하는 가장 간단한 모델중 하나이다. 표 4-5을 보면 1번에서 43번까지 생활의 변화를 많이 요구하는 즉, 스트레스를 많이 주는 순서로 점수를 부여했다. 점수가 높으면 은 개인에게 더 많은 생활의 적응을 요구한다. 전체점수가 150-199점은 적은 인생 위기(mild life crisis), 200-299점은 보통 인생 위기(moderate life crisis), 300점 이상은 큰 인생 위기(major life crisis)로 점수를 분류해 놓았다. 예를 들면, 만약 1년 안에 배우자 죽고, 직장 잃고, 많은 가족이 아프고, 상관하고 여러 번 싸움한다면, 당신은 큰 인생 위기이다. 위기가 심하면 심할수록 인간은 스트레스를 많이 받고 아프게 된다는 것을 말한다.

〈표 4-5〉 사회 재조정 비율 척도(Social-Raadjustment Rating Scale)

순위(Rank)	생활사건(Life Event)	평균가치
1	배우자의 죽음	100
2	이혼	73
3	별거	65
4	감옥기간	63
5	가까운 가족의 죽음	63
6	상해나 질병	53
7	결혼	50
8	직장에서 파면	47
9	부부화해	45
10	은퇴	45
11	가족 건강의 변화	44
12	임신	40
13	섹스의 어려움	39
14	새로운 가족을 얻음	39
15	사업 재조정	39
16	재정적 상태의 변화	38
17	가까운 친구의 죽음	37
18	직장의 다른 부서로 이동	36
19	배우자와의 다툼의 숫자 변화	35
20	10,000불 이상의 저당	31
21	저당물을 찾는 권리의 상실	30
22	직장에서 책임감의 변화	29
23	자녀들이 집을 떠남	29
24	처가와의 갈등	29
25	눈에 띄는 개인적인 성취	28
26	아내가 일을 시작하거나 그만둘 때	26
27	입학과 졸업	26
28	삶 상태의 변화	25
29	개인적인 습관의 수정	24
30	상관과의 마찰	23
31	일하는 시간과 상태의 변화	20
32	주거의 변화	20
33	학교 변화	20
34	레크리에이션의 변화	19
35	교회활동의 변화	19
36	사회활동의 변화	18
37	10,000불 미만의 저당이나 부채	17
38	잠자는 습관의 변화	16
39	가족 함께하는 숫자의 변하	15
40	식사습관의 변화	15
41	휴가	13
42	크리스마스	12
43	가벼운 법 위반	11

출처 : Holmes, T.H, & Rahe, R.H. Social readjustment rating scale, Journal of Psychosomatic Research(Vol. II). Elmsford, N. Y. : Pergamon Press, Ltd., 1967.

② 개인-환경적 모형(The Person-Environment Fit Model)

이 모델은 French가 제한 것으로 개인적인 요인과 환경적인 특성을 강조한 모델이다. 이 모델이 생활사건 모델과 다른 것은 환경적인 사건만이 스트레스를 유발하는 것이 아니고, 스트레스는 개인의 인지에도 기인한다고 설명하고 있다. 이러한 인지는 환경에 의해 만들어진 요구의 판단이나 이러한 요구를 해결하기 위한 개인의 능력이나 동기의 판단에 좌우된다.

개인은 사회적 지지나 자아 방어 네트워크(ego defense network)에 의해 스트레스를 방어할 수 있다고 이 모델은 설명하고 있다. 예를 들면, 다른 사람의 요구를 무시한다든지, 당신 자신보다는 다른 사람의 약점을 봄으로써 스트레스를 줄일 수 있다는 것이다. 이러한 메커니즘이 작동되지 않으면 스트레스는 긴장(strain)으로 전환되고, 이러한 긴장은 나쁜 수행, 불만족 등을 나타내게 된다.

③ 스트레스/약점 모델(The Stress/Vulnerability Model : Type A 행동)

이 모델은 환경적 특성 보다는 사람의 특성을 강조한 모델이다. 특히 Type A 성격에 대한 연구이다. Friedman와 Tosenman(1974)의 연구에서 어떤 행동과 심장병과의 관계가 있을 것이라고 했다. 여기서의 행동이란 Type A, Type B의 2가지 다른 행동을 말한다. Type A는 성취를 위한 열렬한 노력, 경쟁, 참을성 없는, 급한 제스추어와 말, 대단한 욕구와 적개심을 가진 사람이고 Type B는 쉽게 하는, 한번에 2개를 거의 하지 않는 상당히 적개심이 적은, 덜 광란적인 사람을 말한다. 이 연구에서의 결론은 Type A의 사람이 Type B의 사람보다 심장병으로 부터 더 많은 고생을 받는 것으로 나타났다. 그래서 일반적으로 Type A 성격을 지닌 사람이 스트레스를 더 많이 받는다는 것이다.

(4) 자기가 측정할 수 있는 스트레스도 계산법

최근 미국 타임지에 게재된 스트레스 테스트 항목에 따라 자기에 대한 스트레스를 점검해 본다. 각 검사항목의 채점방법은 거의 언제나 그렇다(1점), 그러한 일이 많다(2점), 보통이다(3점), 그러한 일이 별로 없다(4점), 그러한 일이 결코 없다(5점), 그리고는 20개 항목의 전체 점수를 합하여 거기에다 20점을 빼면 된다. 그래서 남은 점수가 30점 이상이면 스트레스에 조금 침범되기 쉽고, 50-70점이면 일정부분 침범되기 쉽고, 70점 이상이면 대부분 침범되기 쉽다.

테스트 항목

① 하루 한번 밸런스가 취해진 따뜻한 식사를 하고 있다.
② 일주일중 4일은 7-8시간 잠을 잔다.
③ 언제나 애정을 쏟을 수 있는 상대가 있으며 애정을 주는 사람이 있다.
④ 최소한 주2회 땀을 듬뿍 흘릴 정도의 운동을 한다.
⑤ 의지할 수 있는 친척이 약 2백리 이내 거리에 최소 한사람이 살고 있다.
⑥ 담배를 하루 반갑 이하로 흡연한다.
⑦ 신장에 알맞은 적정한 몸무게를 유지하고 있다.
⑧ 지출에 알맞은 수입이 있다.
⑨ 신앙이 힘을 돋워 주고 있다.
⑩ 클럽이나 사회활동에는 정기적으로 참석한다.
⑪ 친구와 아는 사람과의 교제 망이 있다.
⑫ 개인적 문제를 터놓을 수 있는 친구를 가지고 있다.
⑬ 건강은 양호하다(눈, 이를 포함해서).
⑭ 화를 내거나 정신이 안정되지 않을 때 자기감정을 솔직히 이야기 할 수 있다.
⑮ 집안일, 금전, 일상생활 등의 가정문제를 언제나 가족들과 의논하고 있다.
⑯ 최소한 일주일에 한번은 오락을 즐긴다.
⑰ 자기의 시간을 유효하게 배정할 수 있다.
⑱ 하루 중 거피(카, 콜리 등)는 석잔 이내이다.
⑲ 잠깐이라도 자기만의 조용한 시간을 가질 수 있다.
⑳ 웃는 일이 자주 있다.

다음 항목들은 현재의 자신을 기준으로 자신의 스트레스를 파악해 보자.
① 마음이 혼란했던 경우는?
② 매우 긴장했던 경우는?
③ 불안을 느꼈던 경우는?
④ 자신이 없었던 경우는?
⑤ 적의를 느꼈던 경우는?
⑥ 다른 사람에게 뭔가 당했다고 느꼈던 경우는?
⑦ 남을 불쾌하게 했던 경우는?

⑧ 꼭 해야 된다고 생각하는 일은?
⑨ 차일피일 미루고 있는 일은?
⑩ 하고는 싶지만 불가능한 일은?
⑪ 말하고 싶은데 하지 못하는 경우는?
⑫ 업무량은 적당한가?
⑬ 책임량이나 마감날짜가 과중하다고 느끼는가?
⑭ 시간이 부족한가?
⑮ 수입과 지출은 균형을 이루는가?
⑯ 항상 서둘지 않는가?
⑰ 기계적으로 행동하고 있지는 않는가?
⑱ 똑같은 실수를 되풀이하고 있지 않는가?
⑲ 뭐든지 "예"하고 너무 쉽게 받아들이지는 않는가?
⑳ 친구와는 원만한가?
㉑ 동료와는 원만한가?
㉒ 상사와의 관계는?
㉓ 가족과 여유 있게 대화를 나누는가?
㉔ 여가를 효율적으로 활용하는가?
㉕ 같은 음식만 먹고 있지는 않는가?
㉖ 남의 말을 끝까지 듣는가?
㉗ 사람의 눈을 보고 말하는가?
㉘ 다른 사람에게 인정받는 것만을 생각하고 있지는 않는가?
㉙ 경쟁자가 마음에 걸리는가?
㉚ 일이 즐거운가?
㉛ 일에 자부심을 느끼는가?
㉜ 옷차림에 신경을 쓰는가?

(5) 스트레스 대응 태도

스트레스를 일으키는 일이 생겼을 때 사람들은 저마다 다른 태도를 스트레스에 대응한다. 신경질적인 반응을 보이는 사람이 있는가 하면 의욕을 잃는 사람도 있다. 다음 항목들은 스트레스를 받았을 때 나타내는 태도의 유형을 나타낸 것이다.

10개 항목(1-10번 항목)은 스트레스에 다소 과격하게 부딪치는 사람의 태도에 속하며 아래의 9개 항목(11-10번 항목)은 될 수 있으면 피해가는 쪽으로 선택하기 쉬운 성격의 소유자들이 보여주는 모습들이다. 각각 5개 항목 이상에 해당되는 경우 자신은 그쪽의 성향이 강하다고 생각하면 된다.

① 약속시간은 반드시 지키려고 한다.
② 뭐든지 완전하지 않으면 마음이 놓이지 않는다.
③ 먹는 것, 걷는 것, 일을 하는 것 모두 빠른 편에 속한다.
④ 자기중심적인 사람을 보면 괜히 화가 난다.
⑤ 어려운 문제에 부딪쳤을 때 자기 혼자 해결해 보려는 경향이 강하다.
⑥ 인간은 모든 일에 최고가 되려고 노력해야 한다고 생각한다.
⑦ 일의 성과와 자신의 능력에 대해 항상 다른 사람들로부터 인정받고 싶어 하는 편이다.
⑧ 항상 모든 일에 책임을 느낀다.
⑨ 언제나 다른 사람을 이기려고 그리고, 다른 사람보다 잘하려고 노력하고 있다.
⑩ 사람은 항상 올바르게 살아야만 한다고 생각한다.
⑪ 중요한 일은 제일 나중에 한다.
⑫ 과거의 실패가 생각나서 아무 일도 할 수 없을 때가 있다.
⑬ 실패가 두려워서, 하고 싶은 일도 단념해 버린다.
⑭ 어려운 문제에 부딪쳤을 때 항상 잘 해결되지 않으리라는 예감이 든다.
⑮ 자신의 감정을 억제하는 편이다.
⑯ 실수할 때마다 자신을 몹시 혐오하게 된다.
⑰ 인간은 어떠한 일이 있어도 참아야 한다고 생각한다.
⑱ 무슨 일이든지 결단이 늦다.
⑲ 주위 사람들이 자신을 오해하고 있다는 생각이 든다.

(6) 스트레스 예방 및 처리법

우리를 괴롭히는 스트레스의 원인은 여러 가지가 있다. 그러므로 스트레스를 쫓는 방법으로 스트레스의 원인인 스트레스를 파악함으로써 스트레스를 줄일 수 있다.

스트레스를 적절한 상태로 관리하기 위해 쉽게 실천에 옮길 수 있는 예방책으로는 아래와 같다.

① 휴일에는 땀이 흐를 정도의 운동을 반드시 한다.

스트레스에 강한 신체를 만들어 주는데 에는 바른 영양섭취와 함께 적절한 수면과 운동이 중요하다. 일주일에 한번 정도의 운동은 강한 체력을 만들기에는 부족하다. 그러므로 휴일에는 항시 운동을 할 뿐만 아니라 일상생활 속에서도 자연스레 몸을 움직이는 습관을 익히는 것이 좋다. 일상생활 속에서의 적당한 운동이란 다음과 같다. 아침에 일어나서 맨손체조를 하고 집안일 즉, 목욕탕 청소와 이불개기 등을 즐겁게 한다. 비탈길이나 육교를 걷고, 건물 안에서도 이삼층 정도의 거리는 걸어서 다닌다. 또는 목적지 보다 한 구간 정도 미리 내려서 천천히 걷는다. 굽이 높은 구두는 장시간 걸으면 허리와 다리에 무리가 가기 때문에 낮은 굽의 구두나 운동화에 어울리는 패션을 즐긴다.

② 피로를 느끼면 잠을 푹 자는 게 좋다.

무리하게 일을 계속하는 것보다는 피로를 회복하고 에너지를 축적해서 다시 일을 시작하는 것이 일의 생산성을 높일 것이다. 잠을 잘 자기 위해서는 규칙적으로 잠을 자고, 적당한 수면시간을 확보하고, 그리고 푹 자는 것이 좋다. 잠들기 전에는 커피, 술, 식사를 하지 않는 것이 좋지만 따뜻한 우유, 소량의 요구르트나 치즈를 먹는 것은 괜찮다. 또한, 적당한 운동을 하고 미지근한 물로 샤워를 하고 잠자리에 들면 잠을 푹 진수 있다. 일반적으로 영화나 텔레비전에 나오는 미인은 잠을 푹 자는 잠꾸러기라는 말도 있다. 잠을 잘 잔다는 것만으로도 자연스럽게 스트레스를 풀 수 있고, 피부와 건강에도 좋다.

③ 스트레스가 쌓일 때 심호흡을 한다.

형편만 허락한다면 크게 소리를 질러도 좋다. 한국 스트레스 매니지먼트 연구소 연구원인 이철원씨의 스트레스 해소를 위한 맨손체조를 보면 다음과 같다.

- 불쾌해서 화를 내고 싶을 때 : 전 후 좌우로 굽히는 운동과 심호흡을 한다.
- 기운이 없을 때 : 가슴을 펴고 턱을 내린 채 등을 펴서 힘을 들여 호흡을 되풀이 한다.
- 안절부절 못할 때 : 몸을 심하게 움직이고 좌우로 굽히면서 가만히 호흡한다.
- 히스테리가 생길 때 : 무릎을 좌우로 벌리는 운동, 가슴을 펴는 운동을 한다.

- 두려운 기분들때 : 가슴을 펴고 다리를 넓게 벌리고 무릎과 엄지발가락에 힘을 준다.
- 기분이 울적할 때 : 아킬레스건을 펴는 운동을 한다.
- 망상이 생길 때 : 가슴을 펴고 목을 힘껏 뒤로 젖힌다.
- 불안할 때 : 온몸을 뒤로 젖히고 잠시 그대로 있는다.
- 결단을 내리지 못할 때 : 허리와 다리에 의식적으로 힘을 준다.

④ 이완 기법을 통해 긴장을 푼다.

이완 기법을 사용하게 되면 개인은 어떤 자동신경체계반응수준(automatic nervous system response levels: 예를 들면, 심장 박동, 혈압 등)을 조절할 수 있도록 한다. 그리고 이완 훈련법은 신체의 신경 및 근육을 체계적으로 이완시키거나 긴장시키는 방법이다. 그러므로 근육을 점진적으로 이완시키는 것은 일종의 기술로서 방법만 알고 숙달시키지 않는다면 소기의 성과를 거둘 수 없다. 때와 장소에 (예를 들면, 버스 기다리면서, 회사에 가면서) 구애됨이 없이 아주 짧은 시간(10초-10분 사이)내에 이완운동을 되풀이한다. 하루에 3-4번 정도를 하면 많은 도움이 된다. 전신에 힘을 배고 조용히 생각하는 비교적 간단한 방법이다. 처음에는 조용한 방에서 하는 것이 좋지만 익숙해지면 어디서도 가능하다.

⑤ 행동적 조정이 필요하다.

환경적인 스트레스는 어쩔 수가 없고 개인이 스트레스를 핸들 하는 법을 배워야만 한다. 개인에 대한 인지된 스트레스(perceived stress)를 줄일 수 있는 행동을 취해야 한다. 스트레스가 쌓일 때 다른 방법으로 행동하는 것도 필요하다. 예를 들면, 행동 수정 기술(behavior modification techniques)을 사용해서 Type A의 행동을 변화 시킬 수가 있다. Type B의 행동을 하면 스트레스 위험을 줄일 수 있다.

⑥ 매사에 오래 망설이는 것을 피하라.

스트레스 수준을 가장 높이는 것 중의 하나가 망설일 때의 순간이다. 스트레스를 피해갈 수는 없기 때문에 의사결정을 빨리 내리는 것이 현명한 스트레스 관리법이다. 그리고 싫은 일 같은 것은 미루지 말고 그날 중으로 처리하는 게 좋다. 연기하면 연기된 시간만큼 불안과 긴장이 쌓이게 된다. 일을 빨리 끝내버리는 것이 불안, 걱정으로부터 해방되는 지름길이라 할 수 있다.

⑦ 긍정적이고 낙관적인 사고를 지닌다.

"나는 할 수 있어", "난 훌륭해." 등 항상 긍정적 사고를 지녀야 한다. "나는 할 수 없어", "난 엉망이야" 등 항상 부정적인 사고를 지닌다면 실제 행동도 그렇게 되고 스트레스를 더 많이 받게 된다. 사람은 자신이 생각하는 것처럼 행동하고 좋은 결과를 가짐으로써 스트레스를 줄일 수 있다.

⑧ 시간 관리를 잘 하라.

무언가를 기다리는 시간의 초조감은 현대 스트레스의 대표적인 것이라 하겠다. 어차피 기다리는 시간으로 소모될 바에는 유용하게 쓰는 것이 생활을 안정되게 만든다. 책을 보거나 음악을 듣는 등의 습관을 가짐으로써 스트레스를 줄일 수 있다.

⑨ 단기, 중기, 장기 목표를 설정한다.

목표설정은 사람들의 동기를 북돋아 주고, 방향을 제시해 주며, 지속성과 노력을 더 많이 하게끔 만든다. 이러한 목표설정이 사람들의 행동을 변화시킴으로써 스트레스에도 많은 영향을 미치게 된다.

⑩ 한 번에 한 가지 일만 하라.

많은 일을 한꺼번에 하려고 하면 정신도 없고, 집중력도 약해지며, 하지 못하는 일에 대해서는 근심으로 걱정이 끊이지 않는다. 그러므로 중요한 일부터 순차적으로 하나씩 하나씩 처리하는 것이 중요하다.

⑪ 항상 메모하는 습관을 가져라.

무언가 잊어버렸다고 생각하면 스트레스가 쌓인다. 메모를 하지 않으면 마음속으로 잊지 말아야 한다는 강박관념이 불안한 기분을 낳아 스트레스를 높인다.

⑫ 할 수 없을 때에는 솔직하게 "아니오"라고 말하라.

안면 때문에 또는 후에 생길 인간관계의 악화가 두려워 아니오란 말을 잘 못할 때가 있다. 이러한 것이 스트레스 지수를 높이게 된다.

⑬ 의문 나는 것이 있으면 바로 질문하라.

의문이 있을지에 바로 질문해서 알 수 있는 것을 혼자서 끙끙 알다가 이해하지 못하는 것도 스트레스 쌓이는 일이라고 하겠다.

⑭ 자신의 고민을 이야기할 수 있고 덜어줄 수 있는 친구를 가져라.

어려운 상황에서도 자신의 이야기에 귀를 기울어 주는 친구가 있다는 사실 하나만으로 큰 위안을 얻을 수가 있다.

⑮ 놀 때는 열심히 놀고 일할 때는 열심히 일 하라.

놀 때는 열심히 놀고 일할 때는 열심히 일을 한다는 것은 일상의 스트레스 강도를 낮추는 데에 효과적이다.

⑯ 걱정이 많은 사람을 친구로 두지 마라.

걱정도 전염이 되기 때문에 피차간에 이롭지 못하다. 성격이 밝은 사람과 교제하는 게 좋다.

⑰ 지킬 수 없는 약속은 애초에 하지 마라.

약속을 지키지 못하는데 에서 오는 죄의식은 스트레스의 강도를 높이기 때문이다.

⑱ 자신이 멋지게 보이도록 용모에 신경을 써라.

멋을 내는데 자신이 생기면 자신감도 증대되고 기분도 좋아진다.

⑲ 기타

평소 다니던 길을 가끔 다른 길로 다님으로써 새로운 분을 느껴 긴장할 수 있는 심신을 상쾌하게 만든다. 승부에 지나치게 구애되지 말 것, 항상 이길 수는 없으므로 이길 때도 있고 간혹 지는 것도 당연하다. 항상 15분쯤 여유로운 생활을 하도록 한다. 시간에 쫓기는 생활은 사람을 빨리 지치게 만든다. 화장품, 간식거리 등과 같은 모든 물건은 바닥나기 전에 물건을 보충해 둔다. 사람을 칭찬하는데 인색하지 말자. 남을 칭찬하는 일은 즐거운 일이다. 가끔 사무 용구를 새로운 것으로 바꿔보는 것도 괜찮을 것이다. 즐거운 식사가 되도록 노력할 것.

(7) 스트레스를 퇴치하는 식사습관

잘못된 식사습관은 일상생활의 스트레스를 높이는 데에도 적지 않은 역할을 한다. 불규칙한 식사, 인스턴트식품, 커피나 음주 습관 등은 집중력의 약화와 초조, 불안감을 가중시킨다. 다음은 스트레스에 강한 체력을 만들어주는 간단한 영양 상식이므로 기억해 두고 활용한다면 많은 도움이 될 수 있다.

① 과식이 스트레스 체질을 만든다.

과식은 체내에 에너지를 많이 남기게 되어 피로하기 쉽고 스포츠를 즐길 기운도 없어지며 몸은 굳어져서 긴장하기 쉽고 호흡도 얕아져서 만성피로체질을 만들기 쉽기 때문에 스트레스의 원인이 된다. 몸을 가볍게 놀릴 수 있도록 적당한 식사습관이 스트레스를 막는데 도움이 된다.

② 칼슘 부족이 불안과 초조함을 이끌어 낸다.

어떤 한 실험에 의하면 흰 쥐를 칼슘결핍증에 걸리게 해서 쥐의 행동을 관찰해 보니 쥐가 불안해하며 난폭해지고 결국에는 서로 잡아먹는 일까지 일어난다는 연구가 있었다고 한다. 스트레스가 많아지면 체내의 칼슘은 소비되고 또한 소변 가운데 칼슘 배설량이 많아져 칼슘부족을 심화시킨다. 칼슘은 자율신경계통의 안정뿐만 아니라 스트레스로 가장 잃기 쉬운 비타민 B_1의 저장에 중요한 역할을 하므로 칼슘을 보충해야 한다. 칼슘을 보충할 수 있는 음식물로는 우유, 두부, 치즈, 마른 새우, 무말랭이 등이 있는데 이러한 것을 많이 섭취하는 것이 스트레스 강도를 낮추는데 좋다.

③ 설탕을 과잉 섭취하면 스트레스를 유발한다.

사람들은 공복 시에는 화를 잘 내고 불안해하는데 이러한 것은 인체 내의 혈당치가 상승하기 때문이다. 즉 설탕을 많이 먹게 되면 인체 내의 혈당치가 올라가서 스트레스를 유발하는 요인으로 작용한다는 것이다. 당뇨병 환자가 급격히 증가한 것을 보면 설탕의 과잉섭취는 반드시 피해야 할 것이다.

④ 비타민 C는 스트레스를 방지한다.

쥐나 고양이 또는 그밖에 다른 동물들도 스트레스를 받으면 당장 체내에서 비타민 C를 만들어 낸다. 그러나 사람의 경우는 그러질 못하기 때문에 비타민 군이 많이 포함되어 있는 음식물을 섭취하는 것이 스트레스 방지에 많은 도움을 준다. 과일류 가운데에서도 특히 딸기, 키위가 비타민 C가 많고 야채, 감자나 양배추 녹차류 역시 비타민 C를 많이 함유하고 있는 식품이다.

⑤ 짠 음식은 삼가하는게 좋다.

짠 음식을 먹게 되면 산의 분비를 촉진시키고 강렬한 소화액이 위벽을 침투해 위궤양의 원인이 된다. 스트레스가 쌓이면 혈관의 운동이 원활하지 못하여 위의 내벽을 덮고 있는 보호막의 형성이 어려워진다. 이럴 때에 자극성이 강한 음식을 먹게 되면 위의 산 분비를 자극해서 위장병에 걸리기가 쉽다. 그러므로 될 수 있는 대로 짠 음식도 피하는 것이 좋다.

⑥지방질의 섭취량을 줄인다.

스트레스가 심해지면 고혈압, 심장병 등에 걸리기 쉽다. 이러한 병에 걸리기 쉽도록 하는 것이 지방질을 과잉으로 섭취하는 것이다. 콜레스테롤의 양이 많아지면 혈관이 막혀서 가늘어지고 여러 형태로 순환기 계통과 뇌를 빨리 노화시킨다. 스트레스를 높이지 않으려면 지방질 섭취량을 조절해 나가는 생활습관을 길러야 한다.

위와 같은 음식물을 섭취하는 방법 면에서도 바람직한 식사습관은 존재한다. 다음 항목들 가운데 자신에게 해당되는 것을 표시해 보자. 1-7번 항목은 바람직한 식사법에 해당되고 8-13항목은 바람직하지 못한 식사법에 해당된다. 식사습관이 좋지 않은 사람들은 1-7번까지의 식사습관에 따르도록 노력해야 한다.

㉠ 영양의 균형을 생각하고 식사를 한다.
㉡ 음식을 먹는 것과 요리를 하는 것이 즐겁다.
㉢ 식사를 맛있게 하기 위해 시간을 넉넉히 투자하는 편이다.
㉣ 식사시간에는 될 수 있는 대로 걱정거리나 문제를 접어두려 노력한다.
㉤ 집에서 아침식사는 꼭 하고 나온다.
㉥ 주중에 적어도 4일은 집에서 요리한 음식을 먹는다.
㉦ 식생활을 변화시키는 것에 별다른 저항은 없다.
㉧ 식사 때에 신문이나 TV를 본다.
㉨ 혼자서 식사를 하는 경우가 많다.
㉩ 가공식품이나 인스턴트식품으로 대신하는 수가 많다.
㉪ 잠자기 전에 음식을 먹는다.
㉫ 다른 사람들로부터 빨리 먹는다는 소리를 자주 듣는다.

2) 정신건강

(1) 정신이 건강하지 않을 시의 병

① 우울증

정신건강에서 가장 흔하게 나타나는 것이 우울증이다. 인생을 살아가는 동안 한

때에 일시적으로 우울증에 걸릴 가능성이 있다. 우울증의 주된 증상은 힘이 빠지고, 의욕과 생동력이 없고, 기분이 우울하거나 슬프며, 절망적이며, 좋은 줄 모르고, 기쁨이 없으며, 만사가 귀찮고, 잠이 잘 오질 않는다. 신체적으로도 답답하고, 머리가 아프며, 소화가 안 되고, 변비가 나타나며, 또한 식욕이나 성욕 등도 감소한다. 우울증이 오랫동안 계속되면 죽음이나 자살까지 가게 되는 무서운 정신장애이다.

② 불 안

불안은 마음이 긴장되고, 초조하며, 잘 놀라고, 예민하며, 신체적으로도 떨리고, 가슴이 두근거리며, 진땀이 나고, 어지러운 상태다. 불안의 원인들로는 실패에 대한 공포, 주위 사람들의 평가에 대한 두려움, 구성원과의 갈등, 부상에 대한 공포 등이 많은 주원인들이 있다. 불안에는 크게 공포증, 강박증, 그리고 외상 후 스트레스 장애가 있다.

공포증은 어떤 특정한 대상에 대해 공포와 불안을 느끼는 것을 말한다. 공포증으로는 동물에 대한 공포증, 고소공포증, 비행기공포증, 대인공포증 등을 들소 있다. 강박증은 같은 행동이나 생각을 반복하는 일종의 노이로제이다. 예를 들면, 가스밸브가 잠긴 것을 확인하고도 또다시 확인하는 것 등이다. 이런 사람은 대개 청결 벽이 있거나 완벽주의자며 시간약속 등을 잘 지키지만 융통성이 없다. 외상 후 스트레스 장애는 직접 경험했던 강도나 도둑, 교통사고, 화재 등과 같은 과거의 무서운 경험이 회상되거나 또는 꿈에서 반복적으로 나타나서 진땀이 나고, 떨리며, 예민해지고, 불안상태가 되는 것을 말한다.

③ 정신병

정신병에는 정신분열증, 조울정신병, 그리고 편집정신병으로 나눌 수 있다. 정신병이란 미친 상태를 의미하며 현실을 분간 못하는 어린아이같이 자기 마음대로 행동하는 것을 말한다. 정신분열증에 걸린 사람을 보면 공상을 실제같이 말하고 행동하며 엉뚱한 말을 하거나 혼자 웃거나 중얼거리기도 하고, 이유 없이 화를 내는 등 부적절한 감정표현을 하거나 혼자 웃거나 중얼거리기도 하고, 이유 없이 화를 내는 등 부적절한 감정표현을 하기도 하고, 상식이나 사회적 질서 등을 무시하는 현실감각이 없다. 조울정신병은 기쁨과 활기가 넘치는 행동을 하다가 때로는 몹시 우울해하는 행동을 하는 등 기쁨과 우울증이 반복되는 정신병이다. 편집정신병은 의처증, 의부증 같이 의심이 심한 정신병으로 한 가지 일에만 망상이 있고 다른 일에는 정상적으로 보이는 병을 말하며 발명관, 색정관 등이 편집정신병에 속한다.

④ 화 병

화병은 분하고 억울한 일이 계속적으로 반복될 때에 화풀이를 하지 못하고 참아서 쌓인 결과라고 볼 수 있다. 특히, 한이 쌓여 응어리가 지고 병적으로 되면 화병이 된다. 화병은 몸과 얼굴에 열이 오르고, 가슴이 답답한 증세를 보인다. 화병으로 죽었다는 사람도 있는데 이것은 아마 화병이 길어지면서 고혈압, 당뇨, 심장병 등이 생겨 사망한 것으로 볼 수도 있다.

⑤ 성격장애

성격장애란 오래전부터 잘못된 어떤 원인 때문에 서서히 발생하여 성격화된 정신장애를 말한다. 이러한 성격장애로는 반사회적 성격, 히스테리성 성격, 자기애적 성격, 수동공격성 성격, 강박성 인격 장애, 회피성 인격 장애, 그리고 분열형 인격 장애가 있다.

반사회적 성격은 어려서 싸움, 가출, 기물파괴, 방화, 거짓말 등을 하고, 커서도 사기, 강도, 실직, 방랑, 도벽 등 사회적이며 비도덕적 행동, 폭력적 행동을 계속 보이는 성격이다. 분열성 성격은 타인하고의 관계를 안하려하고 무관심해서 외톨이들에게 많은 특징이다. 히스테리성 성격은 감정적이어서 쉽게 흥분하고 변덕이 심하다. 그리고 행동이 타인의 관심을 글려는 의도가 심하고, 매우 의존적이며, 자기과시적인 성격이다. 자기애적 성격은 자신이 재능이 있고 뛰어나며, 특출한 인물이라는 느낌을 강하게 가지는 성격이다. 수동공격성 성격은 마음속에 지니고 있는 증오나 공격성 겉으로 나타내지 못하고, 방해, 꾸물댐, 고집, 비능률성 등 수동적 방법으로 반항하거나 복수하는 행동이 특징이다.

강박성 인격 장애는 매사에 규칙을 고수하려고 하며 고집이 있고 완벽하게 일을 하며 융통성이 없는 것이 특징이다. 회피성 인격 장애는 자신이 타인에게 거절 또는 배척당하지 않을까 하는 예민성으로 인해 속으로는 친할려고 하지만 결국은 사람을 피하고 외톨이로 위축되는 성향을 지니고 있다. 분열형 인격 장애는 착각과 망상이 있고 마술적이어서 미신, 귀신들림 등에 빠져있고, 말이나 행동이 이상하다.

⑥ 일시적 적응장애

건강한 사람도 스트레스를 받게 되면 정신적 혼란 상태를 보이게 된다. 이러한 정신적 혼란 상태로는 가벼운 노이로제부터 심한 정신병적 상태까지 나타날 수 있다. 일시적인 적응장애의 원인으로는 이혼 및 별거, 가족과 친구 또는 애인의 죽음, 일시적인 상황이 정리가 되면 정신장애도 따라서 좋아진다. 이런 상태를 정신장애로 오해하여 병원에 장기간 입원시키는 것은 잘못된 일이다.

⑦ 심인성 신체증상

심인성 신체증상을 정신신체장애 라고도 한다. 심인성 신체증상은 정신적 문제로 인해 신체적 증상이 나타나는 것을 말한다. 이는 몸의 병보다 불안, 긴장, 우울, 고민, 갈등, 예민 등에서 나타나는 수가 많다. 예를 들면 사촌이 논을 사면 배가 아프다는 우리의 속담처럼 부정적인 생각이나 감정으로 신체적으로 불편이 생긴다.

두통, 뒷머리 뻐근함, 가슴 답답함, 심장이 두근거림, 소화 장애, 식욕상실, 귀 울림, 변비, 설사, 떨림, 진땀 등이 그 증세들이다. 이런 병을 흔히 신경성 또는 스트레스라 부르며, 이것이 길어지면 고혈압, 당뇨병, 만성위궤양, 심장병, 관절염, 성기능 장애, 암 등과 같은 성인병이 생긴다.

⑧ 기 타

병적인 도박, 절도광, 방화광 등 충동적 행동을 자제하지 못하는 충동조절장애, 불면증, 몽유병 등과 같은 수면장애, 성욕감퇴, 성적흥분장애, 조루증, 불감증, 질경련, 동성애 등과 같은 성장에, 신경성 식욕부진증, 과식욕증 등과 같은 식사장애 등이 있다.

(2) 정신장애가 생기는 원인

① 나쁜 감정반응

사람은 누구나 행복과 쾌감을 원하고, 불행과 불쾌감을 피할려고 한다. 사람은 서로 의존하며 살아가고 있다. 사람들이 살아가면서 사랑이나 이러한 의존욕구가 거부되면 섭섭하고, 화가 나며, 상대방이 미워진다. 이와 같이 거부, 섭섭함 분노 등과 같은 부정적 감정이 정신장애의 원인이 되기도 한다.

② 건강치 못한 대응방법

스트레스나 부정적인 감정을 극복하기 위해 여러 가지 대응전략을 편다. 가장 흔히 쓰는 방법이 "시간이 지나면 잊혀지겠지"로 생각하는 경우가 많다. 그러나 대부분의 감정은 무의식 속에 남아있기 때문에 잊혀졌다고 해서 그 감정이 없어진 것은 아니다. 그래서 갑자기 생각이 날 때도 있고, 새삼스레 화가 나기도 한다. 이러한 무의식속의 부정적인 감정들이 불안, 긴장, 공포, 강박증, 히스테리, 화병 등 노이로제 현상을 일으킨다. 그러므로 건강한 스트레스 대처방안을 확립해야 한다. 건강한 스트레스 대처방법이란 합리적 대처, 예기, 과거경험의 응용, 유머감각을 가짐, 애타주의, 대화, 욕구불만의 건전한 발산(예를 들면, 스포츠) 등이다. 예기는 어떠한 상황을 예측하고 미리 준비하는 마음자세이며, 유머감각은 다양한 경험, 풍부한 지식과 직관력에서 나온다. 애타주의는 이기심을 버리고 타인을 위하여 사랑하는 것이다. 대화란 의사소통이다. 대화를 통해 필요한 정보를 상호 교환한다. 이러한 대처방안이 성숙한 수준이 정신건강이다.

③ 현재 심한 스트레스를 받을 때

현재 충격이나 심한 스트레스를 받게 되면 정신장애가 올 수 있다. 인생을 살아가는 과정 중에 주어진 과제나 능력에 비해 너무 과도하거나 맞지 않는 일은 계속적인 스트레스가 가해져서 결국에는 병까지 얻을 수 있다. 이러한 심한 스트레스로는 질병, 부모의 사망, 경제적 곤란, 원만치 못한 인간관계, 부모의 과잉기대, 자식의 반항심, 경쟁심, 진학이나 승진의 실패, 실연, 혼기압력, 이별, 사회적 배신 등을 들소 있다.

④ 타인의 도움을 받지 못할 때

스트레스나 과제를 성공적으로 수행하지 못하면 좌절과 열등감에 빠지며 다음 과제를 수행한다 해도 실패할 가능성이 높을 것이다. 이럴 때 격려와 용기, 실제적인 조력이 필요한 것이다. 도움은 부모, 형제, 친구, 동료, 선후배, 선생님, 이웃, 권위자 등이 도와 줄 수 있다.

(3) 정신장애의 치료

① 정신장애의 조기발견

무슨 병이든 조기에 발견하여 치료하면 빨리 고칠 수 있다. 정신건강의 초기 징후들로는 가슴이 두근댐, 두통, 잠이 안 옴, 무기력, 의욕상실, 식욕이 없어짐, 신경질, 짜증 등은 노이로제의 초기징후다. 정신병적인 징후로는 말이 없고, 혼자 있으며, 안하던 짓을 하고, 엉뚱한 시비를 걸려, 실실 웃거나 중얼거림 등이 있다. 이와 같이 평소와 다른 감정이나 행동 그리고 신체증상들이 정신장애의 초기징후들이다.

② 정신장애의 정확한 진단

정신장애를 정확히 진단하기는 쉽지가 않다. 왜냐하면 정신문제를 남에게 노출되는 것을 싫어하고, 또는 병을 감추거나 도망 다니며, 도와주겠다는 사람들에게도 적대시하는 경우도 있기 때문이다. 정확한 진단을 위해 먼저 해야 할 것은 신체검사이다. 그 이유는 정신적으로 문제가 있으면 신체에 이상한 증상이나 질병이 나타나므로 신체 상태를 파악해야 한다. 또한, 신체상태가 나쁘면 그에 따라 정신장애가 올 수도 있기 때문이다. 예를 들면, 오랫동안 병을 앓으면 열등감, 절망, 피해의식 등이 생길 수 있다. 또 다른 정확한 진단을 위해서는 전문적인 관찰과 대화가 필요하다. 환자의 태도, 표정, 말하기, 감정표현, 지능, 기억력, 지각능력, 판단력, 통찰력 등을 통해 파악하고, 또한 눈으로 관찰하거나, 말을 시켜보거나, 심리검사 등을 통해 진단을 내린다. 그리고 환자와 진실한 대화를 나누는 것도 중요한 진단방법이다.

③ 정신장애의 효과적 치료

정신장애가 일단 병으로 판명이 나면 그 진단명과 원인에 맞춰 적절하게 치료를 해야 한다. 이러한 효과적인 치료로는 약물치료와 정신치료가 있다. 정신분석이나 상담을 원하는 경우보다는 처음부터 약을 찾는 사람이 많다. 현재 정신과 의사가 쓰는 약물치료로는 망상, 환청, 자폐적 태도, 억제되지 않는 감정 등을 없애거나 완화시키는데 사용되는 정신병 치료제, 불안의 여러 현상들과 불면증을 치료하는데 사용하는 항불안제, 진정수면제가 있다. 이 치료법은 마음을 안정시키고, 기분좋게 하며, 잠을 잘 자게 한다. 그리고 심한 우울증으로 자살 직전에 있는 환자는 약물치료나 전기충격치료가 아주 효과적이다.

정신치료는 심리학자인 프로이드가 고안한 정신분석에서 발달한 것이다. 정신치료란 대화를 통해 마음의 병을 치유하는 것을 말한다. 환자가 현재의 생활에 잘 적응하지 못하는 것을 대화를 통해 대응방식을 찾고, 그것을 계속적으로 연습을 통해 치유하게 된다. 대화를 통해 환자는 의사나 치료자의 인격을 접하며, 이러한 진실 된 관계를 통해 원인을 깨닫고, 진정한 자아를 발견하게 된다.

(4) 정신장애의 예방

① 가정과 학교 교육

가정과 학교에서의 교육이 정신장애를 예방하는 중요한 교육의 장이 된다. 사람은 어려서부터 가정에서 인격교육을 받게 된다. 이러한 교육은 엄마, 아빠, 형제, 자매 즉, 가족으로부터 받게 된다. 엄마하고 관계가 좋으면 아빠와도 관계가 좋으며, 자연히 형제, 자매와도 우애 있는 관계를 가질 수 있다. 이와 같이 가족과 잘 지내는 법을 배우면 집 밖의 어른이나 친지, 학교 선생님, 친구들과 잘 지내게 되며, 사회에 나가서도 타인들과 잘 지낸다. 그러나 이러한 교육을 받지 못하게 되면 건강한 정신을 지닐 수 없다. 문제가 있는 부모에서 문제의 아동이 나온다. 그러므로 부모가 건강한 정신으로 훌륭한 대화법을 터득하여 자식들을 잘 교육해야 한다. 학교는 지식을 가르치고 친구나 선생님과의 관계를 통해 인간관계를 넓히는 다양한 장소이기도 하다. 가정에서 못 배운 것을 학교에서 보충할 수 있고, 가정에서 잘못배운 것을 학교생활을 통해 고칠 수도 있다.

② 좋은 배우자

결혼은 인격완성과정에서 중요한 새로운 도전이다. 특히, 부부간의 성생활은 정신건강에 대단히 중요하다. 그래서 좋은 배우자를 만나는 것이 아주 중요하다.

(5) 건강한 대응전략

정신건강을 위협하는 행동을 하는 사람들이 있다. 사회의 여론의 힘을 빌어서 또는 강제적인 규제를 통해서 이러한 소수의 행동들을 억제해야 한다. 예를 들면, 마약판매, 가정파괴범 등은 법적으로 강력하게 대처해야 하며, 공공질서 파괴행위, 성적문란행위, 소아학대나 아내구타 등의 행동들도 엄하게 통제해야 한다. 그러나 이러한 강력한 방법도 효과가 있지만 학교나 지역사회에서의 정신건강교육 프로그램의 개발과 시행, 장애인을 돕는 단체결성, 학대받는 사람에 대한 보호소 설치 등의 적극적 방법이 더 중요하다. 그리고 정신장애자의 치료는 주로 본인, 가족, 의사의 임무이기는 하나 장애자의 재활에는 사회적인 차원에서의 도움이 절실하다. 또한, 정신장애에 대한 편견을 버려야 한다. 우리 누구나 이러한 병에 걸릴 수 있다.

제5장 운동과 체력

인간이 스스로 체력을 전면적으로 활용하며 약간의 두뇌활동으로써 체력을 효율적으로 응용하는 것만이 모든 것이었던 시대에서 오늘과 같은 자동화 및 정보화 그리고 고도산업화의 급전된 사회화로 인하여 인간본연의 체력이 약화일로에 있는 현실이다. 인간 본래의 활동적인 생명력을 되찾아 인간본연으로서의 생활을 영위하기 위해서는 체육활동을 통해 체력을 향상시키는 것만이 그 첩경이 될 것이다.

1. 체력의 역사와 배경

인류역사가 발생 이후 체력이라는 용어가 인간들에게 크나큰 관심사가 되어 왔으며 초기의 생각은 체력을 근력(strength)으로 특히 대근육근의 일시적인 발휘력으로 정의하였으나 차츰 인간생명 전체로서의 능력으로서 순환기능의 능력이나 운동기능 등의 종합적인 활동력을 뜻하게끔 되었다.

그러나 체력이란 문제에 대하여 실제로 과학적인 연구가 시작된 것은 1885년 미국의 아델휘 아카데미(Adelphi Academy)의 스웨던계 의료 체조학자인 윌리엄앤더슨(Williams Anderson)박사가 49명의 체육지도자들을 초청하여 회의를 한데서 비롯되었다. 그 후 암허스트(Amherst)의 에드윈 히치코크(Adwin Hihtcok) 박사 그리고 하바드(Gavard)이 더들리 써전트(Dudley Sargent) 박사와 함께 연구를 시작하여 미국체육발달 협회를 조직하고 체력에 관한 연구를 본격적으로 본궤도에 올려놓게 되었다. 이 협회가 바로 미국의 건강체육레크리에이션 협회(AAHPER)의 전신이며 여기에서는 더욱 더 세분화된 과학적인 연구가 시작되고 대표적인 연구는 AAHPER

의 Fitness에 대한 연구, Fleshman의 "The structure and measurement of psychomotor abilities"와 Guiford의 "A system of psychomotor abilities" 등이 있다. 연구가 계속 활기를 띄게 됨에 따라 1956년 미국에서 전개된 "청소년 신체적성운동"도 그 예이며 세계적인 연구기구로서 국제체력 테스트 표준화 위원회(ICSPFT)가 1968년에 발족되어 표준 테스트의 결정판이 만들어 졌으며 우리나라에도 도입되어 매년 실시하고 있는 체력검사가 그 실례이며 세계적으로는 물론 우리나라에서도 수많은 체육학자들이 이에 대한 연구에 박차를 가하고 있다.

2. 체력의 정의 및 구조

체력이란 용어는 그 목적의 진화, 방법론의 분화에 따라 구미 각국, 특히 미국에서는 체력의 용어가 다양하며 그 한계는 사용하는 학자에 따라 다르다. 주로 활용되는 것이 physical fitness이며 그 외에 motor ability. motor fitness. motor capcity. motor performance. motor Skill. athletic. ability 등 무수한 것이지만 일반적으로 physical fitness를 많이 사용하고 있다. 이것은 신체적성이라고 번역되며 Cureton, T.K에 의하면 Total fitness의 일부로 일반적으로는 Emotional fitness나 mental fitness. Social fitness를 포함하지 않는다고 규정지으며 "신체적성이 좋다는 말은 병에 걸리지 않았다던가 건강진단에 pass하는 것 이상의 뜻이 있는 것으로 각종 질병에 걸려 있지 않고 훌륭한 치아, 좋은 시각, 청각, 정상적인 지능을 유지하는 것뿐만 아니라 신체를 잘 조절하는 능력, 능률의 저하 없이 장시간 어려운 일을 할 수 있는 능력을 뜻한다"고 했다. Cureton. T.K의 체력의 구조는(그림5-1)과 같다. McCloy. C.H는 "신체적성은 전체 적성과 같지 않으며 Emotional. Social등 전유기체의 적성을 포함할 필요는 없다"고 했으며, 또 "근

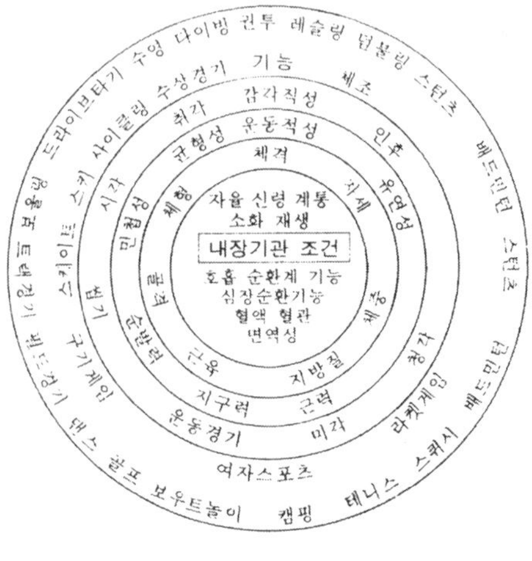

(그림5-1) cureton의 체력의 구조

력이 있다는 것은 신체적성이 좋다는 것만 으로만 말할 수 없다. 개인에 따른 적당량이 바람직하며 과도의 량은 오히려 handicap이 된다.

근력이나 지구력은 개인에게 적당한 정도면 좋다. 그러나 이러한 능력은 위급할 때나 레크리에이션 활동을 위해 일에 필요한 능력보다 더 우수하게 갖추어져야 한다.고 말하고 있다. McCloy의 특징은 신체의 능력을 학습론 적으로 취급했으며 소질(capacity)의 현유능력(present status)으로 크게 나누어 생각하고 있으며 각각에 포함된 요인의 결정은 어려운 것이나 대략 다음 〈표 5-1〉와 같다.

〈표5-1〉 운동능력과 소질

현유능력	──▶	근력, 지구력, 일반운동능력 특수능력 sports skill 등
소 질	──▶	운동학습능력, 민첩성, 일반운동 소질 형태 등

1) Larson, L. A의 견해

Fitness란 생존의 필요조건을 만족시키는 개인의 능력이라는 뜻으로 쓰여지며 이것의 요소는 인간의 작업력의 전체로서 기관의 자질에 대해 두 가지의 category를 포함하고 있다. 그 하나는 신체적 자질이며 또 하나는 근신경적 내지 역학적 자질이다. 특히 "체력이란 신체적 자질(physical resource)에 의해 구성되며 동작(act. movement)에 대해 최소한의 coust로 그 자질을 사용할 수 있는 능력(ability)이다"고 정의하고 있다. Larson의 신체적성의 구조는 다음〈표5-2〉과 같다.

〈표5-2〉 Larson. L.A의 신체운동의 구조

결과 ↑		원인 ↑
	운동의 구성 기능 (패스, 드리볼, 슛, 피이버어트, 도약 등	
〈기	기초 운동 요인 (달리기, 던지기, 뜀뚜기, 받기, 차기 등)	〈기
술〉	기초 운동 요인 (평형성, 근력, 리듬, 민첩성, 협응성, 지구력 스피이드 등)	술〉
↓ 원인	신체 구조 기능 (감각기관, 내장기관, 신경계, 체격, 체형 등)	↓ 결과

2) Bucher, D.A의 견해

이는 신체적성을 "total fitness의 한 한 측면이며 이것의 요소를 기관의 건강상태, 동작 상태에 있어서 기능의 양부, 운동적성의 세 가지로 말했으며 체력평가에 중요한 것은 본인의 자질에 비추어 행하는 것으로 McCloy와 같이 체력에 관해서 체육학적, 학습론적 배려를 했다. physical fitness란 피로 없이 매일의 생활에 있어 작업을 완수하며 특히 갑작스러운 위기나 사태에 충분히 적응할 수 있는 힘이나 energy로써의 개인의 능력이다"고 했으며 Bucher의 신체적성의 구조는 〈표5-3〉과 같다. 이상과 같이 우리나라에서는 체력, 일본에서는 신체적성, 미국에서는 physical fitness로 적용되고 있으며 각각의 뜻이 꼭 일치하지는 않으나 실제로 다룬 그 내용에는 별 다를 바가 없다. W.H.O에서는 "체력이란 주어진 상태에서 근육운동이 요구되는 작업을 만족스럽게 수행하는데 필요한 능력"이라고 했으며 Karpovich는 "근육의 운동이 요구되는 특수한 과제를 수행하기 위한 적응력"이라고 했고 Updike은 "체력이란 신체적 작업이 요구되는 모든 기관의 양호적 신체조건 및 기능"이라 했다. 이와 같이 체력이란 주어진 작업을 효과적으로 수행할 수 있는 능력(ability, function, performance)을 말함이며 skill은 아닌 것이다.

그러나 상위체력인 각종 sports skill을 만족하게 수행하려면 체력이 우선되어야 함은 이미 밝힌 바 있다. 여기 체력에 대한 이해를 돕기 위해 일본의 저 여여(likai)박사의 구성요소를 〈표5-4〉에 밝혀둔다.

〈표5-3〉 Bucher. C. A의 신체적성

의학적 생리학적 기능	형 태	운동 적성
a. 신경계	a. 체격	a. 정확성
b. 신장 순환계	b. 자세	b. 민첩성
c. 호흡계	c. 유연성	c. 평형성
d. 소화계		d. 근력
e. 근육계		e. 지구력
f. 내분비계		f. 속도
g. 일반적 건강		

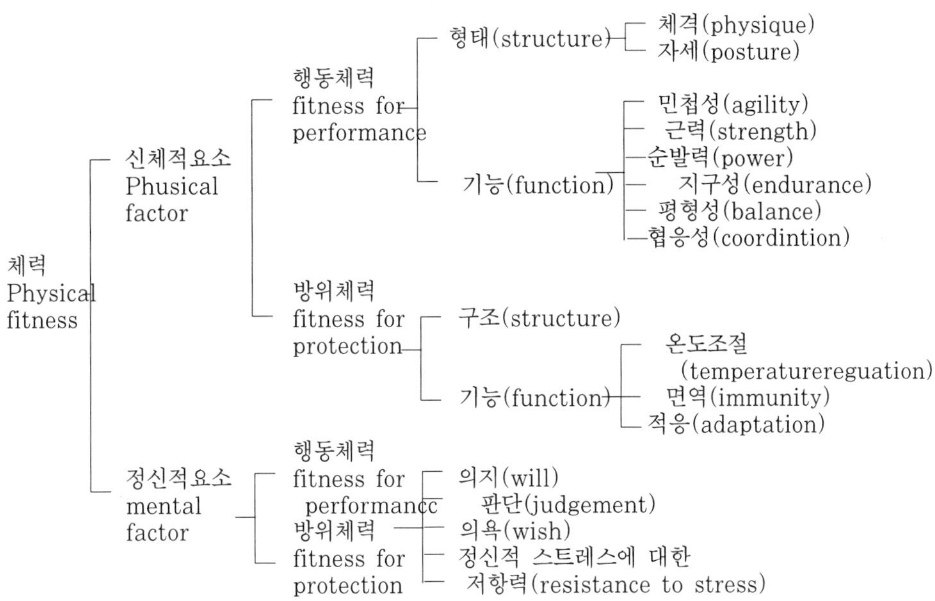

〈표5-4〉 체력의 구성

3. 체육의 목표와 체력

"유기체의 힘" 혹은 "생리학상의 효능"이란 말로 표현되기도 하는 체력은 최근에는 체육 계획에서 이루려고 하는 일차적인 목표로 되어 지고 있다. 이와같이 체력이란 충분한 운동의 문제뿐만 아니라 적절한 영양, 건전한 정신적, 정신적 건강, 질병으로 부터의 해방, 치료할 수 있는 불구를 고치는 것 등 여러 가지가 포함된다는 것은 이제까지 설명한 체력의 구조로 미루어 볼 때 쉽게 알 수 있겠다. 여기에서는 이와 같은 여러 가지 요소를 구성요인으로 포함하는 체력을 체육의 계획에서 요구하는 목표로서 체격, 기관 운동능률 등 셋으로 구분하여 서술토록 한다.

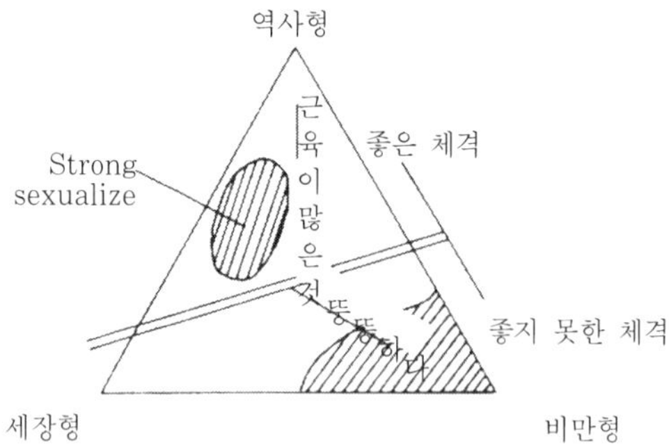

(그림 5-2) 체력의 형태

체격은 체력의 충분조건은 될 수 없지만 중요한 요소임에는 틀림이 없다. 즉 좋지 않은 체격으로 강한 체력을 이룰 수 없는 것이다. 일반적으로 인간의 체격을 비만형(endo Type), 역사형(ecto Type), 세장형(leprose Type) 등 셋으로 구분한다. 이에 대한 세부 설명은 생략하고 다음 그림으로 설명을 대신한다. 체육계획에서는 여러 가지 체육활동 수단으로 하여 좋은 체격을 얻을 수 있도록 끊임없이 노력을 해야 한다. 여기에서 체육의 목표로서 좋은 체력을 이룰 수 있는 체격의 요건은

① 건강하고 강인해 보이는 외모　　② 강한 근육발달

③ 민첩하고 침착한 자세　　④ 골격, 근육, 지방의 적당한 비율

⑤ 연령에 맞는 신체 각 부위의 크기

⑥ 흉위보다 더 작은 허리둘레 등을 둘 수 있다.

2) 기관의 조건(Organic condition)

기관조건이라 하면 생리학적으로 신경순환, 호흡, 생식, 배설 등의 상태를 말한다. 즉 시간, 청각, 후각, 촉각 등의 감각기관이 정상이어야 하며 과중한 부하에 잘 적응할 수 있는 심폐기능, 또 적응력이 강한 선, 긴장에 잘 적응할 수 있는 근육, 수축과 이완이 잘되는 신경계, 강한 소화계와 건강한 치아, 정상적이고 강한

생식계, 그리고 정상적인 배설계 등이 체력을 강하게 할 수 있는 조건이라 할 수 있다. 이와 같은 기관조건은 역시 체육계획의 큰 목표이다. 체육에서는 이를 위해 역시 신체활동을 통해서 간접적인 방법으로 좋은 상태로 이끌도록 하여야 한다.

3) 운동적성

운동적성은 약 40여개의 요소로 구성되어 있다고 하나 여기에 대표적인 학자 및 사람의 분류를 소개하면 다음과 같다.

McCloy. C. H의 요소

① 근력 ② 역동적인
③ 방향전환의 능력 ④ 유연성
⑤ 민첩성 ⑥ 간접성(시)
⑦ 좋은 시력 ⑧ 주의 집중력
⑨ 운동에 대한 역학적 이해 ⑩ 정서적 혼란에 방해되지 않는 성질

Cazens. F. W의 요소

① 팔과 어깨의 근력 ② 팔과 어깨의 협응성
③ 손과 눈, 발과 눈, 팔과 눈의 협응성 ④ 도력, 각근력, 다리의 유연성
⑤ 지구력 ⑥ 신체의 협응성, 민첩성, 지배력
⑦ 다리의 speed

특히 Qureton. T. K 박사의 분류요소인 평형성, 유연성, 민첩성, 근력, 순발력, 지구력 등 6가지로 크게 구분할 수도 있다. 특히 이 운동적성은 근본적으로 체력에 밀접한 관계가 있으며 체육계획에서 가장 직접적이고 실질적인 목표로 삼고 있는 것이기도 하다.

4. 체력을 저하시키는 요인

인간의 체력이 약화된다는 것은 곧 건강이 나빠짐을 의미하는 것이며 병에 전염될 가능성이 크고 생명을 오래 유지하지 못한다는 결과에까지 가게 된다. 또한 체력이 왕성한 사람은 외모로 보아도 매우 매력적이다. 반면 체력이 약한 사람은 외모가 볼품없을 뿐더러, 보다 더 중요한 것은 내적인 건강상태가 좋지 않아 매우 위험하다는 사실이다. 이와 같이 중대한 체력을 저하시키는 원인은 무엇인가? 답은 아주 간단하다. 남녀노소를 불문하고 체력 약화의 원인은 모두 운동부족에 있다. 강한 활동력과 정열은 활발한 혈액순화, 강한 근육력, 피로한 상태에 견딤으로부터 오래 되는 것이다. 이런 요소들은 모두 활발한 신체활동에 의해서만 이루어진다. 현대사회에서 인간은 옛날에 행하던 격심한 노동 습관으로부터 점차 탈피되어지고 있다. 즉 현대는 인간의 사고력이 신체적인 노동력보다 그 가치를 인정을 받기 때문에, 앉아서 하는 일(sedentary life)에 시간을 보내는 사람이 많아졌다. 특히 일상생활의 일은 새롭고 교묘한 많은 기구에 의해 쉽게 처리되고 있다. 또 여러 가지 기계 덕분에 여가시간의 대부분을 운동을 하지 않고 다른 일로 시간을 보낸다. 움직이는 의자, 전기맛사지, 자극제 등 우리가 생활을 용이하게 해 가면서 마치 신체적 운동을 하는 것처럼 생각하게 하는 기계는 많이 있다. 어떤 목적지까지 가는데 걷는 대신 자동차에 의존한다. 영화, 라디오, 텔레비전, 프로 스포츠 등 때문에 우리는 역동적인 운동에 참가하지 않고 시청만 함으로써 앉은뱅이가 되어 버리고 말았다. 예외는 있겠지만 오늘날 보통 사람이 일주일간 행하고 있는 일은 옛날 사람들은 매일 행하였다고 해도 과언이 아닐 것이다. 운동부족에서 오는 체력의 쇠퇴는 순환계통의 기능저하를 초래하고, 불완전한 혈액순환으로 충분한 영양을 신체 각부에 분배할 수 없게 된다. 따라서 피로한 상태, 나약한 모습, 어색한 행동, 그리고 지구력이 없는 상태가 되며 사소한 병에도 민감하게 된다. 물론 운동실조 이외에도 체력을 저하시키는 요소가 많이 있다. 그러나 다른 조건이 모두 충족되어 있다고 해도 이에 운동이 부족하면 체력 보존 및 증진은 불가능하다는 것이다. 체력을 약화시키는 원인을 항목별로 들어보면

① 폭음, 폭식과 영양부족
② 앉아서 하는 생활(sedentary life)
③ 레크리에이션과 놀이의 부족
④ 생활에 대한 흥미 상실
⑤ 일과 놀이의 불균형
⑥ 흡연에의 지나친 탐닉

⑦ 정신적 불안, 공포, 긴장
⑧ 적극적인 신체활동의 부족
⑨ 의학지식의 결여
⑩ 정신건강과 운동부족
⑪ 잉여에너지와 과다체중 등이 있다.
⑫ 부정적인 생각

5. 체력의 측정 방법

1) 근력(Muscular strength)의 측정검사

근력은 근육의 힘 혹은 근육이 최대의 노력을 다하여 수축해서 발휘되는 힘, 신체의 부위가 힘을 발휘 할 수 있는 개개인의 능력이라 정의한다.

근력은 구체적으로 동작을 야기 시키는 근력이 조합되어 수축해서 발휘하는 힘과 여러 형태의 근육이 협응하여 발휘할 수 있는 힘, 힘을 발휘하는 신체부위의 뼈의 역율이 조화되어 생성된다. 근력은 일반적으로 근의 굵기에 비례하며, 근이 횡단면적 1㎟당 약 10kg의 힘을 발휘한다. 근력은 정적근력, 동적근력, 최대근력으로 구분된다.

① 정적근력은 조작적으로 부동물체(약력계, 배근력계)에 대해 작용하는 능력으로 정의한다. 정적근력은 힘과 동일한 개념이며, 이는 신체를 이동하지 않는 상태에서 단시간 동안 근력이 최대로 발휘할 수 있는 힘을 말한다. 정적근력은 주로 굴근과 신장 근이 발휘되는 힘으로 측정되며, 체중, 신장과 정적 상관이 있다. 정적근력은 손, 팔 이외에도 어깨, 다리 등 다양한 신체부위의 근육군 별로 구분할 수 있다.

ⓐ 정적근력 검사종목

- 악력검사(hand grip)
- 배근력검사(back dynamometer)
- 각력검사(leg lift dynamometer)
- 팔의 굴근·신 근력 검사(bench press·cable tension)

② 동적근력은 등장력성과 동일한 개념으로 사용하고, 신체가동 범위의 제한을 제외하고는 정적근력과 동일하다고 말한다. 동적근력은 주어진 시간동안 반복적으로 신체를 이동시키거나 유지할 수 있는 사지의 근력이라고도 정의한

다.

ⓐ 동적근력 검사종목

- pull-up Test
- dip strength Test
- bench squart Test
- bench press Test
- overhead pull Test
- Two-hand push Test
- press Test

2) 근지구력(Muscular endurance strength)의 측정검사

근지구력은 장기간의 활동에 견뎌낼 수 있는 근력, 사용되고 있는 근육 혹은 근육군에 부하가 주어진 상황에서 계속적으로 동작을 수행할 수 있는 근력, 작업수행중 피로를 저항시키는 근력으로 정의되고 있다.

근지구력은 주로 골격근육근의 지구력을 의미하며 장기간 동안 최대의 속도로 부하가 주어진 상태에서 반복적인 활동을 계속 수행할 수 있는 능력이다.

포괄적인 근지구력 측정방안은 동적근지구력과 정적 근지구력으로 구분하고 동적근지구력은 횟수에 의해, 정적지구력은 시간 량에 의해 측정해야 한다.

(1) 근지구력 검사항목

① 시간당 횟수를 측정하는 검사

- 턱걸이(pull-ups)
- 윗몸일으키기(sit-ups)
- 팔굽혀펴기(push-ups)
- 평행봉위에서 팔굽혀펴기(dips)
- 무릎대고 팔굽혀펴기
- squat jump
- 다리 들어올리기

② 시간 량을 측정하는 검사

- 팔 굽혀 매달리기

3) 심폐지구력(Cardiovascular endurance strength)의 측정 검사

심폐 지구력은 일정기간동안 힘찬 활동을 지속할 수 있는 근력, 호흡 순환계에 부하가 주어진 상태에서 운동을 오래 계속하는 근력신진대사를 촉진하고 혹은 산소를 세포조직에 공급하며 산화에너지를 신체조직에 계속 유지시킬 수 있는 호흡 순환계의 근력으로 정의한다.

심폐지구력은 심장근육의 기능과 크게 관련되어 있으며 힘찬 활동의 지속 한계는 호흡 순환계의 기능에 의해 일차적으로 결정된다. 즉, 심폐지구력은 호흡과 관계가 있는 생리적 조화로 특징지을 수 있으며 장시간 동안 골격근육의 정상적 수축을 가능케 한다.

(1) 심폐지구력 검사종목

- 12분99분)달리기 검사
- 1마일, 1.5마일 달리기
- 800m, 1000m, 2000m 달리기
- Harvard step test
- 심박 수, 혈압(heart rate, blood pressure)
- vital capacity
- 트레드밀 검사(VO_2 max)

4) 유연성(Flexibility)의 측정검사

유연성은 관절의 가동성에 의해 결정되는 것으로 관절의 가동범위로 정의되며, 관절 골의 구조, 관절을 둘러싸고 있는 용적량, 피부근육의 탄력성, 건, 인대, 근막의 신축성에 의해 영향을 받는 것으로서 기초체력 요인 가운데 근력, 지구력과 확연히 구분되는 능력변인의 하나이다.

관절은 뼈의 구조 때문에 180°이상 확장될 수 없으며, 또한 팔굽의 굴근은 관절을 둘러싸고 있는 이두근(Biceps) 때문에 제한을 받게 된다. 유연성의 결핍은 일반적으로 부적당한 동작을 빈번히 야기시키는 요소가 된다. 보기 흉한 동작, 특히 걷기와 달리기에서의 바르지 못한 동작은 유연성의 결핍에서 유발된다.

(1) 유연성 검사종목

- bridge-up test
- 엎드려 팔펴 몸뒤로 젖히기
- 엎드려 몸뒤로 젖히기
- 앉은 자세에서 몸앞으로 굽히기
- 윗몸앞으로 굽히기
- 몸 돌리기(trunk twist)

5) 순발력(Power)의 측정검사

순발력은 폭발적 행동으로 최대의 에너지를 분출해 내는 능력, 가능한 한 가장 빠른 속도 비율로 근육수축을 극대화시킬 수 있는 능력으로 정의되고 있다. 순발력은 힘과 속도의 누적, 혹은 힘×거리/시간으로 표시되며 체중, 근육의 점도, 신체구조 등에 따라 영향을 받는다.

운동수행 과정에서 순발력은 공간에 신체 혹은 물체를 방출할 수 있는 능력으로 정의된다. 물체를 투사하는 경우 순발력은 힘과 속도의 조합에 의해 결정되며 속력은 물체에 적용된 힘의 양과 비율에 의해 결정된다. 이때 힘의 양은 체중과 물체의 무게와 상관이 있다.

(1) 순발력 검사종목

- 제자리높이뛰기(saturant jump)
- 제자리 넓비뛰기(stand broad jump)
- 수직 암풀 검사(arm pull Test)
- 공 던지기(소프트볼, 메디슨볼)
- 마가리아 계단 뛰기(Margaria anaerobic power Test)

6) 민첩성(Agility)의 측정검사

민첩성은 신체의 일부분 혹은 전체를 가능한 한 최대속도로 움직이면서 방향을 재빠르게 효과적으로 전환할 수 있는 능력으로 정의되며, 중추신경계의 작용으로도 규정한다. 민첩성은 근력, 반응시간, 속도, 순발력, 협응력, 유연성 등과 관계가 있으며 이러한 변인의 조합에 의해 나타난다. 따라서 민첩성은 근육의 수축 속도와 중추신경계의 반사속도에 의해 결정된다고 할 수 있으며 신체의 민첩도는 협응력, 순발력, 반응시간, 유연성을 증강시킴으로써 높일 수 있다.

(1) 민첩성 검사종목

- Burpee test(squart thrust : 10sec)
- Side step test
- 왕복달리기(shuttle run)
- Zig Zag run
- 8자 달리기(right Boomerang run)
- 봉반응검사
- 전신반응검사
- 선택반응검사
- 예정반응검사

7) 속도(Speed)의 측정검사

속도는 동일한 패턴과 빠르기의 비율로 계속적으로 동작을 수행할 수 있는 능력, 한 자리에서 다른 자리로 옮기는 몸 전체의 동작, 단위시간에 대근육의 수축지원을 빨리 반복함으로써 신체를 가능한 한 멀리 이동시키는 능력으로 정의된다.

속도는 근력과 높은 상관이 있으며 동작의 속도는 체중, 체형, 기온, 연령, 성별, 체격, 근육의 정도, 관절의 유연성, 다리의 길이, 근육의 길이, 힘과 가속도 등과 같은 역학적 구조적 특징에 따라 영향을 받는다.

속도는 신체부위의 동작속도, 단거리 달리기 속도, 최대 달리기 속도로 구분한다. 달리기 속도는 그 자체가 하나의 운동경기 종목이며 실외뿐만 아니라 실내의 여러 경기종목에서 중요한 역할을 한다.

(1) 속도 검사종목

- 10야드, 25야드 달리기
- 6초 달리기
- 50m, 100m 달리기
- Nelson choice-response-movement test

8) 협응력(Coordination)의 측정검사

협응력은 근력, 지구력, 유연성, 속도 등의 요인들과는 구분되며, 중추 및 외피 신경조직과 골격근육 조직의 기능에 의해 나타나므로 그 자체가 순수한 고유요인으로는 나타나지 않지만, 그 자체를 모든 운동능력의 공통분모로 간주한다. 협응력은 특수한 동작을 일련의 연속동작으로 신속하고 정확하게 수행할 수 있는 능력의 정도에 의해 측정될 수 있으며, 동작의 성격에 대한 통찰력, 민첩성, 균형성, 속도, 지각력, 운동감각 등의 영향을 받으며 훈련과 연습을 통하여 증진될 수 있다.

협응력은 사지 협응력과 총체적 협응력으로 구분한다.

사지 협응력은 도구를 조작하는 과정에서 손과 발을 동시에 조정할 수 있는 능력을 말하는 것으로 신체기능 요인에 속한다. 그 이유는 측정시 전신의 동작을 요구하지 않고 두 손, 두발, 손과 발의 동시적 동작이 측정대상이 되기 때문이다. 총체적 협응력은 전신동작을 수행하는 동안 다양한 신체부위를 동시적으로 조정, 통제할 수 있는 능력을 말한다.

(1) 협응력 검사종목

- 줄잡고 뛰어넘기(cable jump)
- 철봉잡고 멀리뛰기(bar snap)
- 공 드리볼링
- 공 던지기(soft ball, basket ball, medicine ball)
- 구르기

9) 평형성(Balance)의 측정검사

평형성이란 신체의 안정성을 유지하는 능력으로서 관절감각과 근육감각에 의한 근육의 지각 반응과 시각의 반응 등의 여러 가지 요소에 의해서 생기는 균형의 정도를 의미한다. 일반적으로 평형성은 정적 평형성과 동적 평형성으로 분류되는데, 물체의 평형을 유지하는 능력도 포함시킨다.

운동에서의 평형성은 균형, 감각력, 안정성, 미적 능력 등 중요한 역할을 하며, 특히 수영, 조정, 카누, 체조, 스케이팅, 사격, 궁도, 다이빙, 배구, 농구 등에서 매우 중요한 요인이다.

(1) 평형성 검사종목

① 정적검사

- 외발서기(stork stand)
- 물구나무서기(hand stand)
- 손짚고 개구리형 서기
- 마루에 머리대고 물구나무 서기
- 스틱검사(stick test)

② 동적검사

- 직선 보행검사
- 평균대위 걷기
- 스테핑 스톤검사(stepping stone test)
- dynamic balance battery test of Cureton

제 6 장 현대사회와 건강

1. 현대 사회의 특징

현대 사회에서는 고도의 산업화와 도시화가 가져오는 물질적, 시간적 풍요 및 그에 따른 반작용으로서 정신적, 사회적 병폐현상이 증가하고 있다. 특히 인구와 공해문제, 운동부족, 과중한 스트레스와 육체적 피로는 우리의 건강을 심각하게 위협하고 있다.

1) 인구 증가와 공해

오늘날 인류의 가장 큰 고민거리는 빈곤, 오염, 인구 문제이다. 그런데 이 세 가지 중에서도 근본적인 문제는 인구 문제이다. 즉 과학의 보건 기술의 발달과 생활 여건의 향상으로 사람들의 평균 수명이 길어지게 되어 인구가 증가하게 되었

〈표 6-1〉 동물과 인간의 수명 비교

구 분	사춘기	평균수명	최장수명
□ 인간	13년	74.5년 남 72 여 77	150(?)
□ 사자	2년	23년	29
□ 소	10개월	23년	30
□ 곰(회색)	30개월	20년	32
□ 고양이	10개월	15년	21
□ 개	7개월	15년	34
□ 원숭이	3년	15년	29
□ 산양	8개월	9년	18
□ 코끼리	12년	-	57

다. 이러한 인구 증가는 자원 및 식량 부족, 환경 파괴와 공해 문제를 발생시켰고 이로 인해 건강이 위협 받고 있다. 또한 과도한 경쟁으로 인해 사회적 불안과 친밀한 이웃 관계 단절 등의 여러 가지 사회 문제도 발생하고 있다. 인구 문제는 그 자체로 끝나는 것이 아니라 많은 다른 문제들을 유발시키고 있다.

2) 운동 부족

우리의 생활은 풍요롭고 편리해졌다. 교통수단의 발달로 생활은 매우 편리해진 반면에 사람들의 육체적 활동은 급격하게 줄어 항상 생활에서의 우려할 정도에 이르고 있다.

앞으로 문명이 주는 혜택이 점차 증가하기 때문에 운동 부족 현상은 점점 심각해 질 것이다. 따라서 생활수준의 향상으로 현대인들은 과거에 비해 장수할 수 있게 되었지만 체력 수준은 특별한 노력과 관심이 필요한 시대가 되었다.

본래 움직이게 되어 있는 인간의 신체가 움직이지 않을 때는 어떻게 될 것인가? 학자들에 의하면 운동 부족에 의한 현저한 체력의 저하는 각종 성인병을 유발시키며 나아가서는 우리의 생명까지도 위협한다고 말하고 있다. 따라서 현대에는 「운동 부족병」이라는 병명까지 생겨나게 되었다. 그러므로 현대 사회는 각종 질병을 예방하고 건강을 유지하기 위하여 운동을 규칙적으로 생활하는 것이 중요한 시기라고 볼 수 있다.

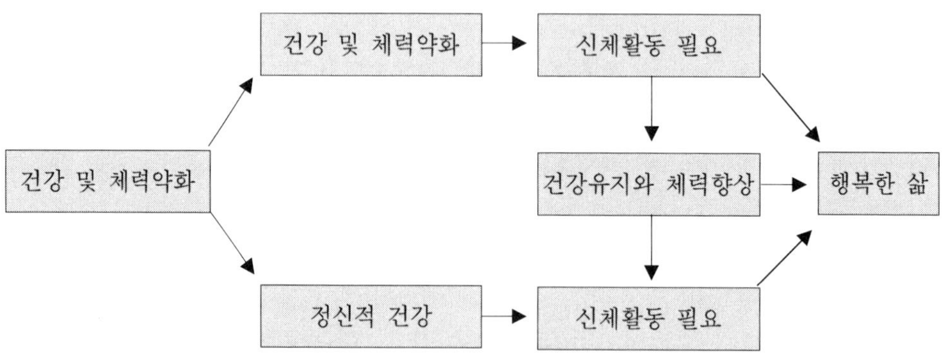

(그림 6-1) 현대 사회와 신체 활동의 관계

3) 과도한 스트레스

스트레스는 우리가 사회생활을 해 나가는데 피할 수 없는 것 중의 하나이다. 그리고 적당한 스트레스는 오히려 우리 생활에 도움을 주기도 하지만, 지나친 스트레스는 몸과 마음에 질병을 가져오게 된다. 따라서 현대를 사는 우리는 자신의 심신 상태와 스트레스를 잘 조절해야 건강을 유지, 증진시키며 행복한 생활을 해 나갈 수 있다.

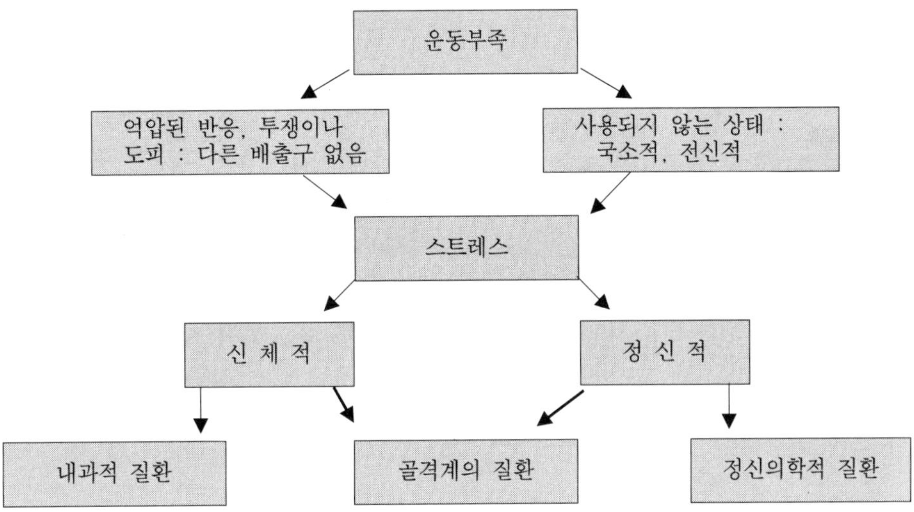

(그림 6-2) 운동 부족과 스트레스에 의한 장애현상

4) 여가 시간의 증대

과학 기술의 발달은 여러 가지 편리한 시설들을 만듦으로써 노동시간을 크게 단축하였고, 많은 사람에게 여가 시간을 마련해 주었다. 따라서 여가를 어떻게 사용할 것인가? 라는 문제가 현대 사회에서 중요한 위치를 차지하게 되었다.

그러나 실제로 늘어난 여가에 대처할 만한 지식이 밑받침되지 못함에 따라 여가의 증가는 점차 심각한 사회 문제가 되고 있다. 따라서 여가 활동의 새로운 인식과 스포츠 활동을 통한 다양한 여가 선용은 우리의 일상생활에 바람직한 영향을 미칠 것이다.

〈표 6-2〉 주간 생활시간 변화 추이 및 전망

생활시간	1980		1990		2000		연평균 증가율
	시간	%	시간	%	시간	%	
필수시간	63.0	11.3	73.8	43.9	75.0	44.6	0.4
근로시간	54.0	32.1	45.0	26.8	41.0	24.5	-1.4
여가시간	44.7	26.6	49.2	29.3	52.0	31.0	0.8

〈표 6-3〉 현대에 있어서 건강 저해요인과 그 배경

사회, 환경적 요인		건강저해 요인				질 병
기계화 교통수단 발달 TV 보급 풍부한 식품 정보화 경쟁화 공업화 환경오염	⇒	운동부족 스트레스 영양편중 체내오염	⇒	체력저하 예비력저하 저항력저하 비만화 정서적 불안 의욕저하	⇒	허혈성 질환 고혈압증 비만증 동맥경화증 요통증 당뇨병 만성기관지질환 약물 중독성 질환 정신질환
행정적 접근		예방적 접근				의료적 접근

2. 건강의 개념

건강은 우리가 행복하게 살아가기 위하여 없어서는 안 되는 가장 중요한 요건이며, 생활의 원동력이 되는 조건이다. 따라서 우리는 건강을 잘 지켜 행복하고 보람있는 생활을 할 수 있도록 노력해야 한다.

1) 건강의 의미

건강이란 잘 조화된 생명 활동의 표현으로서 사람의 몸과 마음이 최선의 능력을 발휘할 수 있는 상태를 말한다. 또한 건강은 인간을 둘러싸고 있는 환경에 적응하여 행복한 삶을 누릴 수 있는 상태를 뜻하기도 한다. 이러한 건강에 대한 의미는 세계 보건 기구(WHO) 헌장 전문에 잘 나타나 있다. WHO는 "건강이란 단순히 질병이나 허약하지 않은 상태를 의미하는 것이 아니라 육체적, 정신적, 사회적으로 양호한 상태에 있는 것"이라고 하였다.

개인적인 건강이란 몸이 튼튼하고 마음이 맑은 상태를 말한다. 즉 신체의 형태와 기능이 좋고 생활환경에 적응하고 있는 상태로, 튼튼한 신체와 정신이 조화를 이루고 있는 상태를 의미한다.

사회적인 건강이란 끊임없이 변화하는 생활환경 속에서 개인적인 건강을 지키는 일에 그치는 것이 아니라, 생활환경을 저해하는 요인을 제거하여 개인과 사회가 협력함으로써 얻어질 수 있는 건강을 의미한다. 또한 사회적인 건강은 개인적으로는 건강하더라도 사회적으로 바람직한 행동을 하지 못하면 참다운 건강의 가치가 없다는 것을 의미한다고 보겠다.

WHO(세계보건기구)의 정의

① "단순히 질병이나 허약하지 않은 상태를 의미하는 것이 아니라 육체적, 정신적, 사회적으로 양호한 상태에 있는 것"

㉠ 육체적, 정신적 건강(개인적인 건강) : 몸이 튼튼하고 밝은 상태에 있는 것으로 신체의 형태와 기능이 좋고 생활환경에 잘 적응하고 있는 상태로 튼튼한 신체와 건전한 정신이 조화를 이루고 있는 상태

㉡ 사회적인 건강 : 끊임없이 변화하는 생활환경 속에서 개인적인 건강을 지키는 일에 그치는 것이 아니라 생활환경을 저해하는 요인을 제거하여 개인과 사회가 협력함으로써 얻어질 수 있는 건강.

② 건강에 대한 견해

㉠ 제1의 견해 : 과거의 견해로 "질병이 없는 상태"

㉡ 제2의 견해 : WHO의 견해

㉢ 제3의 견해 : 현대적인 견해로 "환경에 적응하며 자신의 능력을 충분히 발휘할 수 있는 상태"

③ 건강의 척도

㉠ 질병이 없고 신체의 기능장해가 없을 것(freedom from disease and disabilities)

㉡ 신체의 존재에 의식을 느끼지 않을 것(lack of conciousness of existence of body)

㉢ 쾌활함을 느낄 것(a feeling of byoyancy)

㉣ 적당한 정력이 있을 것(adequate vigor)
㉤ 일상생활의 보람을 느낄 것(zest in daily living)
㉥ 안정된 체중(weight remains stable)
㉦ 심신의 안락과 이완(central ease and relaxtion)
㉧ 좋은 식욕(wholesome appetite)
㉨ 숙면과 충분한 휴식(sleep well and adequately rested)

〈표 6-4〉 건강의 영역

영 역	내 용
신체적 영역	1. 금연 2. 고른 영양섭취 3. 체중 조절 4. 낮은 혈중 콜레스테롤 양의 유지 5. 충분한 휴식과 수면시간 6. 금주 7. 개인위생의 개선 8. 약물복용 금지 9. 심장과 혈관의 강화 10. 근육의 강화
지적 영역	1. 독서(1주에 1권) 2. 학업 중에 집중력 증가 3. TV 시청 줄이기 4. 지적 능력을 향상시키는 프로그램에 참여 5. 매일 신문 머리기사 읽기
감정적 영역	1. 감정을 인지하고 표현하는 능력 배우기 2. 화났을 때 해소할 수 있는 대안 찾기 3. 불평이나 칭찬을 정중하게 받아들이기 4. 개인적 결점을 받아들이고 인식하고 5. 중요한 문제에 대하여 전문가 도움을 얻기 6. 긴장과 스트레스 해소하기
정신적 영역	1. 매일 명상이나 기도하기 2. 정신적 토론이나 모임에 참여하기 3. 정신적 세계에 도움을 주는 책 읽기 4. 자신의 취약점을 찾아내고 개선하기 5. 자신의 가치체계를 평가하기 6. 다름 사람이 평가한 가치를 받아들이기

영 역	내 용
사회적 영역	1. 사랑받는 사람에게 사랑 표현하기 2. 유명인사에 대한 부정적인 태도 버리기 3. 자신의 느낌을 타인이 알 수 있도록 표현하기 4. 권위자, 이성, 외국인과의 대화에서 공포감 극복 5. 이웃에 대해 지속적인 책임감 갖기 6. 가족, 가까운 친구와 친밀하게 대화하기
직업적 영역	1. 진정으로 원하는 일이 무엇인가 알기 2. 승진에 도움 되는 연수 프로그램에 참여하기 3. 취약한 분야를 알아내고 개선하기 4. 직장에서 건강 프로그램에 참여하기 5. 경쟁자와 더욱 친해지기 6. 예의 있는 방법으로 불평하는 동료를 돕기

2) 건강의 조건

건강은 행복한 삶을 누리기 위한 조건이며 그 밑바탕이나 건강한 사람은 자신의 행복과 안녕은 물론, 건전한 사회를 이룩하는 근본이 된다.

건강을 유지하고 증진하는 데에는 개인적인 조건과 환경 그리고 건강을 위한 노력 등이 필요하다. 건강한 생활을 하려면 규칙적인 생활, 적당한 운동, 균형 있는 영양 섭취, 좋은 환경, 충분한 휴식과 함께 정기적으로 건강진단을 받는 등의 노력이 필요하다.

(1) 규칙적인 생활

건강을 유지하기 위해서는 하루하루의 생활을 규칙적으로 하여야 한다. 아무리 건강한 사람이라도 불규칙한 생활이 계속되면 건강을 해치게 된다. 자신에게 알맞은 시간 계획을 실천하여야 한다.

(2) 적당한 운동

우리 몸의 기능은 적당히 사용하면 발달하지만 사용하지 않으면 퇴화된다. 그리고 너무 지나치게 사용해도 손상을 입는다. 자기에게 맞은 운동을 골라서 규칙적으로 하면 질병도 예방할 수 있고 튼튼한 몸을 기를 수 있다.

(3) 균형 있는 영양 섭취

영양소는 신체의 성장과 신체의 기능을 촉진시키기 위하여 필요하며 열과 힘의 원천이 되기도 한다. 맛있는 음식만을 골라 먹거나 영양소가 부족하면 신체의 발달을 저해하고 몸의 저항력이 떨어져 질병에 걸리기 쉽다. 따라서 탄수화물, 단백질, 지방, 무기질, 비타민 등이 함유되어 있는 음식물을 골고루 섭취하여야 한다.

(4) 좋은 환경

사람은 좋은 영향을 받으면서 생활하기 때문에 좋지 않은 환경에서 오랫동안 생활하게 되면 건강을 해치기 쉽다. 오염된 환경은 건강을 해치므로 깨끗하고 공해 없는 환경을 조성하기 위하여 힘써야 한다. 특히 우리가 자주 생활하는 방이나 교실 등은 깨끗이 하고 자주 환기를 시켜 쾌적한 환경을 유지하여야 한다.

(5) 충분한 휴식

일이나 공부를 오랫동안 계속하면 피로를 느끼게 되고 능률도 떨어지게 된다. 또한 일상생활서도 무리한 생활을 계속하면 피로가 쌓여 건강을 해치게 된다. 피로를 느끼면 충분한 휴식이나 수면을 통하여 즉시 풀어주는 것이 좋다. 목욕이나 마사지 등은 피로 회복에 도움이 된다.

(6) 정기적인 건강진단

자신의 건강을 점검하고 질병을 조기에 발견하기 위해서는 정기적으로 건강 진단을 받아야 한다. 청소년 시기는 성장과 발달이 왕성하고 건강하기 때문에 건강의 고마움을 모르고 지내는 경우가 많다. 자신의 건강 상태를 이해하고 이에 대처하는 것은 건강을 유지하기 위하여 중요한 일이다.

① 건강유지를 위하여 제기되는 의문

㉠ 건강에 대한 관심만으로 건강해질 수 있을까?

㉡ 맛만을 추구하며 편중된 식생활을 계속하지는 않고 있는가?

㉢ 자신의 편리함만을 위하여 환경을 더럽히고 있지는 않는가?

㉣ 충분한 여가를 쾌락 추구에만 급급하여 시간을 보내고 있지 않는가?

② 건강을 증진시키는 요인

㉠ 건강 관련 요인(Breslow가 7,000명을 대상으로 연구한 결과)

- 규칙적인 운동을 한다.
- 하루 7 - 8시간의 잠을 잔다.
- 아침식사를 거르지 않는다.
- 군것질을 하지 않는다.
- 체중을 적정하게 유지한다.
- 금연한다.
- 과음을 하지 않는다.

㉡ Healthy People의 요소(Sergeon General 연구소, 1979)

- 금연
- 절주
- 지나친 칼로리, 지방, 설탕, 소금의 섭취 금지
- 적당한 운동
- 주기적인 건강진단
- 안전속도 유지와 안전벨트 착용

㉢ 건강 유지에 필요한 조건

- 규칙적인 생활
- 적당한 운동
- 균형 있는 영양 섭취
- 좋은 환경
- 충분한 휴식
- 정기적인 건강진단

③ 건강을 저해시키는 사회적 규범

㉠ 과음과 과식을 유발하는 각종 모임

㉡ 각종 축하일 에 주고받는 당도가 높은 선물

㉢ 서양식 인스턴트식품을 선호하는 풍토

㉣ 커피 타임은 직장인의 당연한 권리라는 관념

ⓜ 보도 없는 도로의 개설
ⓑ 음식점 식탁에 놓인 소금 그릇과 재떨이
ⓢ 학교 교육에서 체육시간의 격감
ⓞ 24시간 시청 가능한 TV
ⓙ 고기로만 둘러싸인 식사
ⓒ 지위가 높아지고 나이가 들면 살이 찌는 것이 당연하다는 관념

3) 건강에 대한 인식

① 사람들이 건강에 무관심한 이유(John Knoules)

- 죽음과 병에 대한 부정 : 나에게는 일어날리 없다.
- 순간적인 즐거움 : 하루를 만끽한다.
- 숙명론적 감정과 통제 상실
- 의학이나 기술의 과신
- 의기소침한 심상이나 즐겁지 않은 소화

〈표 6-5〉 우리나라 국민의 새해 소망

(단위 %)

개인적 소망		국가, 사회적 소망	
1. 기타	34.8	1. 기타	24.6
2. 건강	30.5	2. 사회 안정	24.0
3. 사업번창, 승진	11.5	3. 경제성장	13.4
4. 살림형편 개선	9.9	4. 물가안정	10.1
5. 가정의 화목	4.7	5. 대형사고 방지	7.4
6. 본인의 결혼	4.5	6. 정치안정	7.0
7. 내 집 마련	4.1	7. 남북관계개선	6.5

자료 : 조선일보, 한국갤럽(1995)

〈표 6-6〉 건강에 대한 설문조사결과

(조선일보, 한국갤럽, 1994)

건강을 위해 신경 쓰는 것	%	먹고 있는 건강 보조식품	%	건강의 비결로 해본 것	%
없다	27.6	기타	8.3	기타	2.0
술, 담배삼가	13.9	녹용	2.8	선, 요가, 기공	1.5
규칙적 생활	15.8	영지	4.3	단식	1.4
운동	19.9	알로에	5.5	단전호흡	2.5
식생활	27.7	인삼	8.1	냉수마찰	4.2
수면과 휴식	28.3	영양제	9.6	냉온욕	14.5
마음을 편하게	34.8	야채주스	10.6	없다	77.9

4) 건강의 평가

(1) 신체의 평가

자신의 건강은 자신이 지키는 수밖에 없다. 그러기 위해서는 평상시에 자신의 신체 상태를 점검하는 습관을 가지는 것이 중요하다. 질병이란 신체에 변화가 생기는 것이고, 증상은 그의 발생을 알리는 신호라 할 수 있다. 병을 조기에 치료하기 위해서는 어떤 증상이 나타나면 그것을 놓치지 말아야 한다. 일상생활 중에서 세심하게 점검하는 습관을 갖는 것이 질병 예방을 위해서 무엇보다도 중요하다.

① 안색

안색이나 표정 등에서 자기 자신의 상태를 어느 정도 추측할 수 있다. 얼굴은 심신의 이상을 나타내는 최고의 거울이라고 할 수 있다. 의사가 가장 먼저 진단하는 것은 환자의 안색이나 인상으로, 그 상태만으로도 어디가 얼마나 나쁜가를 알 수 있는 경우가 많다. 예를 들면 얼굴이 부어있는 경우에는 심장병 등을 의심할 수 있으며, 안색이 파란 경우에는 빈혈의 가능성이 있다. 또한 안색이 전체적으로 황색을 띠는 경우에는 간장병을 의심할 수 있다. 이와 같이 안색을 통하여 여러 가지 질병의 조기 신호를 알 수 있다. 아침에 세수를 할 때나 취침 전에 얼굴의 상태를 점검하는 습관을 갖는다.

② 눈의 이상

눈도 신체의 이상을 잘 나타내 준다. 눈을 점검함으로써 단순히 눈의 질병뿐만 아니라 다른 장기의 질병을 알 수 있다. 눈의 침침함을 호소하여 안과를 방문한 환자에게서 말기의 당뇨병이 발견되는 경우가 많다고 한다. 카메라로 비유하면 필름에 해당되는 망막은 모세혈관이 모여 있기 때문에 안전검사를 하면 고혈압이나 동맥경화의 상태까지 알 수 있다. 만약에 환자가 노랗게 변했다면 황달의 증상일 가능성이 짙다. 또한 눈동자가 크게 확대되어 보이면 바세도우증이나 뇌종양의 가능성도 있다. 인간의 외계에서 취하는 정보의 약 90%는 눈을 통해 들어온다. 이러한 눈의 질병을 예방함과 동시에 전신의 질병을 조기에 치료하기 위해서는 점검이 필요하다.

〈표 6-7〉 건강의 평가(신체의 증상 점검)

점검 항목	YES(1) NO(0)
1. 머리가 아프거나 안색이 평소와 다르다.	
2. 눈의 상태가 평소와 다르다.	
3. 목이 마르거나 이물질이 있는 것 같은 느낌이 든다.	
4. 혀가 노랗게 되거나 통증을 느낀다.	
5. 손톱의 색깔이 좋지 않거나 형태가 바뀌었다.	
6. 겨드랑이 사이나 복사뼈, 목 등의 임파선이 부어 있다.	
7. 가끔 복통을 느낀다.	
8. 장기간 동안 미열이 계속된다.	
9. 안정을 취하고 있어도 가슴이 뛴다.	
10. 가끔 현기증을 느낀다.	

〈표 6-8〉 판정표

점 수	판 정
10~9	• 최악의 상태, 즉시 의사와 상담
8~5	• 문제가 있다. 의사와 상담
4~3	• 약간 문제가 있다. 주의 깊게 점검
2~1	• 개선의 여지가 있다. 습관적인 점검
0	• 현재는 문제가 없다. 계속 점검 요망

③ 목구멍의 이상

격렬한 운동 후나 달고 신 음식을 먹은 후에 목이 마른 경우가 있다. 이것은 정상적인 생리현상으로 걱정할 필요가 없다. 그러나 아무런 이유 없이 심하게 목이 마른 경우에는 당뇨병일 가능성이 많다. 또한 간장병으로 복수가 찬 경우에도 목이 마른 경우가 있다. 목에 이물질이 있는 느낌이 드는 경우에는 목의 이상 이외에 심리적인 문제에 원인이 있을 수 있다.

④ 혀의 이상

내과에서 진찰을 받을 때 혀를 보는 경우가 많다. 혀를 살펴보면 여러 가지 질병을 알 수 있게 때문이다. 특별한 원인이 없는데 혀가 노랗다면 위장에 질병이 있다고 볼 수 있다. 인플루엔자 등에 의해서도 혀의 표면이 더러워지고 쉽고 구취가 나기도 한다. 또한 충치나 의치가 혀의 표면과 접한 곳이 아프면 혀 암이 가능성이 있다.

⑤ 손톱의 이상

손톱의 색이나 형태에서도 내장의 이상을 알 수 있다. 건강한 손톱의 색깔은 옅은 핑크색을 띠는 것이 보통이다. 손톱이 전체적으로 탁한 흰색을 띠는 경우에는 간장이 나빠진 것으로 생각할 수 있다. 손톱의 형태 변화도 질병에 대한 신호 중의 하나이다. 중년 여성의 손톱이 수저와 같이 굽는 경우가 있다. 이것은 철 결핍성 빈혈 때문이다. 또한 중앙이 둥글게 말려 올라가는 경우에는 폐의 질병으로 의심할 수 있다.

⑥ 임파선이 붓는다.

겨드랑이 밑이나, 발목, 목 등의 임파선이 부어서 아픈 경우에는 임파선이 소속되는 기관, 장기에 염증이 일어나고 있을 가능성이 많다. 그러나 암의 경우에는 임파선이 붓기만 할 뿐 통증과 열이 거의 없다. 예를 들면 유방암의 경우에는 겨드랑이 밑의 임파선이 붓는다. 내과의사가 임파선을 진찰하는 것은 전술한 것들을 알기 위해서이다.

⑦ 복통

단순히 복통이라 해도 여러 가지 종류가 있다. 단순히 가스가 찬 것에서 중증에 이르기까지 다종다양하다. 만약에 식후에만 복통을 느낀다면 위염이나 위하수증일 가능성이 있다. 당연히 심한 복통이 일어나는 경우(급성복통)에는 담석증, 췌장염, 위궤양, 충수염, 자궁외 임신 등을 의심할 수 있다.

⑧ 미열의 계속

건강관리를 위해서는 자신의 기준체온을 알아두는 것이 좋다. 체온은 측정하는 부위에 따라서 변하므로 특정한 부위를 일정한 시간에 여러 차례 측정할 필요가 있다. "열이 있다"는 것은 자신의 기준 체온에서 0.5도 이상 높은 상태를 말한다. 미열(37-38℃)이 계속될 때에는 결석이나 바세도우 병을 의심할 수가 있다. 축농증, 편도선염, 빈혈, 류마치스 등으로도 미열이 지속될 수 있다.

⑨ 가슴이 뜀

격렬한 운동을 하지 않고 정신적인 긴장이 없음에도 불구하고 가슴이 심하게 뛰는 경우에는 순환기의 질병일 가능성이 많다. 고혈압에 의하여 심장에 부담이 가해지기 때문에 가슴이 심하게 뛰는 경우도 있다. 또한 바세도우병에 의해서도 심장의 활동이 촉진되어 가슴이 뛰는 증상이 있을 수 있다. 만약 안정 시에 맥박이 강하고 가슴이 심하게 뛰는 경우에는 정밀검사를 받을 필요가 있다.

⑩ 현기증

현기증이 왜 일어나는가에 대해서는 아직 해명되지 않은 부분도 있지만 일반적으로 내이에 원인이 있는 경우와 뇌에 원인이 있는 경우, 그리고 정신적인 원인을 들 수 있다. 내이에 이상이 있는 경우에는 주위가 빙글빙글 돌아서 서 있지 못하는 "회전성 현기증"이 일어나기 쉽다. 항생물질이나 수면제 등의 약물의 부작용으로 일어나는 경우도 있다. 뇌의 이상이나 정신인 원인이 있는 경우에는 엘리베이터나 배에 타고 있는 것 같은 느낌이 드는 "회전성 현기증"이 일어난다. 검사를 해도 아무런 이상이 나타나지 않을 경우에는 정신적인 문제가 있을 가능성이 크므로 정신과 전문의의 검사를 받는다.

(2) 마음의 평가

현재 마음의 병 때문에 치료를 받고 있는 사람은 심장병이나 간장병, 당뇨병, 암의 약 3배에 달한다. 마음의 병을 일으키는 가장 큰 요인은 말할 것도 없이 스트레스라 할 수 있다. 3,000년 전의 중국의 의학에서도 "당대에는 스트레스가 많아서 큰일이다"라는 의미의 기록이 있다. 인간이 살아가면서 스트레스를 피할 수 없다. 스트레스의 정체를 알아내어 그것을 잘 관리하는 것이 현대 사회를 살아 나가는 중요과제라 할 수 있다.

① 휴 식

타인으로부터 부탁을 받았을 경우에 거절하지 못하는 사람은 스트레스를 받기 쉽다. 이런 사람은 시간을 갖고 충분한 휴식을 취해야 한다. 쌓인 스트레스는 가능한 한 조기에 해소하는 것이 중요하다. 쉰다는 것은 간단한 것 같지만 업무에 휩싸이다 보면 쉽지 않은 것이 현실이다. 그러나 마음의 건강을 고려한다면 휴식은 매우 중요한 것이다. 휴식시간은 의식적으로 만드는 것이 좋다. 쉬려고 생각하면 쉴 수 있음에도 불구하고 일을 너무 많이 만드는 것이 아닌가를 생각해 보라. 충분한 휴식을 취하여 심신에 환기를 주면 업무의 능률이 오를 수 있다.

〈표6-9〉 건강의 평가(마음의 증상 점검)

점검 항목	YES(1)	NO(0)
1. 충분한 휴식을 취하지 못한다.		
2. 최근에 수면부족이다.		
3. 최근에 거의 운동을 하지 않는다.		
4. 자주 술을 마신다.		
5. 가족끼리의 시간을 거의 갖지 못한다.		
6. 실패하는 쪽으로 생각하는 경향이 있다.		
7. 아침식사를 먹지 않는 경우가 많다.		
8. 최근 변비가 있다.		
9. 자기 페이스를 지키기 어렵다.		
10. 목욕을 싫어한다.		

〈표6-10〉 판정표

점 수	판 정
10~9	◆ 문제가 많다. 즉시 의사와 상담하라.
8~6	◆ 문제가 있다. 의사와 상담하라.
4~8	◆ 조금 문제가 있다. 주의 깊게 점검하라.
2~1	◆ 개선의 여지가 있다.
0	◆ 현재는 문제가 없다.

② 수면

수면의 불규칙적인 생체리듬을 무너뜨려 여러 가지 건강장애의 근원이 된다. 스트레스를 완화시키는데 없어서는 안 되는 부신피질 호르몬은 아침에 가장 많이 분비되고 점심부터 저녁에 걸쳐 점점 감소되며 심야에는 최저가 된다. 이러한 생체

리듬을 생각하면 밤늦게까지 자지 않고 있는 것은 스트레스에 약한 몸을 만들고 있는 것과 같은 것이다. 생체의 리듬을 찾아 마음의 건강을 유지하기 위해서는 적어도 12시 이전에 취침하는 습관을 갖는 것이 좋다.

③ 운동

신체를 움직임으로써 자신의 혈액순환이 좋아지면 당연히 뇌내의 혈액순환도 좋아진다. 운동은 성인병의 예방에 좋고 심신의 건강을 위해서 필수적인 요소이다. 운동 시에 너무 승부 등에 집착하면 오히려 스트레스가 쌓이는 결과를 초래하므로 주의해야 한다. 운동을 의식적으로 해야 한다고 생각할 필요는 없다. 단순히 재미있기 때문에 혹은 여가를 활용한다는 생각으로 즐겁게 하면 된다.

④ 음주

술은 독이 될 수도 있고 약이 될 수도 있다고 한다. 적당량을 즐겁게 마시면 스트레스를 해소하는 역할을 한다. 그러나 혼자서 침체된 기분으로 마시는 것은 좋지 않다. 왜냐하면 "알코올 의존증"에 빠질 수 있기 때문이다. 또한 폭주는 카테콜아민이라는 교감신경을 자극하는 호르몬의 분비를 촉진시키므로 좋지 않다.

⑤ 가족과의 화목

가족은 가장 가까운 인간관계로 가족관계가 좋지 않으면 큰 스트레스를 낳는 요인이 된다. 아무리 일이 바쁘더라도 일주일에 1 - 2번은 가족과 화목한 시간을 갖는 것이 좋다.

⑥ 고정관념

고정관념에 빠지지 않는다는 것은 다른 사람을 인정한다는 것과 관련이 있다. 스트레스가 적은 사람은 자신과 타인의 가치관이 틀려도 그것을 인정하여 상대방에게 자신의 가치관을 강요하지 않는다. "사람은 서로 다르고 각자의 사고방식이 있다"는 것을 받아들이는 것이 현대사회에서 스트레스를 잘 이겨내는 요령이라 할 수 있다.

⑦ 아침식사

아침식사를 하지 않고 하루를 시작하는 것은 준비운동을 하지 않고 운동을 하는 것과 같다. 아침식사는 생활리듬을 유지하고 하루의 에너지를 보급하기 위해서는 반드시 해야 한다. 아침식사를 거르면 일에 집중할 수 없고 무의식중에 스트레스를 쌓이게 하는 원인이 되므로 주의해야 한다. 아침식사의 메뉴로는 스트레스에 강해지는 부신피질 호르몬 생성을 촉진하는 식품을 적극적으로 섭취하는 것이 좋다. 즉 양질의 단백질, 비타민 B_1, C, E 등이 함유된 식품이 좋다. 또한 칼슘 등이 풍부한 우유나 야채도 좋다. 달걀의 노른자나 대두에 많은 레시틴도 신경의 흥분을 억제하는 효과가 있다.

⑧ 변비

스트레스와 변비는 불가분의 관계가 있다. 변비가 계속되면 현기증이 날 뿐만 아니라 몸의 균형이 깨지는 원인이 되기도 한다. 변비의 증상이 있는 사람은 조기에 해소해야 한다. 변비 예방을 위해서는 ① 아침에 여유 있게 일어나 몸을 가볍게 움직이고 ② 식사는 섬유질이 많은 야채류를 충분히 섭취하며(요구르트 등도 좋다) ③ 화장실에서는 시간을 신경 쓰지 말고 여유 있게 있는 것이 좋다.

변비를 없애는데 중요한 요인은 다음과 같다.

㉠ 아침식사를 반드시 하고 그 후에 배변하는 습관을 들인다(변을 보고 싶지 않더라도 일정한 시간에 화장실로 간다.).

㉡ 아침에 일어나서 차가운 물, 우유, 토마토 주스 등을 마시면 효과적이다.

㉢ 수분을 충분히 섭취한다. 여름에는 발한에 의해서 손실되므로 충분히 섭취한다.

㉣ 우엉, 야채류, 과일 등 식물성 섬유가 많은 음식을 충분히 섭취한다.

㉤ 스트레스와 운동부족은 변비를 유발한다.

㉥ 변비약이나 간장약을 함부로 사용하지 않는다(의사와 상담한다). 이러한 약품을 사용할 때에는 자극이 약한 것부터 사용하는 것이 좋다.

⑨ 자기 페이스의 유지

자신의 페이스를 갖고 생활하는 사람은 스트레스를 잘 조절할 수 있다. 자신의 페이스를 잃으면 마음의 균형을 유지하기 어렵게 된다. 자신이 스스로를 잘 조정할 수 있다면 다른 사람이 어떻게 대하더라도 괜찮다. 할 수 없는 일. 받아들일 수 없는 일에는 분명하게 “아니오”라고 말할 수 있는 용기가 필요하다.

⑩ 목욕

목욕도 스트레스 해소에 좋은 방법이다. 심신이 함께 피로할 때에는 피로물질이 많이 쌓여 있는 경우가 많다. 목욕은 혈액순환에 좋게 하고 신진대사를 촉진하므로 피로물질을 제거해 주는 작용을 한다. 또한 목욕은 신경의 긴장을 풀어주고 안정을 이루게 하는 효과가 있으므로 “마음의 피로 회복제”라고 볼 수 있다. 그러나 너무 뜨거운 물을 사용하는 것은 효과가 좋지 않고 40℃ 전후가 좋다. 취침 전에는 가능한 한 매일 목욕을 하여 땀과 스트레스를 함께 씻어버리는 것이 좋다.

〈표6-11〉 운동하기에 좋은 시간

시간	유리한 면	불리한 면
아침	• 일과 중복되지 않음 • 여름에는 시원하다. • 하루 시작의 에너지 제공 • 하루를 계획하는 시간 제공	• 겨울에는 춥다. • 시간에 쫓긴다. • 근육이 굳어 있다. • 잠에 빠져 있다.
점심	• 하루 중 중간에 긴장 완화 • 점심 식욕을 줄여준다. • 사업상 접촉을 운동으로 • 추운 날에도 가장 따뜻하다.	• 식사시간에 쫓긴다. • 여름에는 너무 덥다. • 샤워 시설이 있어야 한다. • 화장을 다시 해야 한다.
저녁	• 하루의 스트레스를 푼다. • 숙면을 가능하게 한다. • 저녁 식욕을 줄여 준다. • 일과 관련이 적다. • 여름에는 시원하다.	• 하루 중 가장 피곤하다. • 내일로 미루기 쉽다.
▸ 가장 적합한 시간은 있을 수 없다. 개인차 때문에 어떤 종목이 가장 좋다고도 말할 수 없다. 운동에 적합한 시간과 종목을 개인의 필요성, 취향, 스케줄에 맞추어 하면 된다.		

〈표6-12〉 운동의 세 가지 종류

유산소성 운동	무산소성 운동	혼합 운동
• 보행 • 조깅 • 사이클링 • 테니스 • 배구 • 원영 • 에어로빅스	• 단거리 경주 • 중량들기 • 벽밀기 • 점 프 • 투 척 • 근력 트레이닝 • 잠 수	• 축 구 • 럭 비 • 미식축구 • 배 구 • 농 구 • 아이스하키 • 인터벌 트레이닝

(3) 운동부족의 악영향

① 스테미너의 감소(체력 저하) ② 질병에 대한 저항력 감소 ③ 비만 조장

④ 스타일(자세)약화 ⑤ 노화 촉진

〈표6-13〉 건강의 영역에 미치는 체력의 이점

영 역	내 용
신체적 영역	1. 노화 지연 2. 정력 증강 3. 자세와 체격의 향상 4. 체중 조절에 도움 5. 유연성 향상 6. 근력과 지구력 증가 7. 뼈를 튼튼히 하고 골다공증 감소 8. 심장질환의 위험성 감소
지적 영역	1. 신체와 정신이 하나라는 개념으로 발전 2. 집중력의 강화 3. 개인 습관의 향상을 위한 동기유발 4. 창조적 사고를 자극
감정적 영역	1. 긴장완화 2. 스트레스 관리에 도움 3. 자아상의 개선 4. 감정적 동요의 평정
정신적 영역	1. 신체와 자신에 대한 감사함 2. 건강한 환경에 대한 감사
정신적 영역	1. 신체와 자신에 대한 감사함 2. 건강한 환경에 대한 감사
사회적 영역	1. 가족 및 친구와의 유대 강화 2. 사회적 접촉기회의 증가
직업적 영역	1. 결근의 감소 2. 생산성 증가 3. 무기력한 날들의 감소 4. 의료비용의 감소 5. 이직률의 감소

3. 운동의 효과

1) 운동의 가치

〈표6-14〉 운동의 가치

◉ 신체적 가치	◉ 정신적 가치	◉ 사회적 가치
◉ 성장과 발달의 촉진 ◉ 체력증진 ◉ 성인병 예방	◉ 긴장해소 ◉ 근원적 성향의 정화 ◉ 정서함양	◉ 사회성 함양 ◉ 여가선용
▸ 긍정적 정서 : 자신감, 성취감, 즐거움, 행복감 ⇒ 증가 ▸ 부정적 정서 : 두려움, 우울감, 노여움, 불쾌감 ⇒ 감소		

〈표6-15〉 운동에 의하여 발전, 개선되는 것

발전되는 것	개선되는 것
◉ 심장 박동량 ◉ 혈액 순환량 ◉ 폐활량 ◉ HDL 콜레스테롤 ◉ 저항력 ◉ 생활의 활력	◉ 고혈압 ◉ 고중성지방혈증 ◉ 내당질력 ◉ 스트레스 내성 ◉ 변통 이상 ◉ 생활의 규칙성

〈표6-16〉 규칙적이고 적당한 운동의 선물

◉ 면역성이 높아진다. ◉ 스트레스가 해소된다. ◉ 몸매가 아름다워진다.	◉ 천천히 늙는다. ◉ 적응력이 생긴다. ◉ 피로를 쉽게 푼다.

4. 운동의 실시 방법

1) 운동 실시 단계

(1) 준비운동

운동 전에 적당한 준비운동은 좋은 습관이며, 불필요한 부상이나 근육통을 방지해준다. 준비운동 시간은 사람마다 다르지만 땀이 난다는 것은 본 운동을 하기 위해 준비가 된 상태이다.

(2) 주 운동

준비운동을 충분히 하고 난 후에 본 운동으로 들어간다. 실시원칙에 따라 리듬감 있고 흥미롭게 지속적으로 실시하여 운동의 효과를 극대화시킨다.

(3) 정리운동

정리운동은 주운동이 끝난 후 점차로 회복하는 단계이다. 잘 훈련된 사람은 정리운동의 절차로써 걷기나 느린 속도로 달리기를 한다. 즉 걷기 운동이나 준비운동은 다음과 같은 운동을 반복하여 피로의 과다한 축적을 예방한다.

〈표6-17〉 운동의 구성단계

준비운동	⇒	본 운동	⇒	정리운동

2) 준비운동

(1) 준비운동의 목적

① 연습이나 시합에 있어서 시작과 동시에 최상의 컨디션을 유지할 수 있도록 한다.

② 사고나 부상을 미리 예방한다.
③ 연습의욕을 고취시킨다.

(2) 준비운동의 양

① 아침에는 체온이 낮으므로 길게 한다.
② 더울 때에는 약간 짧게 실시하고 추울 때에는 조금 길게 한다.
③ 준비운동의 양은 5-15분 정도가 적당하지만 체력에는 개인차가 있기 때문에 이를 고려한다.

(3) 준비운동의 효과

① 체온을 올려 근육의 활동에 필요한 에너지를 만들기 쉽게 한다. 체온이 올라가며 효소가 활발히 움직여 에너지를 만들기 쉽게 된다.
② 순환기능을 활성화시켜 체온을 높이고 산소 공급을 쉽게 한다.
③ 체온을 올려서 근육의 움직임을 빠르게 한다. 체온이 올라가면 근육의 온도가 올라가 근육의 신축이 부드럽고 빠르게 되기 때문에 전신의 움직임이 민첩하게 도니다.
④ 체온을 올려 반응시간을 빠르게 한다. 체온이 올라가면 중추신경계의 흥분도가 높아져 운동수행시간이 빨라진다.
⑤ 체온을 올려 근육의 파워를 높인다. 체온이 높아지면 근육의 최대 파워가 증대하고 순발력을 높일 수 있다.
⑥ 체온을 올려 근육의 활동에 필요한 유산소적 에너지를 많이 만들어 낸다. 체온이 오르면 운동 시에 있어서 산소를 취하는 양이 많게 된다.
⑦ 체온을 올려 근육이나 관절을 부드럽게 해서 상해를 예방할 수 있다. 근육, 건 및 인대가 더워지면 근육의 수축이 부드럽게 되고 가동범위가 확대되어 몸 전체 움직임의 범위가 넓어지기 때문에 상해가 예방된다.
⑧ 체온을 올려 근육의 온도를 높임으로써 상해를 예방할 수 있다.

(4) 준비 운동 시 유의점

① 처음부터 격렬한 운동은 하지 않는다. 처음부터 격렬한 운동을 하면 운동에

필요한 에너지를 만들기 위한 산소의 공급이 충분치 않게 되고 산소가 필요치 않은 다른 방법으로 에너지를 공급하게 되어 젖산을 축적시켜 피로를 유발하게 된다.

② 준비운동을 지나치게 하지 않는다. 준비운동으로 피로해지는 원인은 두 가지 있다. 하나는 신체가 만성적으로 피로해 있어 근육의 에너지 축적이 충분하지 않은 것이고 또 하나는 준비운동의 양이 너무 많은 것이다. 시합 전의 정신적인 긴장이나 불안을 제거하기 위해서 준비운동을 지나치게 해서는 안 된다.

(5) 준비운동의 예

준비운동을 몸 전체로 풀어 주는 체조, 보행과 조깅을 중심으로 한 운동, 스트레칭 등이 있다.

3) 정리운동

운동이 끝난 후에 천천히 가벼운 운동이나 조깅을 하고 심호흡을 통하여 호흡조절을 한 후 마지막으로 스트레칭 체조를 하는 것이 이상적이다.

(1) 정리운동의 양

정리운동은 준비운동과 같이 5 - 15분 정도가 적당하다.

(2) 정리운동의 효과

① 정상적인 혈액순환이 유지되도록 한다.

② 근육 및 혈액에 쌓여 있는 젖산을 신속하게 제거한다. 정리운동을 하면 안정상태로 휴식한 경우와 비교해서 약 2배의 속도로 젖산을 제거할 수 있다.

③ 정리운동을 하면 정신적 긴장이 해소되어 편안한 상태를 유지할 수 있다.

④ 근육의 피로회복에 도움이 된다. 정리운동을 하면 긴장되었던 근육이 부드럽게 되고 혈액이 모세혈관까지 원활하게 흐르게 된다.

(3) 정리 운동 시 유의점

① 격렬한 운동은 하지 않는다. 가벼운 운동을 함으로써 효과가 크다.
② 주운 동 후에 휴식하기 위하여 곧바로 앉거나 눕지 말고 빨리 정리 운동을 해야 한다.

정리운동으로는 가벼운 조깅이나, 보행, 스트레칭 등이 이용된다.

〈표6-18〉 운동의 효용

유산소성 운동	무산소성 운동
◉ 정상적인 운동이다. ◉ 유산소 능력을 높인다. ◉ 심혈관계에 무리 없는 자극을 부여한다. ◉ 허혈성 심질환에 효과가 있다. ◉ 지방의 소비가 많다. ◉ 안정성이 높다. ◉ 질병이나 위험인자에 효과가 높다.	◉ 무산소적 능력을 높인다. ◉ 위험에 대처하는 능력을 높인다.

〈표6-19〉 대표적인 운동의 장점과 단점

구분	장 점	단 점
조깅	◉ 언제, 어디서, 누구나 가능하다. ◉ 자기 페이스를 유지하기 쉽다. ◉ 특별한 기구나 시설이 필요치 않다. ◉ 심장 등의 부담을 통제하기 쉽다.	◉ 무릎, 다리, 발목의 부담이 크다. ◉ 심장사나 열사병을 일으킬 수 있다. ◉ 상반신에 대한 효과가 적다. ◉ 흥미를 느끼기 힘들다.
수영	◉ 몸 일부에만 큰 힘이 가해지지 않는다. ◉ 상반신 단련이 된다. ◉ 심장에 무리가 없는 자극을 준다. ◉ 비만, 요통, 천식, 임산부에게도 좋다. ◉ 피부나 유연성의 단련도 좋다.	◉ 하반신에 대한 효과가 비교적 적다. ◉ 시설이나 계절에 따라 운동기회가 제한된다. ◉ 귓병을 일으키기 쉽다. ◉ 가벼운 기분으로 실시하기는 어렵다.
구기	◉ 경쟁성이 있어 즐겁다. ◉ 기술적 진보를 즐길 수 있다. ◉ 종목이 많아 선택의 여지가 있다. ◉ 유연, 민첩, 평형성의 단련이 있다.	◉ 자기 페이스를 지키기 어렵다. ◉ 신체의 국소에 무리한 힘이 가해져서 부상을 입기 쉽다. ◉ 상대방, 기구, 시설 등이 필요하다.

제7장 비 만

1. 비 만

비만이란 용어인 Adiposity는 라틴어의 Adeps 즉, 그리스어로 Aleipha = Oil = Fat에서 유래하였으며, Obesity(비만)는 과식을 의미하는 라틴어 Obesus의 Obed(Eataway)에서 유래되었다. 현대 산업 사회의 특징인 기계화 및 자동화에 의해서 풍부한 자원, 윤택한 생활, 노동력의 감소뿐만 아니라 칼로리가 높은 음식 섭취량의 증가로써, 현대사회의 심각한 성인병의 하나인 비만증이 생겨나게 되었다. 과거의 낮은 칼로리와 높은 섬유질이 함유된 식사에서 오늘날에는 높은 칼로리와 낮은 섬유질의 식습관 이행으로, 칼로리 섭취는 높아지고 반대로 칼로리를 소비시킬 신체활동은 감소함으로써 비만이 일어날 상승효과를 만들었다. 특히, 최근에는 소아들의 발육 가속현상으로 우리나라뿐만 아니라 세계 모든 나라에서 동일한 현상이 일어나고 있는데, 영국은 초등학교 학생의 30%가 비만이라 할 정도로 선진국에서의 비만아동 관리가 중요한 문제점으로 대두되고 있는 실정이다. 이러한 비만증은 각종 성인병의 주 위험요인 일 뿐만 아니라 비만 그 자체도 일상생활을 위축시킬 수 있다는 점에서 식이 및 운동요법을 병행 실시하여 체중조절을 하는 것이 오늘날의 성인병을 극복할 수 있는 바람직한 방법임을 명심해야 할 것이다.

비만 상태에 있는 대부분의 사람들은 사우나, 윗몸 일으키기, 또는 회전벨트를 이용하여 체지방을 제거하려고 한다든가 더욱이 식사량을 크게 감소시키고 그 횟수도 줄이며 심지어는 굶으면서까지 감량하려고 한다. 그러나 이러한 비만 해소법은 잘못된 방법임을 알 수 있다.

또한 신체적성으로 볼 때 과소체중(under weight)이나 과다체중(over weight)이 다 같이 중대한 문제점이 되는 것은 물론이나 과다체중은 보건학상 받는 피해가

보다 커 비만증의 위해는 5 D's로 집약되고 있다. 즉 용모손상(disfigurement), 불편(discomfort), 무능(disability), 질병(disease), 사망(death)이 그것이다.

2. 비만의 판정기준

비만증은 신체에 과중한 축적을 특징으로 하는 일종의 영양장해라고도 할 수 있는데 구미에서는 매우 심각한 것으로 되어 있으며 우리나라에서도 근년에 이르러 점차 이에 대한 중요성과 그 증가율에 비추어 날이 갈수록 관심이 깊어지고 있다. 그 이유로서는 특히 비만증으로부터 발생할 수 있는 여러 가지 신체의 악영향이 가중되고 있다는 사실과 수명을 단축시킨다는 견지에서 문제가 된다.

비만의 진단은 신체의 지방 량을 측정하여야 한다. 그러나 지방 량을 측정하기 위하여 체비중측정법, 생체총수분량측정법, 방사선동위원소를 이용하는 방법, X-Ray에 의한 피하 지방량 측정법 등이 있으나, 측정법이 복잡하고 어려운 점이 많아 임상적 사용에는 적합하지 못하다. 임상적으로 사용할 수 있는 방법은 체중측정과 피하지방후 측정법이다.

비만의 진단법을 살펴보면 다음과 같다.

1) 표준체중

표준체중이라고 하는 것은 이상적 체중(ideal weight), 또는 바람직한 체중(desireable weight)을 의미하는 것으로서 건강유지상 가장 적절하고 신체활동에 가장 효율적인 체중을 말한다.

표준체중의 방법에는 60종이상의 식이 발표되어 있으나 보통 쉽게 산출되며 널리 이용되고 있는 것이 브로커 지수이며 그 식은 체중(kg) = 신장(cm) - 100 (단 신장이 165cm이하는 105, 그 이상일 때는 110을 감할 때도 있다. 그러나 한국인에게 적용할 때는 브로커 지수가 부당한 점이 많다고 하였다.

2) 비만도 산출법

비만의 판정에 관해서 널리 시행되고 있는 방법은 과체중에 의한 판정이다. 이것은 연령에 관한 신장에 따른 표준체중을 설정하여 이를 기준으로 체중이 몇 % 만 하다고 판정하는 방법인 것이다. 이를 근거로 한 비만도 산출 방법은 다음과 같다.

비만도(%) = (현재체중 - 표준체중) / 표준체중 × 100

표준체중의 10%미만은 정상체중이고 11 - 19%는 과다체중, 20%이상은 비만이라고 판정한다. 물론 남자와 여자의 비만도 에는 어느 정도 차이가 있다. 비만인 사람은 당뇨병, 고혈압, 심근장애 등이 정상체중인 사람보다 많이 발생하는 것이 명백하다. 이처럼 과체중에 의한 판정은 임상적으로는 신장과 체중으로 비만을 측정할 수 있어서 대단히 편리하므로 널리 사용되고 있다.

3) 체력지수(BMI)

체격지수(Body Mass Index)는 체중(kg) / 신장(m2)로 나타낼 수 있으며 판정기준은 아래와 같다.

〈표7-1〉 체격지수에 의한 비만 판정법

구 분	남	여
정 상	20 - 25	19 - 24
과잉체중	25 - 30	24 - 30
비 만	30이상	30이상

4) 로레르(Rohrer)지수

R = 체중(kg) / 신장(cm 3) × 10 5 (체중 kg, 신장 cm)

일반적으로 로레르 지수가 1.6이상이면 비만으로 판정하지만, 한국과학기술연구소의 국민표준체위조사 보고서에 의하면 한국인인 경우에 1.5이상을 비만으로 규정하고 있다. 그러나 이 방법도 임상적으로 널리 시행되는 방법은 아니다.

5) 비만의 진단 기준과 평가

비만을 판정하기 위하여 체지방을 직접 측정해야 하나, 남녀별로 신장에 대한 체중을 고려한 표준체중 표를 이용하거나 체격지수를 사용하기도 한다.

비만 판정의 기준으로 BMI(body mass index)는 25이상(Garrow, 1988), RBW(relative body weight)는 120% 이상(Gibson, 1990), 체지방율(%body fat)은 30%이상(Bray, 1987)일 때를 기준으로 삼을 것을 제안하고 있다.

표준 체중표의 개발은 미국의 Metropolitan 생명보험회사에서 작성한 것이 가장 유명하다. 보통 표준 체중 법에 의해 10% 이상을 과체중, 20% 이상을 비만으로 판정하고 있다.

여기서 표준 체중은 Broca 지수를 사용하는데, 서양인의 경우 신장에서 100을 뺀 값을 표준 체중으로, 그리고 동양인은 (신장-100)×0.9를 표준 체중으로 삼고 있으나, 신장이 적은 사람이 비만으로 판정될 비가 높다는 것이 단점이다.

Broca 지수=(신장-100)×0.9

체지방량과 상관관계가 높은 지수는 체질량 지수(BMI)이다. (Garrow & Webster. 1985). 이러한 BMI에 대해 Manson 등(1987)은 비만과 관련뢴 위험도 평가에 이 BMI가 좋은 지표라고 하였다.

〔표8-4〕 Body Mass Index ※ 체중은 kg, 신장은 m로 계산한다.

BMI = 체중 / 신장^2

비만증의 진단에 사용되는 타당성은 〔그림8-2〕에서 보는 바와 같이 많은 남성의 검진자료에서 여러 가지 질환 예를 들면, 고혈압, 고지혈증, 고뇨산혈증, 간기능장해, 심질환, 폐질환, 소화기관 질환, 빈혈을 각각 1 point로 잡아 합병증과 BMI가 22.2라고 하며, 이 값이 지나면 합병증을 유발할 가능성이 높아진다는 것이다.

〔표7-2〕 BMI에 의한 비만의 판정

BMI지수	판정방법
25미만	바람직한 체중
25-29.9	과체중
30이상	비만

3. 비만의 분류

1) 메이어(Mayer)의 분류

메이어는 비만을 발생기전상 조절성 비만과 대사성 비만으로 분류하였다.

① 조절성 비만 : 유전, 환경, 심리적, 중추신경계 등으로 규정되는 음식물 섭취기구에 관련되어 발생되는 비만이다.

② 대사성 비만 : 내분비, 효소, 대사(특히 지방대사)의 이상으로 발생되는 것을 말한다.

2) 겔빈(Gelvin)의 분류

겔빈은 성인에 의하여 비만을 다음과 같이 분류하였다.

① 신경성 비만증

② 내분비성 비만증

㉠ 갑상선 기능저하

㉡ 부신피질 기능항진

㉢ 난소성 - 성선기능 저하증

㉣ 뇌하수체 - 시상하부질환

③ 유전성 또는 가족성 비만증

④ 체질성 비만증

4. 비만의 원인

비만은 장기간 섭취열량이 소비열량보다 많아서 과잉열량의 결과 체내에 지방이 비정상적으로 다량 축적된 것이다. 비만에서는 기초대사 열량소비는 병적 상태가 아니면 큰 변화는 없고 과잉열량상태(positive caloric balance)는 음식물의 과다 섭취와 운동량의 부족에 기인한다. 비만의 원인을 열거하면 다음과 같다.

1) 유전적 요인

비만아의 부모들을 조사한 결과를 가지고 비만의 유전적 소질을 규명하려는 시도가 이루어 졌는데, 이 연구에 의하면 대단히 비만한 아동 50명 중 30명은 한쪽 부모가 비만했으며 형제간에도 유사한 점을 보였다. 이와 같이 부모가 비만인 경우 자녀의 비만 발생빈도가 높다는 것이 발표되었으나, 환경적 요인과 유전적 요인을 분리해서 분리시켜 생각한다는 것은 어려운 일이다. 또한 이들 유전적 요인이 있다고 하여 반드시 비만이 된다거나 치료가 어렵다는 것은 아니다. 이러한 사실로 미루어 보아 비만은 유전적 소지가 많이 있으며 부모 형제 사이에 상당히 높은 상관을 가지고 있는 것으로 생각된다. 특히 음식물이 풍부하고 격심한 신체적 활동이 요구되지 않는 사회에서는 비만의 소지가 있는 가계에서 태어난 아동이 비만아가 될 가능성이 크다.

그러나 비유전적 요인이나 다른 환경적 요인도 비만을 충분히 일으킬 수 있다. 따라서 유전적 요인과 환경적 요인의 상호작용이 비만을 결정하게 된다고 봄이 타당할 것이다. 한 연구에 의하면 비만의 유전적 요인이 30%, 환경적 요인이 70%로 추정된다고 하였다.

2) 문화적 요인

음식섭취를 많이 하게 하는 문화적 요인이 있다. 즉 추석이나 명절 등과 같이 사람들로 하여금 어떤 특정한 음식을 섭취하게끔 유도한다. 이에 따른 음식섭취 양상은 문화권마다 다르다. 우리가 하루에 세끼를 먹는 것도 일종의 문화에 의한 습성으로 볼 수 있다.

3) 심리적 요인

사람들은 독서, 산책, 취미, 운동 등을 하기보다는 먹는 행위를 통해 불만과 해소하는 경우가 많이 있는데, 바로 이점이 비만의 원인이 되기도 한다.

4) 에너지소비의 감소

신체활동이 줄어짐에 따라서 신 체내에서 소모되는 에너지도 감소되므로 체내에서 소모되지 않는 당질이 지방질의 형태로 체내에 축적된다.

5) 지방효소의 이상

지방질의 전이효소 중 이상으로 인하여 전이가 정상적으로 이루어지지 못하는 경우, 체내에서 지방질을 이용할 수 없기 때문에 지방질은 피하지방의 형태로 계속 축적이 되는 한편 조직 내에서의 지방질의 필요량은 여전하므로 더욱 지방섭취가 늘어나서 비만이 가중된다.

6) 열량조절기제의 이상

두뇌의 손상으로 인하여 당질이나 지방질 등의 열량 식품섭취를 조정하는 이상이 생겨서 열량섭취가 제한되지 못하므로 일어나는 현상이다. 이러한 현상은 정신박약에서 흔히 나타난다.

7) 지방 식품의 과다섭취

음식 내용물에 지방질이 많이 들어 있을 경우, 식욕을 더욱 자극하므로 비만 현상이 심화된다. 이러한 의미에서 뚱뚱한 쥐가 몸이 마른 쥐보다 많이 먹는다는 동물 실험결과는 사람에게도 비슷한 현상으로 나타난다.

8) 지방세포설

지방세포는 생후 1년 동안 매우 빠르게 증가하며 그 후 8-9세까지는 정체 상태이거나 약간 증가하다가 13세 이후부터 점진적으로 증가하여 사춘기의 성장촉진기간에서부터 성인에 이르기까지 계속 증가하게 되며 그 이후에는 지방세포의 수는 변하지 않는다. 한편, 지방세포의 크기도 생후 1년이 되었을 때 성인 지방세포 크기의 약 1/4이 되며, 6세까지 세포의 크기가 증가하다가 그 후부터 13세까지는 거의 커지지 않는다. 그 이후 조금씩 세포의 크기가 증가추세를 보이다가 성인이 되어 지방세포의 수가 다 형성되면 에너지 섭취량의 증가에 따라 지방세포의 용적이 커진다.

9) 식사생활 양식

사람에 따라서는 동일한 내용의 식사를 하여도 체지방률이 높지 않은 경우도 있다. 그 원인으로서는 체질, 유전, 에너지소비량 등 각종 인자가 관계하고 있는 것으로 생각된다.

한 연구보고에 의하면 1일 총 에너지 섭취량을 같게 하고 이 에너지량을 하루에 한 번에 섭취하는 경우와 5-6회 나누어서 섭취하는 경우를 비교한 바, 전자에 있어서 후자보다 체중증가가 높다고 하였다. 즉 비만자는 일반적으로 식사회수는 적으나 한 번에 섭취하는 양이 많다는 특징을 나타내고 있다. 그러나 이러한 결과에 대해서 반대적인 보고도 있어 아직 정착된 학설이라고는 할 수 없다. 통계적 관찰에서는 역시 식사회수가 적고 한 번에 많은 양을 섭취하는 것이 비만과 직결된다고 하고 있다.

그러한 이유 중에 하나는 1회 다식에 따라 인슈린(간세포, 근세포, 지방세포에 작용하여 당질, 지질, 단백질의 합성을 촉진하는 홀몬)의 분비가 증가되고 그에 의해 지방 합성이 활성화되기 때문이라고 추측된다.

또한 비만자에게서는 야간에 집중적으로 식사를 섭취하는 경향이 크다는 것을 알 수 있다. 이런 식사 생활을 야식증후군이라고 부르기도 하는데 남자보다 여자에게 많은 것으로 되어 있다.

그러므로 일상의 식생활에 있어서 간식을 삼가고 하루 세끼를 균형 잡힌 영양식으로 충분한 시간동안 잘 씹어 먹도록 하며, 가능하면 저녁식사는 가볍게 먹도록 하고 늦은 시간의 식사는 삼가도록 하는 것이 좋다.

10) 운동부족

운동부족이 비만에 중요한 영향을 미치고 있다는 연구보고들이 제시되고 있다. 예를 들면, 성인 비만의 80-86%가 청소년시기에 비만이 발생하였고 이러한 사실로서 과식보다는 운동부족이 더 중요한 요인으로 지적되었고, 직업, 사회적, 경제적 배경이 같은 남녀의 비만인과 정상인의 하루에 걸은 평균거리를 비교한 결과 비만여성이 정상여성보다 41%를 적게 걸었고, 비만남성은 정상남성보다 39%를 적게 걸었음을 나타냈다. 또한 여름캠프에서 여학생들을 대상으로 3가지 스포츠를 실시하는 동안에 사진을 촬영하여 분석한 결과, 일정 시간 내에 수영하는 시간의 비율을 보면 평균적으로 정상학생들이 55%인데 비하여 비만학생들은 9%에 불과하였다.

이런 점들로 보아 비만자들은 칼로리 섭취량이 정상인과 유사하지만 칼로리를 소모하는 운동에 소극적인 습관이 주류를 이루고 있음을 나타내었다. 그러므로 어렸을 때부터 다양한 운동습관을 길러 성인이 되어서도 항상 건강한 생활을 하기 위하여 운동의 중요성을 인식하고 행하여야 할 것이다.

성인의 비만은 지방조직 증식을 별로 없고 주로 지방세포의 비대에 의하여 소아비만은 주로 지방조직 증식에 의한다. 지방조직의 증식에 의한 비만은 난치이며, 소아비만에서 성인비만이 유발하는 원인이다. 그러므로 소아비만의 방지가 성인비만의 예방책으로 제창되고 있다.

5. 비만의 문제점

1) 심장병

비만자는 심장병을 앓기가 쉽다. 체중이 증가하면 그만큼 몸의 면적도 커지게 되는데 이는 피의 순환시스템을 좀 더 늘려야만 하기 때문에 정맥, 동맥, 모세관 혈관 등은 그에 따라 증가되어야 한다. 이러한 체중증가로 인하여 심장활동은 더 많은 부담을 갖게 된다.

스미스(Smith)와 윌리암스(Williams)의 연구에 의하면 136명의 비만자를 해부해 본 결과 이 중의 7%가 심장에서 지방의 축적에 의해 심장마비를 일으켰음을 밝혔다. 그러므로 사망률이 심장병이나 또 다른 심장조건 때문에 야기되는 비만자들이 정상인보다 1.5배 더 크다는 결론이 나왔다.

2) 당뇨병

비만인 사람들은 유전성의 당뇨를 예방하는데 불리하다. 부모가 당뇨병에 걸렸다고 해서 모든 후손들이 당뇨병을 갖는다는 것은 아니며, 적절한 식이요법으로 발병을 막거나 지연시키는 것은 가능하다. 만약에 그것이 유전성 당뇨병이라면 비만이 이 병을 가져오는데 당뇨병에 의한 사망률을 추정해 보면 25%이상의 비만자들은 정상인보다 8배가 높고, 체중이 평균보다 미달인 사람보다 사망률이 13배나 높았다.

3) 편평족

뚱뚱한 사람들은 정상인보다 더 많은 하중을 다리에 가하게 되므로 다리에도 문제가 생기며, 평발이 되기 쉽다.

4) 관 절

비만자에게는 무릎, 허리, 발목의 연결부분에 큰 부담을 주기 때문에 정상인보다 근육에 무리가 가해지게 되므로 경련을 일으키기도 한다.

5) 탈 장

복부에 지방이 축적됨에 따라 복부의 팽창감(abdominal pressue)이 증가하게 된다. 만약 복부 벽이 약하면 지방은 복부의 약한 곳을 통해 장의 일부분이 돌출되기 때문에 일시 긴장감을 줄지도 모른다.

헤르니아스(Hernias)의 연구에 의하면 마른자 보다 비만인 사람이 이러한 경우가 더욱 번번이 일어난다고 하였다.

6) 고혈압

고혈압 증세는 비만인 사람이 정상인 보다 2배 이상 걸리기 쉽다. 이러한 증세는 체중을 줄임으로 때때로 안정이 되는 수도 있다.

혈압은 지방이 축적될수록 높아지는 경우가 있다. 왜냐하면 비만인 사람의 심장은 피의 흐름을 순환시키는데 추가적인 부담을 안고 있기 때문이다. 이것은 마치 피의 흐름을 언덕길로 밀어 올리는 것과 같다고 할 수 있다. 노후 되고 약해진 혈관에서 위험률이 많아지며, 혈압이 높아지면 혈관이 파괴되어 건강을 해치거나 심할 경우 사망하게 된다.

7) 정신적인 문제

비만은 정신적인 문제가 원인이 되거나 그 결과로 인하여 발생될 수도 있다. 이 두 가지 형태 중에 정신적인 비만이 있으며, 반작용적인 비만은 주로 중년층에 온다.

(1) 개개인은 이러한 정신적인 반작용으로 과식을 하게 된다.
(2) 과식은 불안정, 고독감, 긴장, 근심, 패배 및 무시에 의한 결과로 발생한다.
(3) 사회적인 접촉을 두려워하여 사람들과의 만남을 회피한다.
(4) 열등의식과 부끄러움으로 사회활동에 불참하기도 한다.

6. 비만과 치료

비만의 치료라고 하더라도 그 배경까지 고려한다면 결코 간단한 것은 아니지만 비만의 치료법으로서 식사, 운동, 약물 및 외과적 요법 등을 들고 있다. 그러나 약물 및 외과적 요법은 보수적 수단에 속하므로 여기서는 식사요법과 운동요법에 관해서만 설명하도록 한다.

1) 비만과 식이요법

식이요법은 비만의 원인치료법이며 비만치료의 기본이 된다. 비만의 식이요법은 섭취열량을 감소시키고 지방 증가를 방지하는 저열량 식이요법, 감식요법, 감체중 식이요법이다. 저열량 식이요법은 장기간 실시하여야하며 공복감, 쇄약감 등으로 실천 불가능한 저열량 식이요법은 안 되고, 미각상 취급할 수 있는 식이라야 하며 또 환자는 식욕이 항진되어 있을 때가 많아서 식이요법을 실시할 굳은 결심이 있어야 된다.

따라서 식이요법에서는 열량감소로 별 고통을 받지 않고 장기간 실시하여 체중을 서서히 감소시키는 것이 바람직하다.

저 열량식으로서 열량은 1일 1,400 - 1,800Kcal가 추천되어 왔으나 이런 방법으로서는 불확실하다고 하여 비만에서 열량을 감소할 수 있는 한계는 1일 600Cal로 되어 있다. 브라우스타인(Braunstein)은 여러 가지 방법을 제시하였는데

(1) 상식적인 열량감소(common sense reduction),

(2) 섭취열량에서 1일 1,000Cal 감소,

(3) 1일 섭취열량 1,000 - 1,200Cal,

(4) 간헐적인 단식 등이다.

당질은 심하게 제한다면 (ketosis)가 발생하므로 1일 0.5 g/kg까지 제한할 수 있다고 하였다. 최근 인슈린 분비 자극이 적은 식이로서 저당질 식이가 비만의 식이치료로서 강조되고 있다. 저열량식이는 지방감소가 목적이며 단백질 감소가 발생하여서는 안 된다. 양질의 단백질이면 1일 22 - 35g의 공급으로 좋다고 한다. 지방은 열량이 많으므로 저열량식이에 많이 사용할 수가 없다. 그러나 동일 열량의 식이에서는 고지방식이 고당질식이 보다 체중감소 효과가 현저하다. 이는 고지방식이 내인성 인슈린을 감소시키기 때문이다.

저열량식이에는 비타민의 공급을 충분히 고려하지 못하므로 종합 비타민을 첨가하는 것이 필요하다. 저열량식이의 재료는 공복감을 방지하기 위하여 저열량, 혹은 무열량의 재료를 많이 사용하여 식이량을 증가시키도록 노력하여야 하며 식사회수는 1일 3회가 좋다.

일반적으로 열량을 감소시키면 수일간은 주로 단백질이 상실되고, 그 후로는 주로 지방이 상실되므로 저열량식이요법의 시작에서는 체중감소가 현저하나 그 후에는 체중감소가 현저하지 못하게 된다.

식이요법의 결과를 체중변화만으로 판단하기에는 어려운 점이 있다는 것을 유의하여야 한다. 여기에서는 브라운사타인의 방법을 참고로 하여 치료법과 시간표를 간략히 설명하고자 한다.

(1) 상식적 열량감소

일정한 양의 칼로리를 감소하는 것이 아니고 상식적으로 열량이 많은 음식을 가급적 피하거나 감식하는 것이며 단백질은 자유롭게 섭취하고 당질식품과 지방식품은 피한다.

특히 밥, 떡, 빵, 면류, 설탕, 과자, 유지사용, 지방이 많은 육류, 버터, 아이스크림, 우유, 계란, 주류 등을 피하거나 제한하며, 야채와 과일(바나나, 감은 제외)은 자유롭게 섭취해야 한다. 두부는 당질이 적고 단백질이 많아서 좋다.

(2) 각 개인의 섭취열량에서 1일 500Cal 혹은 1,000Cal 감소하는 방법

현재 각 개인이 섭취하고 있는 열량 중 체중감소의 필요성이나 결심에 따라서 1일 500Cal 혹은 1,000Cal를 감소시키는 두 가지 방법을 제시하였으며 비교적 용이하게 실천할 수 있는 방법이라고 할 수 있다. 우리나라 성인의 1일 권장량은 남자가 2,200 - 2,600Cal, 여자는 2,000 - 2,100Cal로 되어 있어 500Cal나, 1,000Cal를 감소시키면 1일 어느 정도의 열량을 섭취하게 되는지 짐작할 수 있을 것이다.

(3) 1일 1,500Cal, 1,000Cal의 저 열량의 일반 식이와 고지방식이요법

1일 1,500Cal의 식이는 체중감소 효과가 단시일 내에는 불확실 할 것이나 장시일 계속함으로써 효과를 얻을 수 있다. 1일 1,000Cal이하의 식이로서는 단시일에 확실한 체중감소의 효과를 얻을 수 있다. 그러나 이러한 저열량식이요법에서는 결심과 인내심이 필요하며 실천이 문제된다.

동일열량의 식이에서도 일반식과 고지방식으로 구분하였으며 체중감소 효과는 동일열량식 중 고지방식에서 더 기대된다. 그러나 고지방식은 식사량이 일반식보다 더 적고 한국인 식성으로 봐서 과연 다량의 지방이 구미에 맞아서 섭취할 수 있는지 의문이 간다.

이런 목적과 동맥경화치료를 위하여 저 열량의 잣죽, 깨죽 등은 좋을 것이다.

(4) 절식요법

수분, 비타민, 미네랄만 허용하고 기타는 절식하는 방법이며, 저열량식이요법 중 10일내지 2주간 단식을 하거나 1주일간에 1일 씩 단식시키는 방법을 취하고 있다. 이 요법으로 체가중은 단시일에 급격히 감소되나 체단백 상실이 많고 무기력, 권태, 신경과민, 현기증 등 저혈당 증상과 저혈압, 구토 등 위장 증상 등이 발생하여 일반요법으로서는 권장할 수 없다고 생각된다.

이상 비만에 대한 식이요법의 원칙과 몇 가지 방법을 제시하였다. 결국 체중감소의 필요성에 따라 각 개인이 실천할 수 있는 방법을 택하여 장시일 굳은 결심으로 꾸준한 식이요법과 아울러 운동요법, 정신요법의 병행이 비만치료의 성과를 얻을 수 있을 것이다.

2) 비만과 운동요법

현재까지 알려진 바로는 중간정도의 비만증에서는 규칙적인 운동을 하는 것이 유익한 것은 분명하나 심한 비만증에서는 운동능력이 제한되어 있고 체중부하운동을 하기가 어려우며, 감독자 없이 운동을 계속하기엔 위험을 따른 문제점들을 지니고 있어 이들에서의 성공적인 치료를 위해서는 운동의 강도, 시간 및 종류의 선택에 세심한 주의를 기울일 필요가 있다.

(1) 운동과 체중감량

운동은 칼로리 섭취, 에너지 섭취 및 체조직의 성분에 영향을 미침으로 체중감량에 관여하고 알려져 있다.

가. 칼로리 섭취에 운동이 미치는 영향

운동이 칼로리 섭취에 미치는 영향은 오랫동안 관심의 대상이 되어 왔으나 지속적인 에너지 소비의 중가는 칼로리 섭취를 증가시키는 것으로 나타났다. 에너지 소비 증가에 대한 칼로리 섭취의 보상적 증가는 체지방이 적은 경우에만 일어날 가능성이 있음을 시사하고 있다.

나. 운동이 에너지 소비에 미치는 영향

에너지 소비는 안정 시 대사 에너지량과 식품의 발열효과, 운동의 발열효과, 및 날씨 등의 환경 변화에 따라 구분될 수 있다.

최근 연구에 의하면 저칼로리 식이와 운동을 병행함으로서, 저칼로리 식이때 보상적으로 나타나는 안정시 대사 에너지량의 감소를 막을 수 있다고 하였다.

음식의 섭취는 에너지 소비의 속도를 증가시키는데 이를 식품의 발열효과라고 하며 비만증에서는 식품의 발열효과가 저하되고 있다고 알려져 있다. 비만증의 체중감량 프로그램에서 식후 운동의 유용성은 아직 명확하지 않다.

다. 운동이 체조직 구성에 미치는 영향

체지방의 양은 체중이나 체중지수와는 별 상관이 없으며 체지방의 측정을 위해서는 수중체중이나 피부두께를 측정하여 체지방율을 계산하는 방법을 사용한다.

칼로리 제한을 하면 초기에 일정량의 체중감소를 보이나 이는 체지방의 감소보다는 체수분 감소로 나타나는 경향이 크며, 결국 체지방의 감소의 비해 근육 등 활동조직의 감소량이 많아질 염려가 있다.

칼로리 제한과 운동의 병행은 무지방 체중을 보전하면서 체지방을 상대적으로 많이 감소시키는 것으로 알려져 있다며, 운동에 의해 특정 부위의 지방조직을 선택적으로 변화시킨다는 근거는 없다.

(2) 운동처방의 일반지침

가. 체지방 감소에 필요한 운동처방

1주일에 3회 이상, 주당 최소 900Cal의 에너지를 섭취할 수 있는 운동을 하여야 하며, 이를 위해서는 유산소성(aerobic)운동이 가장 효과적인 것으로 알려져 있는데 이는 대근근육을 율동적으로 움직이기 때문이다.

나. 산소성 운동능력을 향상시키는 운동

산소성 운동을 위한 일반지침은 주당 3 - 5일, 최대산소소비량의 50 - 85%, 또는 취대심박수의 60 - 90%에 해당하는 운동 강도로 15 - 60분간 운동을 하는 것이다.

다. 호응도

비만증 치료시 운동요법의 가장 큰 제한은 장기 운동프로그램에 대한 호응도가 떨어지는 것이다. 이는 시간의 제한, 불충분한 자기관리, 지루함, 불쾌감, 느린 체중감소 및 부상 등의 이유 때문이다.

(3) 지상운동

가. 걷 기

비만증에서 걷기는 몇 가지 장점을 가지고 있는데 언제, 어디서, 혼자서, 또는 집단으로, 특별한 복장을 준비할 필요 없이 가능하며 관절에 무리가 적다는 것이다.

단점은 같은 양의 에너지 소비를 위해 다른 운동에 비해 더 많은 시간이 소요된다는 점이다.

나. 조 깅(jogging)

걷기와 마찬가지로 매우 간편하게 할 수 있으며 비교적 단시간에 원하는 정도의 운동효과를 얻을 수 있다는 점이다. 단점은 체중부하가 관절에 가해질 수 있는 스트레스와 불편감, 부상 등이다.

다. 자전거 에르고 미터

체중부하에 따른 관절에 무리가 적고 운동부하를 조절할 수 있으며 날씨와 관계없이 할 수 있고 남의 눈에 띄지 않는다. 단점으로는 설비에 돈이 많이 들고 쉽게 지루해질 수 있으며 다리에 국한된 불쾌감이 있을 수 있다.

라. 에어로빅 댄스

음악에 맞춰서 할 수 있고 사교성이 있는 매력이 있지만 운동 강도의 변화가 심하고 도약과 달리기 등은 비만한 사람에게는 관절에 무리를 주기 쉽다.

(4) 수중운동

가. 수 영

관절에 무리가 적고 발열에 의한 불쾌감이 적으며 산소성 운동이 가능하지만, 운동능력과 기술이 필요할 뿐만 아니라 수영장에서의 노출을 거북하게 한다는 단점이 있다.

나. 수중 자전거 에르고미터

지상에서의 에르고미터보다 관절의 부상이나 발열에 의한 불쾌감이 적으나, 쉽게 구할 수가 없고 유지하기가 어렵다.

이밖에 수중 에어로빅댄스, 게임 등 새로운 수준운동이나 프로그램이 있지만 앞으로 비만증에 효과적인 운동처방을 위해서는 더욱 많은 연구가 필요하다.

〔표8-6〕 비만에 의한 질환의 상태

1. 내과적 질환

(1) 내분비 · 대사질환

① 고인슐린혈증, 인슐린비의존형당뇨병 ② 고지혈증, 저HDL-C혈증
③ 고요산혈증(통풍) ④ 성장호르몬 분비 저하

(2) 순환기질환

① 동맥경화증 : 관상동맥질환, 뇌혈관장해 ② 고혈압증, 심비대, 심부전
③ 만성신염, 단백뇨 ④ 정맥혈전증

(3) 소화기질환

① 지방간 ② 담석증

(4) 호흡기질환

① 폐포성환기장해 ②수면시 무호흡증후군

2. 정형 외과적 질환

① 변형성관절염 ② 척추 탈주증

3. 산부 인과적 질환

① 난소기능장애 : 월경이상, 불임증 ② 자궁암 ③ 임신. 분만합병증

4. 피부과적 질환

① 피부염 ② 다한증
5. 외과적 질환
① 헤르니아(탈장) ② 마취

제 8 장 트레이닝(Training)

1. 트레이닝의 개념

트레이닝이란 경기력을 향상시킬 목적으로 신체에 일정한 자극을 계획적으로 주는 과정을 의미한다. 경기력은 일반적으로 체력(기초체력 · 전문체력) 기술 시합전략, 영양, 관중 등 여러 가지 요인에 의해 영향을 받는데 선수를 대상으로 한 훈련에는 이러한 모든 요인이 대상이 되며 일반인을 대상으로 한 훈련에 체력요인 가운데서도 과도한 피로 없이 일상생활을 영위하는데 필요한 신체적 조건으로 정의되는 기초체력, 다시 말하면 건강과 직접적인 관련이 있는 기초체력에 한정된다.

인간은 출생하면서 음식물을 섭취하여 이를 자기 세포에 공급하여 줌으로써 점차 성장 발육한다.

이와 같은 생체의 발육은 외부로부터의 자극 또는 내부로부터의 자극이 있을 경우 그만큼 촉진된다.

즉, 근육조직은 근육운동에 의하여 근육 내 화학변화를 왕성히 하여 단백질의 조성이 증가하고 그 결과 근육의 비대 및 근력 증가가 나타난다.

한편 인간은 아주 조용히 걷고 그리고 조용히 앉아 지내더라도 어느 정도의 발육(형태의 증대 및 기능의 향상)은 나타나는데 이와 같이 자극을 될 수 있는 한 최저로 하였을 때 나타나는 인간의 최저 발육상태를 “최저한계(minimum limit)의 발육”이라 한다.

이렇게 최저 한계로 발육된 인간은 성숙하여 외계의 자연적, 또는 인위적 자극이 심한 환경에 놓일 것 같으면 강한 자극 때문에 조직은 흥분하여 쉽게 피로하여지며, 적극적인 방위 능력이 없으므로 생존에 위협을 받게 된다. 그러므로 인간은 어릴 때부터 자연의 힘에 이겨낼 수 있는 체력을 길러 주어야 하는데, 이와 같은 체력 향상은 체육을 통하여 발육 과정에 적절한 자극을 의도적으로 줌으로써 효과를 얻을 수 있다.

한편, 최저 한계의 발육을 유지하기 위하여 필요한 자극과 최저 한계 이상의 발육을 얻기 위하여 필요로 하는 자극은 서로 본질적으로 다른 것이 아니며, 질과 양에 차이가 있을 뿐이므로 함께 발육자극 이라 하는데, 발육자극의 효과가 최대인 경우의 신체 발육을 "최고 한계(maximum limit)의 발육"에 도달되었다고 하며, 이 최고의 한계의 발육에 도달하기 위하여 필요한 발육 자극, 즉 자극조건을 트레이닝(Training)이라 한다.

그러므로 트레이닝을 일반적으로 다음과 같이 정의 한다.

"인간은 개인에 따라 특유한 발달의 한계를 갖고 있다. 그러므로 운동의 자극이 그 사람의 최대의 발달 한계에까지 도달시키지 못하는 일이 있다. 이때 트레이닝이란 것은 인간의 미발달로 끝나려는 능력을 완전히 최대한으로 발달시키려는 것이다."

다시 말하면, 트레이닝이란 인간의 능력을 최대한으로 향상시키려는 노력의 의미를 갖고 있으며, 따라서 트레이닝에서의 과학의 역할은 인간의 발육이 최저 한계와 최고 한계 사이에서, 자극에 의하여 어떻게 변화하는가, 즉 자극의 질과 강도에 따라 어떻게 변화된다는 것을 규명하면 된다.

2. 트레이닝의 원리

1) 과부하의 원리

과부하의 원리란 말 그대로 신체가 외부로부터의 자극에 대하여 적응을 일으키려면 그 자극이 신체의 능력이 지탱할 수 없을 정도의 강도 있는 것이라야만 트레이닝의 효과가 나타난다는 원리이다.

그리하여 신체의 적응능력 이상의 부하(load)를 계속함으로써 적응수준을 높여 트레이닝으로서의 목적을 달성하고자 하는 것이며 훈련기간 중에는 반드시 과부하 훈련의 원리를 적용해야 한다.

2) 훈련 빈도의 원리

훈련은 장기간에 걸쳐 자주 실시되어야 한다. 훈련의 빈도는 주 3회, 2개월 이상이 좋다. 이때 집중훈련은 신체의 균형을 깨뜨릴 위험이 있기 때문에 피하는 것이 좋다.

3) 계속성의 원리

계속성의 원리란 앞서 말한바와 같이 트레이닝을 계속함으로써 나타난 효과를 지속시킬 수 있다는 원리이다. 그리하여(그림8-1)에 비례해서 그 효과가 감퇴되어 원상태로 돌아가고 만다. 따라서 한 번의 트레이닝 시간은 비록 짧다 하더라도 이것을 계속하여야만 그 효과가 지속된다.

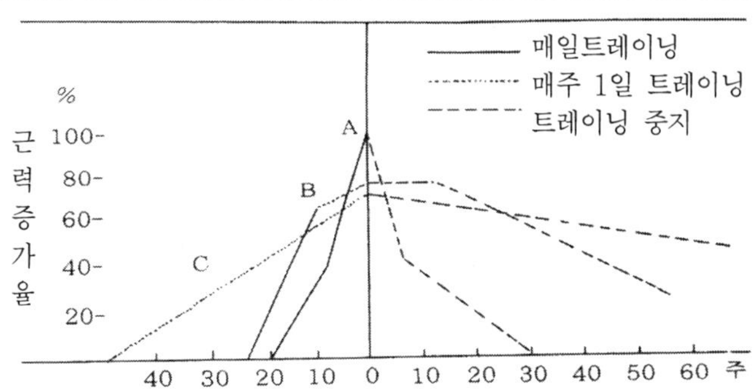

(그림8-1) 근육트레이닝효과의 그 손실의 관계

4) 특수성의 원리

훈련효과는 사용한 훈련자극의 형태에 국한하여 나타난다. 이 말은 훈련효과는 사용한 에너지 체제, 근육군, 사용되고 있는 동작의 범위에 한정되어 나타난다는 것을 의미한다. 훈련을 통하여 얻는 것은 훈련한 내용 그 자체임을 기억해야 한다. 예를 들어 무산소운동 훈련은 무산소에너지 체제의 증강에만 그 효과가 나타나며 유산소 운동 에너지 체제의 증강에는 도움을 주지 못한다.

5) 개별성의 원리

개별성의 원리란 각 개인의 능력 및 체력의 조건에 따라서 트레이닝 방법을 그에 맞도록 선택한다는 원리이다. 그리하여 체력이 강한 사람은 강한 방법을 선택하는 것이 효과적이다. 체력이 약한 사람은 또한 약한 트레이닝을 선택하는 것이 효과적이다.

6) 점진성의 원리

우리들의 신체구조는 마치 기계와 같기 때문에 너무 무리하면 고장이 생긴다. 따라서 처음부터 몸에 과격한 트레이닝을 하면 도리어 해로운 것이다. 그리하여 점진성의 원리란 우리의 몸에 주는 부하(load)를 갑자기 많이 주지 말고 단계적으로 천천히 주어서 트레이닝의 효과를 얻자는 원리이다. 이 원리를 가장 잘 살리고 있는 트레이닝 방법이 웨이트 트레이닝(weight training)법으로, 처음에는 자기 몸에 알맞은 것부터 시작하여, 어느 한계에 도달하면 좀 더 무거운 것으로 빈도와 시간을 점진적으로 증진시켜 나간다.

7) 자각성의 원리

트레이닝도 다른 운동종목의 연습과 마찬가지로 강렬한 스스로의 욕구 밑에서 계획적으로 실시하는 것이 더욱 효과가 크다는 원리이다.

즉, 트레이닝은 왜 필요한가를 알고 그 필요한 트레이닝을 꼭 하지 않으면 안 된다는 절대적 의식을 가져야 하며, 그에 필요한 트레이닝 방법을 자각하여 이것을 실시해야 한다는 것이다.

종래의 트레이닝을 볼 것 같으면 아무런 원리에도 입각하지 않고 뚜렷한 목적의식도 없이 다만 경험적인 방법을 되풀이하거나 선배들의 말에 맹종하여 왔던 것이다. 이렇게 하면 많은 노력에도 불구하고 큰 효과를 보지 못하고 만다.

8) 융통성의 원리

훈련내용은 개인차에 따라 반드시 융통성 있게 조정될 수 있도록 짜여져야 한다. 정기적으로 수행된 평가결과는 선수에게 자극이 될 뿐 아니라 개별화 훈련을 심화시킬 수 있는 지도 자료로써 활용할 수 있다.

9) 목표설정의 원리

훈련내용은 장기목표를 달성하기 위하여 일련의 단기목표를 설정하고 단계적으로 시행해 나갈 수 있도록 설정되어야 한다.

10) 훈련효과의 원리

훈련효과는 자체훈련기간에 걸쳐 일정하게 나타나지는 않는다. 고원현상(Plateau)이나 슬럼프기간에 흔히 훈련효과가 나타난다. 따라서 선수는 이러한 기간에 꾸준한 연습을 해야 하며 절대 신념을 잃지 말아야 한다.

11) 평가의 원리

훈련의 평가는 반드시 정기적으로 실행되어야 한다. 평가는 훈련 출발점을 결정하기 위해 훈련전 평가를 할 수 있는데 이러한 평가는 훈련이 끝날 때까지 약 2주만에 한 번씩 정기적으로 계속해야 한다. 훈련이 시작되면 위의 방식으로 계속 평가되어져야 한다.

3. 트레이닝 시의 유의점

트레이닝에 의하여 효과를 올리기 위해서는 트레이닝의 원리에 입각하지 않으면 안 된다. 그리하여 무엇보다도 자기의 능력에 따른 트레이닝 처방을 설정하여 이것을 계속 실시한다는 것이 중요하다. 그러나 트레이닝의 효과를 급속하게 획득하려고 서둘러 트레이닝의 처방을 무시하고 강도나 시간 또는 반복횟수를 지나치게 했을 때에는 아무런 효과를 거둘 수 없을 뿐 아니라 반대로 감소를 초래한다. 이와 같은 상태에 있어서의 트레이닝을 "오버 트레이닝(over training, 과다훈련)"이라고 한다. 오버트레이닝의 되었을 때는 뚜렷한 원인이 없는데도 불구하고 점차 기록이 저하된다. 이것을 흔히 "슬럼프(Slump)"라고 부른다.

이때는 신체적으로 과로의 상태에 있는 것이며, 그것은 체중의 감소와 불면증으로써 알아낼 수 있다. 체중이 줄어드는 것은 트레이닝으로 해서 운동 에너지 소비량이 음식물로써 섭취하는 에너지양을 상회하는데서 일어난다. 잠이 안 오는 것은 신경계통에 변조가 일어나 신경질 증상, 불안, 과민증상 등이 일어나기 때문이다. 특히 자율신경계통에 불안상태가 일어나 호흡, 순환대사의 기능이 장애를 받게 된다. 또한 심장에는 불 수축 혹은 부정맥(맥박의 불규칙 현상) 등이 일어나 신전도에는 ST의 저하, 운동 후 맥박수 회복의 지연 등이 일어난다.

오버 트레이닝의 경우에는 트레이닝을 아주 중단하거나 혹은 가볍게 계속하는 것이 그 해결책으로 생각되지만, 그 정도에 다라서 3단계로 분류하여 회복을 도모하는 것이 좋다.

① 심한 경우에는 트레이닝을 중지하고 조용히 쉰다.
② 중 정도의 경우에는 트레이닝의 질과 양을 바꾼다. 즉 그때까지 해 온 트레이닝에 대하여 새로운 자극이 될 만한 트레이닝 처방으로 바꾸는 것이다.
③ 가벼운 경우에는 종전과 마찬가지로 질은 그대로 두고 양만 적게 하여 계속한다. 트레이닝 중 가장 효과가 큰 것은 웨이트 트레이닝(weight training)인데, 그 방법을 잘못하면 오히려 반대적인 효과로 몸을 망칠 가능성이 많다. 따라서 실시할 때 다음과 같은 점에 유의해야 한다.

① 적당한 부하의 선택 ② 점진적인 실시
③ 충분한 워밍업(warming-up) ④ 바른 자세와 정해진 방법으로써의 반복
⑤ 실시장소의 선정 ⑥ 기구의 적절한 사용

4. 트레이닝의 구체적 계획

트레이닝은 구체적으로 수립할 때 다음 다섯 가지 요소를 고려, 조정할 수 있어

야 한다.

1) 훈련강도(Intensity)

훈련의 강도는 운동 중에 부하되는 자극의 정도를 의미한다. 여기에서 자극의 정도는 어떤 운동에 필요로 하는 단위시간내의 산소섭취량의 크기 혹은 스피이드, 중량(저항)으로 표시할 수 있다. 예를 들면 육상, 스케이팅, 수영의 경우에는 이를 수행하는데 필요한 스피이드가 훈련의 강도가 될 수 있으며 웨이트 트레이닝 경우에는 중량(resistance)이 훈련의 강도가 될 수 있다. 근력을 증강시키기 위해서는 무거운 중량과 반복빈도를 적게 하는 것이 효과적인데 비해 지구력을 증강시키기 위해서는 가벼운 중량(저항)과 반복빈도를 많이 하는 것이 효과적이다.

2) 훈련기간(Duration)

훈련기간은 선수가 휴식 없이 과부하 상태로 훈련하는 시간의 길이를 의미한다. 훈련의 성과를 높이기 위해서는 적정기간을 정해야 하는데 적정기간에 대한 정확한 기준은 없으나 1일 최하 30분, 격일로 1주일에 3일, 3개월을 기준으로 제시하고 있는 학자가 많다. 물론 이러한 기준은 일반인의 체력증강을 위한 것이며 선수의 경쟁력 향상을 위해서는 별도의 기간계획이 수립되어야 한다.

3) 훈련량(Volume)

훈련의 량은 과부하 상태에서 훈련하는 전체시간을 의미한다. 만일 훈련이 연속적으로 수행된다면 기간과 량은 동일하다. 그리고 훈련과 휴식이 번갈아 수행된다면 훈련 량은 휴식시간을 포함한 전체시간을 의미한다.

4) 휴식기간(Rest Periods)

휴식기간은 훈련과 훈련 사이에 과부하 상태에서 회복을 위해 선수에게 주어지는 시간의 길이를 의미한다. 대체로 휴식기간은 훈련기간과 관계가 있으며 훈련대 휴식의 비율도 1:6정도이다. 이러한 휴식기간은 개인차에 따라 다르게 적용하는 것이 효과적이다.

5) 반복(Repetitions)

반복은 주어진 훈련 중에 특수한 연습이나 훈련내용을 몇 차례 반복하느냐 하는 횟수를 의미한다.

일반인과 선수 간에는 차이가 있으나 앞에서 언급한 바와 같이 일반인은 주 3회 정도로 충분하며 선수는 이보다는 자주 해야 한다.

5. 트레이닝의 방법

1) 웨이트 트레이닝(Weight Training)

근육의 증대와 근력의 증대를 위하여 바벨(Barbell) 혹은 덤벨(Dumbbell)과 같은 무거운 물건을 들든지, 엑스밴드와 같이 스프링의 수축력을 이용하든지 혹은 자기의 체중을 활용하든지, 고정된 물체를 밀든지, 중량물 부하 또는 저하 운동을 이기든지 하며 수축 활동시키는 트레이닝의 방법이다. 웨이트 트레이닝은 근력을 증대시킬 뿐만 아니라 근육의 활성화를 현저하게 높여주므로 스포츠의 보조운동으로서 유효하다. 또 각종의 신체적 교정이나 치료를 위한 운동으로써 매우 유효하며 이용 범위가 넓은 트레이닝이다.

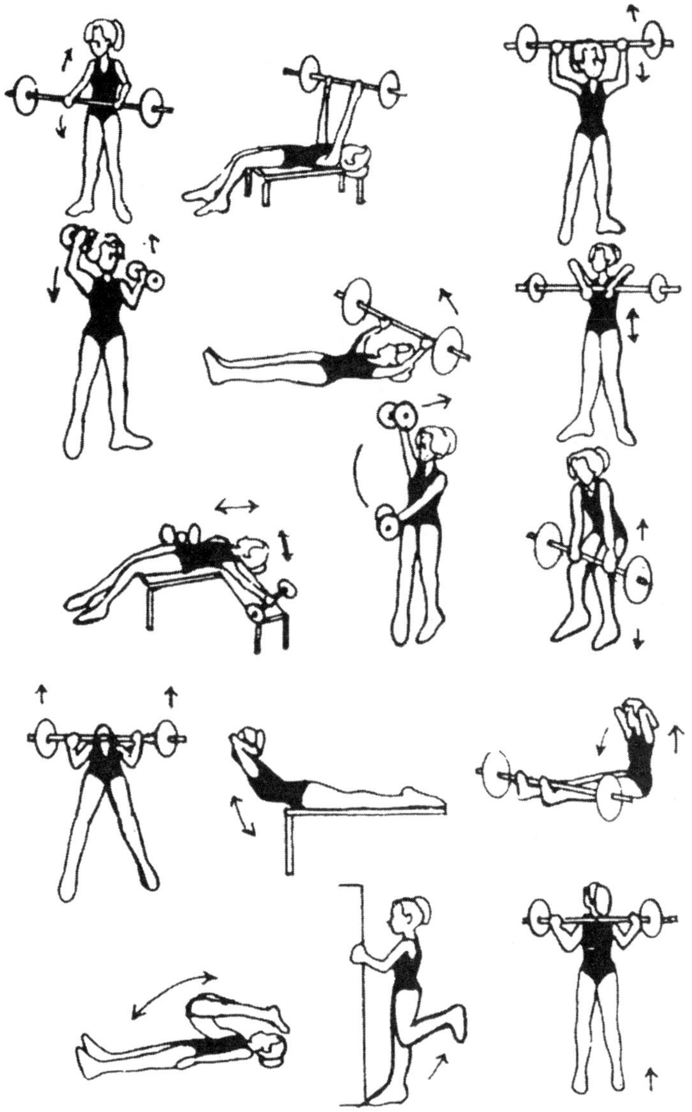

(그림8-2) 웨이트트레이닝의 방법

웨이트 트레이닝을 실시함에 있어서 고려해야 할 기본적인 조건은 ① 트레이닝을 위한 부하량 ② 그 반복 횟수 ③ 일정단위 부하량의 반복을 1로는 점진적 과중부하량의 방법을 취하지만 부하량의 결정은 대부분의 경우 뮐러(G.N. Muller) 또는 훼딩거(Hetinger)에 의한 「근육의 최대 트레이닝 효과는 최대 근력의 2/3 이상의 부하 자극을 주면 충분히 얻을 수 있다」는 연구성과를 기준으로 해서 정하고 있다. 즉, 부하의 강도는 최대근력의 2/3 이상을 써서 그때의 가능한 최고 또는 최고에 가까운 반복을 한다. 일반적으로 이 경우의 반복횟수는 8~15회를 한도로 한다.

한편, 근지구력의 트레이닝은 부하량을 최대근력의 1/3 ~ 2/3의 범위로 하여 반복 횟수를 많이 한다.

세트(set)의 반복을 목표로 하는 근력에 의하여 달라지며 일반적으로 한 종목에 대해서 세트 사이에 짧은 휴식을 주어 3~5세트의 반복이 효과적이라고 한다. 그러나 보다 강한 근력을 필요로 할 경우에는 7~10세트의 반복이 필요하다. 세트 사이의 짧은 휴식은 1~3분 정도가 적당하다.

스포츠 종목에 구애받지 않은 모든 종목에 공통된 시즌 오프(season off) 때의 웨이트 트레이닝의 예를 들어보면 다음과 같다.

클린 애드 프레스(8회×1set)	스토우라이쿠즈(10회×1set)
컬(8회×1set)	레그레이즈(15회×1set)
풀 오버(8회×1set)	벤치 프레스(8회×1set)
스쿼트(10회×1set)	백 하이퍼익스텐션(15회×1set)
얼터네이트 프레시(8회×1set)	데드 리프트(10회×1set)

2) 서어킷 트레이닝(Circuit Training)

이 트레이닝은 종합적 신체 형성을 목적으로 하여 하나의 형식으로 정리된 대표적인 트레이닝 방법이다. 휴식을 취하지 않고 배열된 종목을 순차적으로 수행해 나가는 트레이닝으로, 그 훈련의 결과는 근육과 동시에 지구력을 양성하는 데에 이용되고 있다.

서어킷 트레이닝(Circuit Training)의 특징은 그것의 창시자인 모건(R.E. Morgan) 및 앤덤슨(G.T. Adamson)의다음과 같은 말로 충분히 이해할 수가 있다.

"하나의 형식의 활동에서 최대 능력을 올리고자 하는 고도로 전문화된 사람에게 있어서 일반적인 적성 (Fitness)이란 제2의적인 것일지 모른다. 그러나 예상하지 않았던 각종 장면에서 멋있게 넘기기를 바란다든지, 광범위한 활동적인 일이나 놀이를 하려고 바라는 사람들에게는 필요불가결한 것이다. 서어킷 트레이닝이 경기 혹은 활동에 필요한 적성 발달(fitness development)을 목적으로 한다기보다는 오히려 본질적인 면에서 올라운두(all-round)의 적성 향상을 목적으로 하고 있음을 아무리 강조한다고 해도 그것이 지나치다고 할 수는 없다."

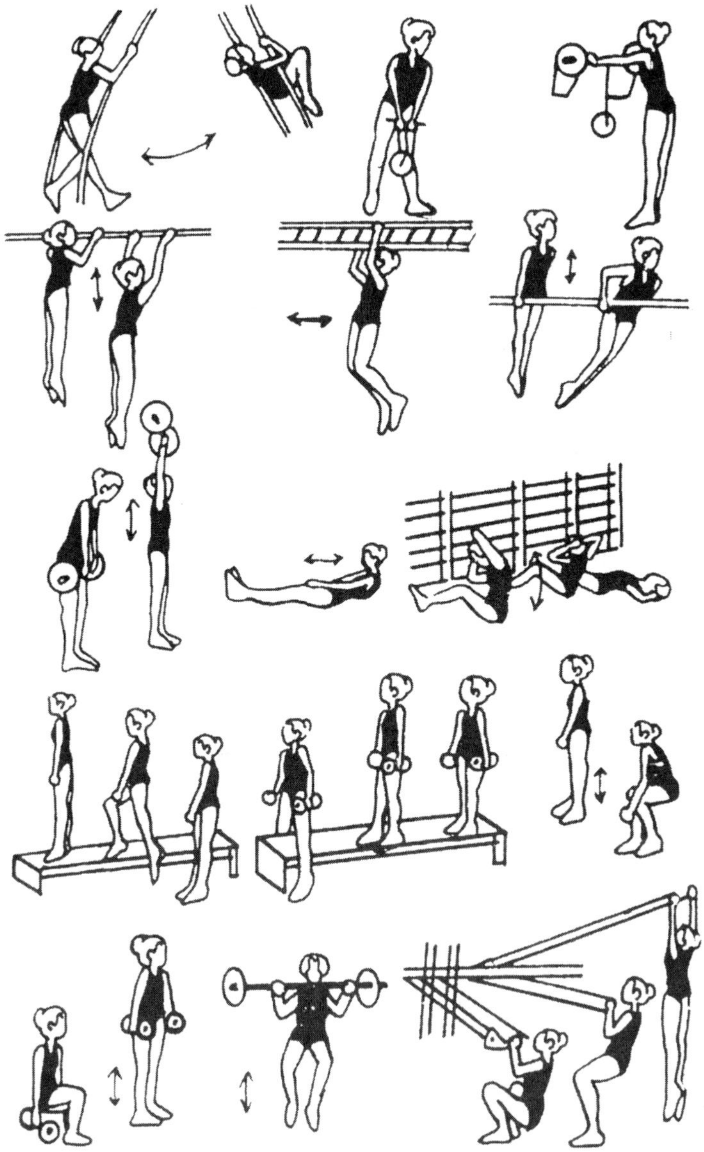

(그림8-3) 서킷트레이닝의 방법

웨이트 트레이닝과 서어킷 트레이닝 사이에는 뚜렷한 차이점이 있다.

첫째, 웨이트 트레이닝을 세트(set) 사이에 몇 분간의 휴식을 취하는데 반하여 서어킷 트레이닝은 휴식을 취하지 않고 배열된 종목의 훈련을 실시하는 점이다. 즉 서어킷 트레이닝이란 웨이트 트레이닝의 방법에다 시간이라는 요소를 가진 호흡 및 순환의 지구성 트레이닝(endurance training)을 부가한 것이라 할 수 있다.

둘째, 운동 부하량 이 웨이트 트레이닝보다 가볍다는 것이다. 웨이트 트레이닝의 경우는 최대 힘의 2/3 이상의 부하를 원칙으로 하여 트레이닝의 부하(load)를 선정하는데 반하여 서어킷 트레이닝은 30초라든지 혹은 1분간 등의 일정한 시간에 어떤 종목을 몇 회 할 수 있는가를 측정해서 부하량을 결정한다. 예를 들면, 어떤 운동을 1분간에 30회 할 수 있었다고 하면 트레이닝으로서 그 운동은 15회로 결정 실시한다. 트레이닝의 내용에 따라 소요되는 시간도 다르나 보통 초기에는 10~30분 정도로 1회의 트레이닝을 하는 것이 좋다. 트레이닝이 진보됨에 따라 장시간의 트레이닝 시간을 택하도록 한다.

3) 인터벌 트레이닝(Interval Training)

이 트레이닝은 체력, 지구력 또는 스피드 지구력의 향상을 목적으로 하여 불완전 휴식을 번갈아 넣는 것이다. 이 인터벌 트레이닝의 개념은 지금에 있어서 일반화되어 여러 가지 방면에서 사용되고 있으나 반드시 공통된 이해에 도달했다고 볼 수는 없을 것 같다.

그리하여 메로비쯔(Moropiz)는

"인터벌 트레인이이란 활동과 휴식을 계통적으로 교대시키는 트레이닝 방법의 총칭이다."

라고 하였으며, 라이델(Lydell)은,

"활동과 휴식과의 교대이나 그 휴식은 전혀 안정된 것이 못되고 휴식이라 할지라도 활동을 계속하는 것이다."

라고 말하고 있다. 또한 육상경기 코치인 토니네트(Toninet) 같은 사람은, "인터벌 트레이닝은 부하와 불완전 휴식의 교대로 하는 트레이닝 방법이다."라고 말한다.

이상과 같이 인터벌 트레이닝의 정의에는 다소 다른 해석을 하고 있으나 이런 것들을 종합하여 도표로 보면 (그림8-4)와 같은 것이 성립된다.

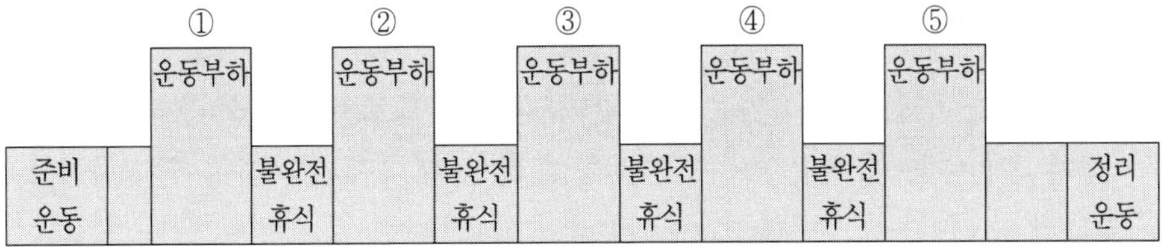

(그림8-4) 인터벌 트레이닝

4) 리피티션 트레이닝(Repetition Training)

이 트레이닝은 "반복 트레이닝"이라고도 하며 종전까지는 인터벌 트레이닝의 일종으로 생각하며 왔으나 연구가 이루어짐에 따라 구별함을 원칙으로 삼게 되었다.

리피티션 트레이닝은 극히 질이 높은 또한 대단히 과격한 운동을 실시한 뒤 피로를 완전히 풀기 위하여 심신 이 경쾌감을 느끼게 될 때까지 완전 휴식을 취하고 다시 운동을 계속하는 방법으로, 목적하는 내용에 따라 민첩성 (Agility), 지구력(Endurance), 근력(Power)의 양성에 이용되고 있다.

이러한 운동의 형식과 방법은 인터벌 트레이닝과 유사한 점을 가지고 있으나 운동의 원리나 목적으로 볼 때는 각각 다른 트레이닝 방법이라고 생각해야 한다.

레피티션 트레이닝은 각 회의 운동부하 사이에 충분한 휴식시간을 갖는다. 이렇게 완전휴식을 취하는 것은 운동부하가 인터벌 트레이닝보다 강한 것을 의미하며, 보다 많은 운동부하를 다음에 오는 단계에서 주려고 하기 때문이다. 이러한 특질을 갖는 레피티션 트레이닝은 흔히 다음과 같이 조적 운영한다.

① 각 회의 운동은 각자의 최고능력 또는 그와 가까운 상태로 실시하게 한다.

② 운동의 방법은 트레이닝의 목적(민첩성, 지구력, 근력 등의 양성)에 따라 각각 달라진다.

③ 피로가 충분히 회복될 때까지 휴식시간을 가지되, 휴식시간 및 휴식방법은 운동의 부하와 부하의 종류에 다라 각각 달라진다.

④ 반복의 횟수는 원칙적으로 각자의 최고능력 또는 그에 가까운 상태가 지속될 때까지 반복된다.

⑤ 운동부하, 휴식시간, 반복횟수 등은 어디까지나 개인의 능력에 따라 달라지고 또 트레이닝의 목적에 따라 달라진다.

리피티션 트레이닝의 목적에 따라 실시되는 운동방법을 보면 다음과 같다.

(1) 민첩성의 육성

스피드가 있는 민첩한 움직임은 그러한 동작을 함으로써 비로소 효과를 올릴 수 있다. 스피드가 없는 움직임으로는 이것을 피로할 때까지 반복하여 연습하여도 효과는 기대할 수가 없는 것이다.

육상경기에 있어서는 약 40~60m를 전력으로 질주하고 충분한 휴식을 취하여 피로를 회복하고 다시 이것을 반복하면 스피드를 양성할 수 있게 된다.

(2) 지구력 의 육성

먼저 스피드가 있는 동작으로 일반적 피로(fatigue)가 최대한에 도달할 때까지 운동을 계속한다.

다음에 충분한 휴식의 시간을 두어 휴식한 다음 2~3회 반복한다. 육상경기에 있어서는 약 300~600m 정도의 거리를 골라인(Goal-Line) 바로 앞까지 전력 질주하고 다음에 충분한 휴식을 취한 후 다시 이것을 되풀이 한다.

(3) 근력의 육성

웨이트 트레이닝의 방법은 레피티션 트레이닝의 원리가 적용된 것이라 하겠다. 즉, 각자가 8~10회 정도 반복하여 운동할 수 있는 무게의 저항을 걸고 그 운동을 할 수 없을 때까지 반복하고, 다음에 충분한 휴식을 취한 후 다시 이것을 반복하는 방법을 취한다.

무게의 저항 또는 반복의 횟수는 점차적으로 증가해 나간다.

5) 아이소메트릭 트레이닝(Isometrics Training)

이 트레이닝은 등척성의 근 수축을 행하는 데서 오는 정적 트레이닝이다. 등척성의 근 수축은 주로 움직이지 않는 것을 움직이려고 하는 저항에 의한 것으로 이 트레이닝은 혹 정적 웨이트 트레이닝(static weight training)이라고도 한다.

아이소메트릭 트레이닝은 1960년 무렵 독일의 생물학자 뮐러(G.E. Muller)의 훼딩거(Hetin-ger)에 의한 근력과 그 발달에 관한 일련의 연구를 계기로 하여 나타난 것인데, 방법이 간단하면서도 상당한 효과를 볼 수 있다.

〈표8-1〉 아이소메트릭 트레이닝에 필요한 근력과 수축시간

트레이닝 강도 (최대근력에 대한%)	트레이닝 시간 (수축지속시간 : 초)	
	최저한도	적정한도
40~50	15~20	45~65
60~70	6~10	18~30
80~90	4~6	12~18
100	2~3	6~10

미국의 유명한 수영 코치인 카운실먼(J.E. Counsilman)은 일찍부터 이 방법의 효과를 인정하여 수영선수의 근력 트레이닝에 이용하여 오늘과 같은 경이적인 수영기록 향상의 실마리를 만든 것은 유명한 이야기이다. 아이소메트릭 트레이닝은 항상 최대 능력을 내는 것이 조건이 된다. 학자들의 연구에 의하면 1회 근육의 전력 발휘시간은 6~10초라 한다. 6~10초라고 하면 얼핏 매우 짧은 시간인 것 같지만 실제에 있어서는 최대근력을 이시간 동안 지속해서 발휘하기란 여간 힘이 드는 일이 아니다. 따라서 실제 트레이닝의 경우는 2~3초를 1회로 하여 되풀이하게 한다. 트레이닝의 효과와 트레이닝 자극과의 관계를 보면 〈표8-1〉와 같다. 그리고 아이소메트릭 트레이닝의 실시횟수와 효과와의 관계를 보면(그림8-5)와 같다.

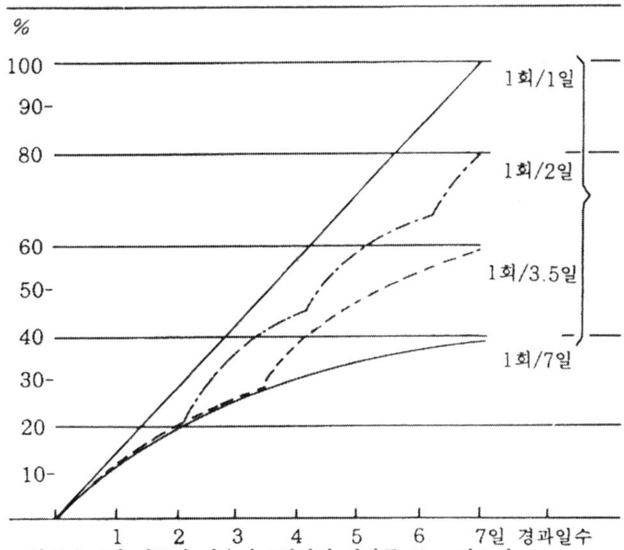

본문은 1회 자극한 다음의 7일간의 경과를 보고 있으며, 1회/7일의 자극빈도의 곡선에 그에 상응한다.

(그림8-5) 자극빈도와 근력의 발달 관계

아이소메트릭 트레이닝은 연구를 하면 누구나 간단히 할 수 있어 여러 가지로 편리하다. 일상생활에 있어서 근력을 발달시키려고 생각하는 사람은 특별히 체육관이나 시설이 없이도 정적인 트레이닝을 하면 쉽게 목적을 달성할 수가 있다. 다음에 혼자할 수 있는 종목 및 조를 짜서 하는 종목을 들어본다.

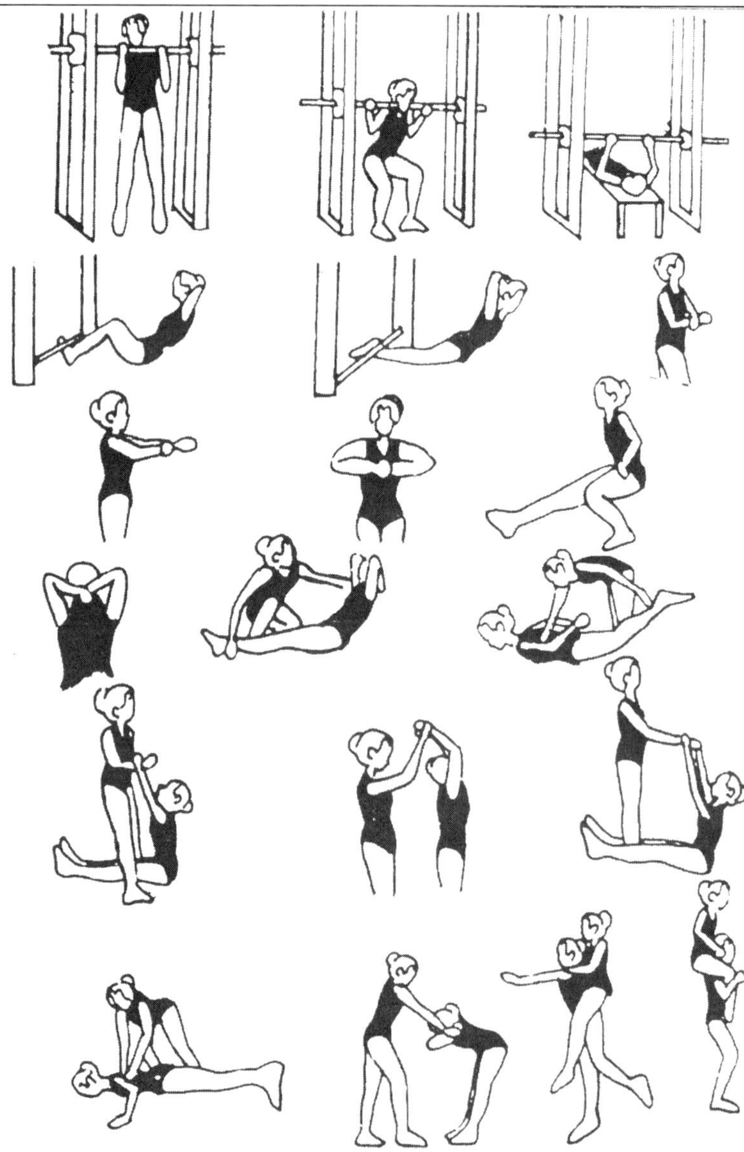

(그림8-6) 아이소메트릭 트레이닝의 방법

(1) 혼자 할 수 있는 종목

① 준비운동(Warming-up)
② 뒤로 누워 상체 일으키기
③ 발꿈치 올리기
④ 엎드려 뻗어 팔 굽혀 펴기
⑤ 자기 저항에 의한 한쪽 손 말아 올리기
⑥ 엎드려 다리 올리기
⑦ 한쪽 발로 무릎 굽히기
⑧ 정리운동
⑨ 내려뜨린 팔 굽히기

(2) 파트너와 조를 짜서 하는 종목

① 준비운동(Warming-up)
② 발꿈치 들기
③ 엎드려 뻗어 팔 굽혀 피기
④ 발꿈치 들기
⑤ 타월로 감아올리기(상대방이나 타월의 한 끝을 잡아 적당한 힘으로 아래쪽을 잡아당기고 운동자는 팔꿈치를 몸에 고정시킨 채로 발꿈치를 구부려 위쪽으로 팔 앞부분을 올린다.
⑥ 팔꿈치 위로 펴기
⑦ 무릎 반 굽히기
⑧ 엎드려 상체 펴기
⑨ 뒤통수 밀기
⑩ 옆으로 누워 상체 일으키기
⑪ 정리운동

일반적으로 여자는 댄스, 배구, 농구, 수영, 테니스, 탁구 등을 즐기며, 계절운동으로는 등산, 스케이트, 스키 등을 좋아하며, 여자는 운동신경이 약한 이유도 있지만 승부를 싫어하고 강한 운동능력이 미치지 못하는 운동을 좋아하지 않는다. 또 야구나 수영, 농구, 배구 같은 종목을 관람하기를 좋아하며 또한 월경중이라도 시합이나 연습은 계속하되 운동량을 줄일 뿐 운동을 중지하지는 않는다.

여자의 체육활동을 보면 운동능력의 강도나 지구성은 떨어지지만 감정이 섬세하고 감각이 예민하며 표현이 풍부하므로, 과도한 노력이나 지구성을 요하는 운동 또는 강인성을 요하는 운동보다는 공격성이나 율동성 및 기민성을 종합해서 포함한 운동종목이 적합하다.

6) 무산소 비젖산(Anaerobic Alactic) 훈련

무산소 비젖산 에너지체제 운동을 시작 후 최초 10초까지 요구되는 에너지 체제를 의미한다.

운동을 할 때에 이 에너지체제 는 이미 체내에 저장된 에너지(ATP)를 사용하기 때문에 ATP-PC 체제라고도 한다.

이 에너지 체제는 선수가 1~10초간에 지속적으로 운동 (전력으로 질주하거나, 무거운 중량 의 무게를 이동시키는 등)을 수행할 때 사용되는 에너지의 주공급원이 된다. 무산소 비젖산체제는 속근 이나 서근 이 화학에너지(ATP-PC)의 형태로 저장되어 있다. 모든 훈련에서 그렇듯, 완벽하고 활기찬 준비운동무산소 비젖산 훈련을 시작하기 전에 반드시 요구된다.

인터벌트레이닝은 과부하원리 근거를 두고 작업(운동)과 휴식을 교대로 적용한 훈련이다. 인터벌 트레이닝은 무산소 비젖산 에너지 체제를 증강시키기 위한 방법이다. 훈련계획에서 인터벌은 작업과 휴식의 양요소가 기본요소로서 반드시 고려되어야 한다. 작업시간 중에 선수는 최고의 속력과 노력으로 관련된 신체활동을 수행해야 한다.

작업시간(duration)은 10초를 초과해서는 안된다. 왜냐하면 무산소 비젖산체제가 작용하는 시간한계가 10초 이내이기 때문이다. 이 시간대의 작업 중에 사용되는 에너지는 ATP와 PC를 재 생성시킬 수 있는 시간적 여유를 준다. 이러한 시간비율을 토대로 하나의 작업량(또는 훈련량)이 60초를 넘지 않는 한도 내에서 몇 개의 작업량(이것을 set라 한다)을 반복한다. 여기에서 하나의 작업량이란 1회의 작업(예 : 30초)을 합한 시간을 의미하며 1set란 몇 개의 작업량을 합한 것이다.

예를 들면, 한 set는 중간 중간에 30초 휴식(혹은 조깅)시간을 가지면서 5초간 전력질주를 12회 반복운동으로 구성할 수 있다.

set간의 휴식은 5~10분이 바람직하다. 전체 훈련량은 최대 훈련목표인 8분에 도달하도록 점진적으로 증강시켜야 한다. 휴식과 훈련의 비율은 5~6:1의 수준에서 개인차를 고려하여 조정할 수 있다. 일반적으로 선수가 피로한 기색을 보이면 휴식을 늘리거나 작업시간을 줄이는 융통성을 가져야 한다.

7) 무산소 젖산(Anaerobic Lactic)훈련

무산소 젖산 에너지체제는 운동을 시작한 후 10초에서 2분까지 요구되는 에너지체제를 의미한다. 이 에너지 체제 는 함수탄소를 주 에너지원으로 사용하고 운동의 결과 젖산을 방출한다. 다시 말하면 이 체제는 선수가 운동 시작 후 10초에서 2분 사이의 집중적 운동을 지속적으로 수행하는데 필요한 에너지의 주공급원이며 운동시작 후 약 30초 정도에서 최대절정에 도달한다. 속근(fast-twtch muscle)은 서근(slow-twitch muscle)보다 이 에너지 체제에 의해 영향을 크게 받는다. 무산소 젖산 훈련을 시작하기 전에도 활기찬 준비운동 은 필수적으로 수반되어야 한다.

산을 제거시킬 수 있도록 비교적 충분한 시간이 허용되어야 하며 선수의 회복능력 에 차이가 있으나 10분 내외가 될 것이다.

총 작업량은 젖산이 제거되는데 거리는 시간 또는 함수탄소연료가 지속되는 시간에 의해 결정된다. 훈련 작업량의 상항선은 10~12분간이 적합하다. 이러한 지점을 토대로 하여 훈련량 은 개인차를 고려하여 설정해야 한다. 만약 어느 훈련기간에 선수의 성취수준이 뚜렷하게 떨어진다면 휴식시간을 늘리고 작업시간을 줄이도록 한다.

제 9 장 스트레칭

1. 생활 속에서 즐기는 건강 스트레칭

1) 스트레칭의 특징

스트레칭은 연령이나 유연성에 관계없이 누구든지 배울 수 있으며, 특수한 운동 기술이나 높은 체력을 요구하지 않는다.

스트레칭은 방법이 쉽고 완만하여 근육의 긴장도와 유연성의 차이에 관계없이 배울 수 있으며, 특별한 신체적 결함이 없고 건강한 사람이면 누구나 안전하고 즐겁게 스트레칭을 할 수 있다. 탄력이나 반동을 주지 않고 건, 근육을 가벼운 신장을 느낄 때 까지 서서히 뻗은 후, 각자의 능력에 따라 10~30초 동안 자세를 그대로 유지하는 것이 특징이다.

스트레칭 운동은 일반적으로 2가지로 분류된다.

(1) 스트레칭

탄성을 이용한 동적인 스트레칭은 가장 오래된 전통적인 방법으로 근육과 결합조직을 스트레칭 하기 위해서 반동을 주거나 상하 좌우로 흔드는 동작을 사용하는 방법이다. 주동근의 반복적 수축이 길항근의 빠른 수축을 가져오기 위해 쓰여지며 이 때 비틀거나 당김을 통해 관절의 가동 범위를 증가시킨다. 이 방법은 근육을 빨리 신장 시킬 수 있지만 자극이 조직의 신장력보다 크면 상해가 발생하거나 근육통을 유발할 수 있다.

(2) 정적 스트레칭

느리고 정적인 스트레칭 방법은 관절 가동 범위의 한 극단에서 관절 주변의 근육과 결합 조직을 정적으로 스트레칭하는 방법이다. 이 방법은 근방추(근육의 과신전을 제어하는 신경)의 동적 부분이 늘어난 위치에 빠르게 적응하기 때문에 근육이 본래의 상태로 되돌아 오려는 강도는 감소하게 된다. 이것은 근육의 반사적 수축을 줄이고, 목표하는 근육과 조직을 서서히 스트레치하여 약간 당기는 느낌이 나타나는 위치에서 시간을 연장하는 방법이다. 정적 방법의 가장 큰 장점은 동적인 방법에서 발생될 수 있는 조직상해의 근육통의 위험성이 적다는 것이다.

2) 혼자서하는 신체부위별 스트레칭(그림 1)

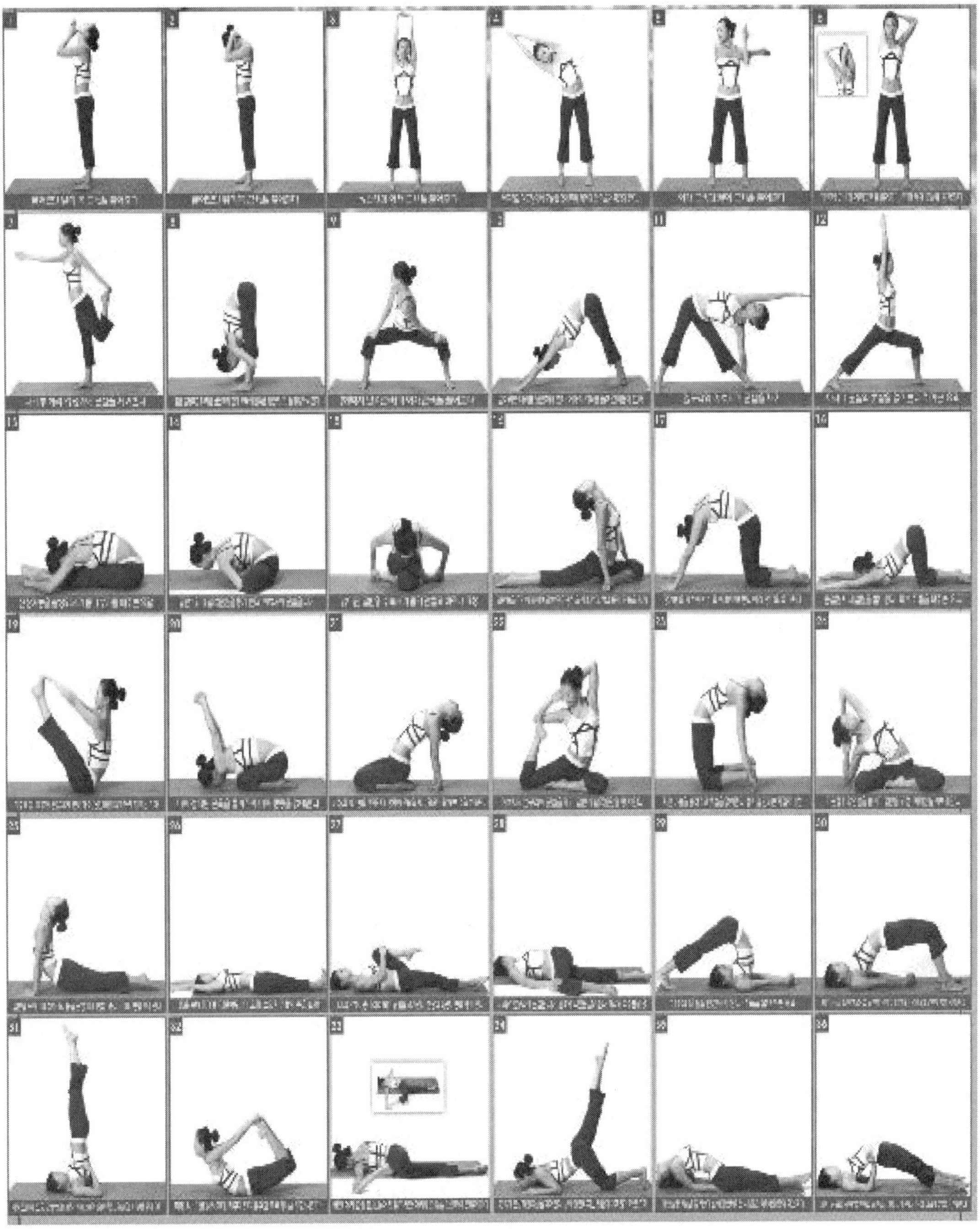

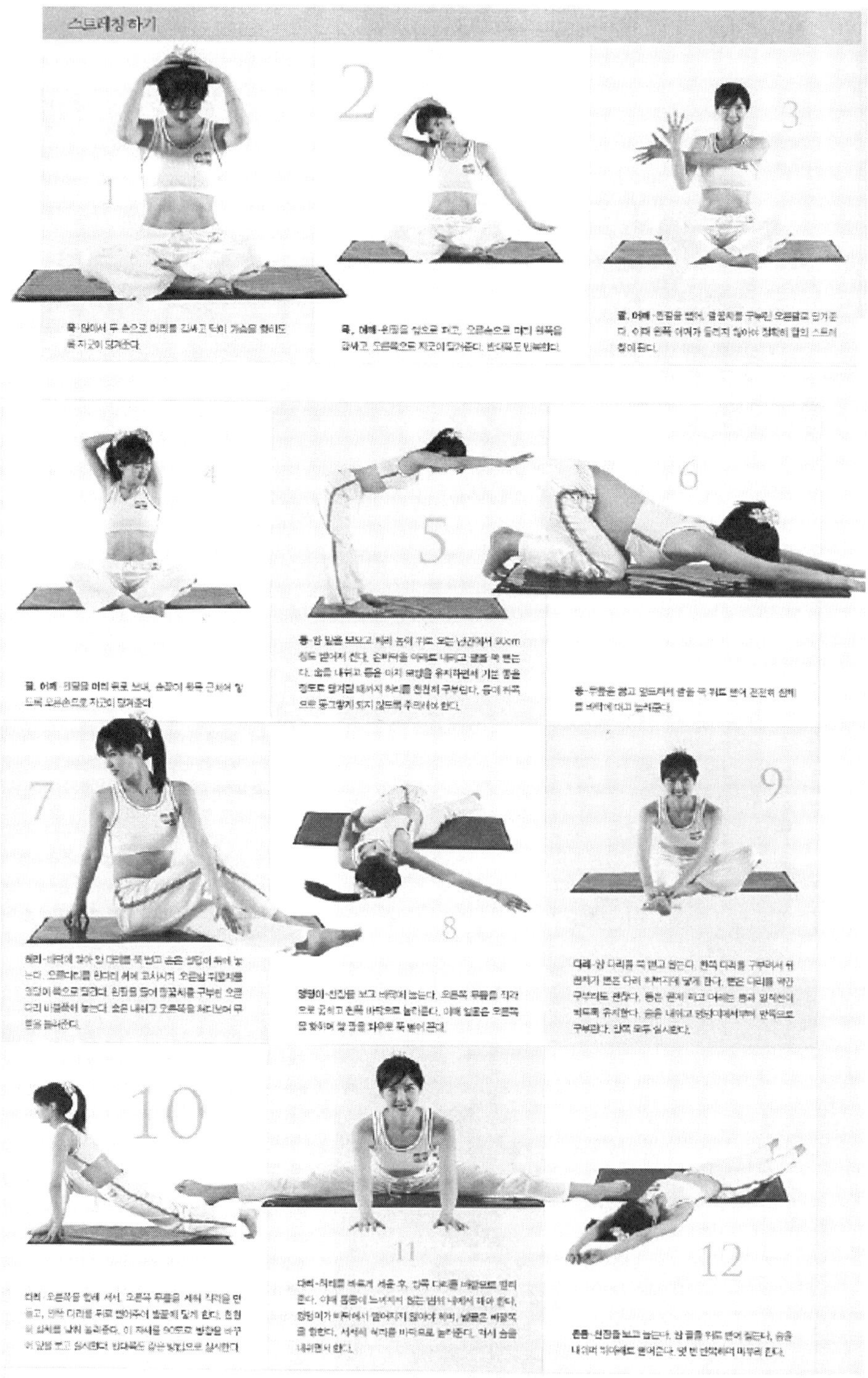
스트레칭 하기
1
2
3
4
5
6
7
8
9
10
11
12
45 2003·6

필수 스트레치 (Basic Stretch)

신체의 핵심 근육군을 훈련 하기 위해 11가지 스트레치를 모두 실시한다.훈련 프로그램후 전체를 하고 트레이닝전(또는 워밍업에 이어서)과 훈련 하는 그룹군에 상응하는 세트 사이에 개별 스트레치를 선택한다.

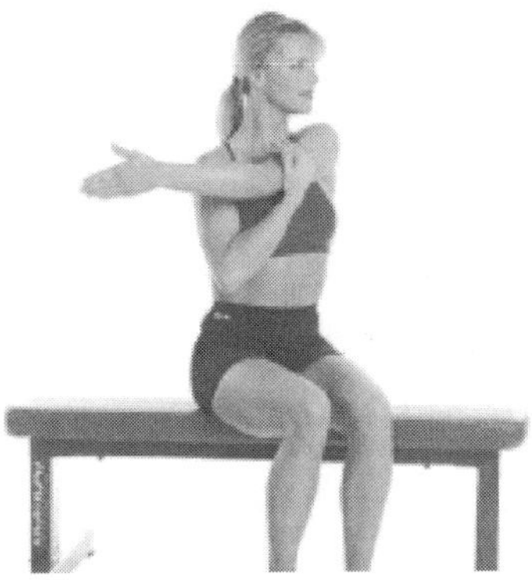

■ 래터럴 풀(Lateral pull)

* **훈련부위**: 삼각근의 후면

* **실시방법**

한 팔을 어깨 높이로 몸 앞쪽에서 가로 질러 놓은 다음 반대손을 팔꿈치 위족에 댄다. 숨을 내쉬고 천천히 팔꿈치를 몸을 가로질러 당긴다. (양쪽 모두 실시한다.)

* **주의사항** : 팔꿈치를 너무 심하게 당기지 않도록 한다.

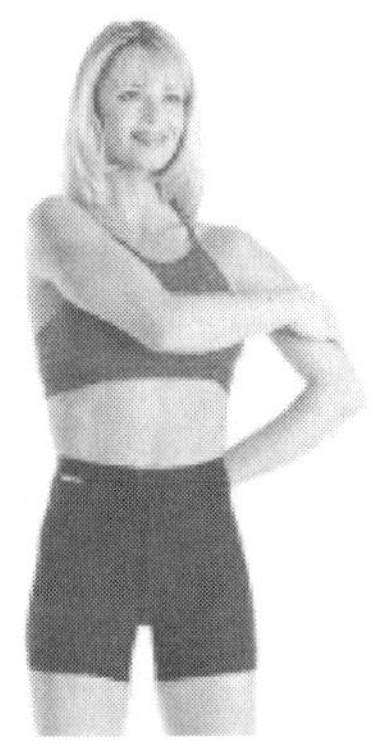

■ 비하인드 더 백(Behind the back)

* **훈련부위** : 외화선근

* **실시방법**

한 쪽손을 등뒤 허리에 놓는다. 반대팔로 등뒤에 놓인 팔꿈치 위를 잡고 부드럽게 중앙으로 당긴다. 숨을 내쉬고 이완시킨다.양쪽 모두 실시한다.

* **주의사항** : 너무 심하게 당기거나 어깨를 구부리는 것을 피한다.

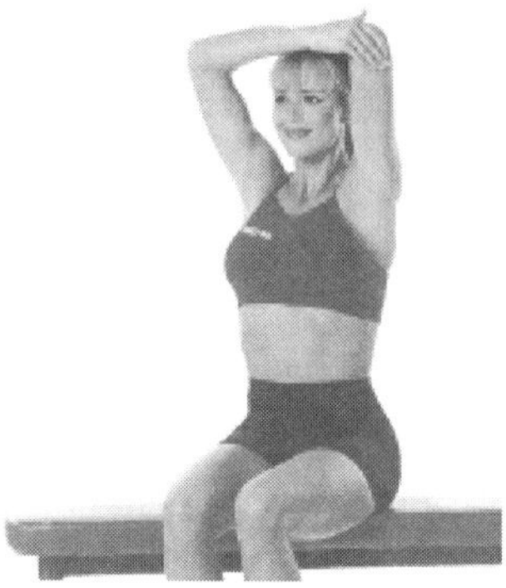

■ 오버헤드 트라이셉스(Overhead_triceps)

* **훈련부위** : 상완삼두근

* **실시방법**

한 팔을 머리 위로 들어 뒤에 대어 고정시킨다. 손이 뒤로 떨어지도록 팔꿈치를 구부린다. 반대 손으로 구부린 팔의 팔꿈치를 잡고 숨을 내쉰다음 천천히 팔꿈치를 머리뒤로 당긴다. 양쪽 모두 실시한다.

* **주의사항** : 뒤로 힘껏 젖히는 행동은 피한다.

■ 시티드 햄스트링(Seated hamstring)

* **훈련부위** : 슬와근

* **실시방법**

양다리를 앞쪽으로 쭉 뻗고 바닥에 똑바로 앉는다. 한쪽다리를 구부려 뒤꿈치를 뻗은 다리 허벅지 쪽으로 당긴다. 뻗은 다리를 약간 구부려도 괜찮다. 등은 곧게 하고 머리는 등과 일직선이 되게 유지한다. 숨을 내쉬고 힙에서부터 앞쪽으로 구부린다. 양쪽 모두 실시한다.

* **주의사항** : 구부린다리를 너무 안쪽으로 쑤셔넣지 않도록 한다. 다리를 완전히 무릎 바로위에 있는 슬와근에 더 강도를 두게 된다.

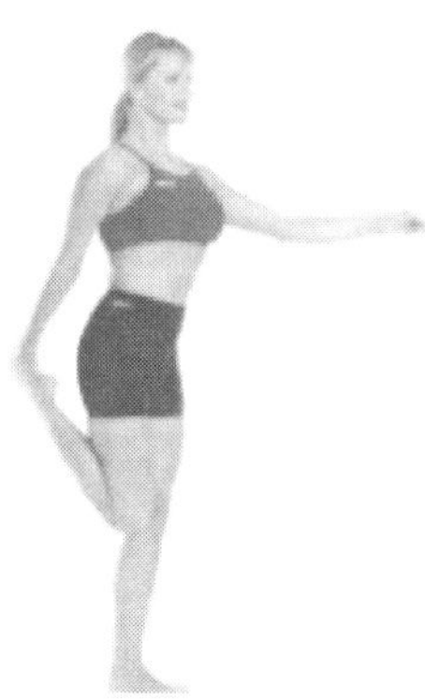

■ 스탠딩 쿼드리셉스(Standing quadriceps)

* **훈련부위** : 대퇴사두근

* **실시방법**

한 손을 벽에 대어 균형을 잡고 똑바로 선다. 한쪽다리를 뒤로 구부려서 같은 쪽 손으로 발뒤꿈치나 발목을 잡는다. 숨을 내쉬고 발을 뒤쪽으로 당겨 뒤꿈치가 둔근에 닿도록 한다. 그러나 대퇴사두근은 뒤로 당기지 않도록 한다. 허벅지는 고정되어 있는 다른쪽 다리의 허벅지와 나란히 있어야 한다. (몸통은 똑바로 한채 구부린 다리의 대퇴사두근을 뒤로 당기면 힙 굴근이 스트레치된다. 양쪽 모두 실시한다.

* **주의사항** : 발을 갑자기 젖히지 않도록 한다. 동작은 유연해야한다. 허리를 구부리거나 몸이 틀어지지

않도록 한다.

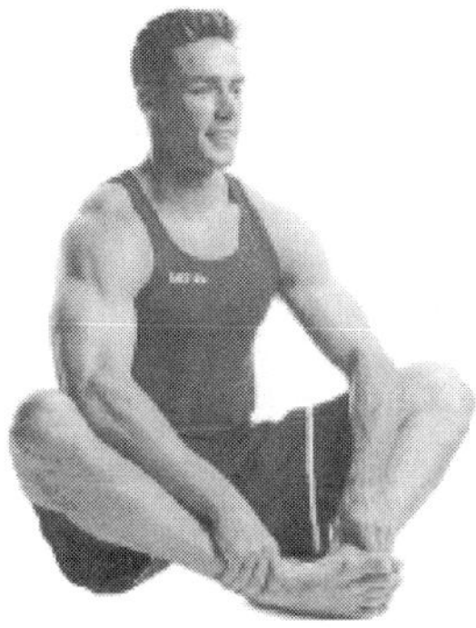

■ 버터플라이(Butterfly)

* **훈련부위**: 내전근

* **실시방법**

문에 (또는 방구석)서서 팔을 어깨 높이로 든 다음 팔꿈치를 구부린다. 반대쪽으로 구부린 팔의 팔꿈치를 잡고 숨을 내쉰다음 천천히 팔꿈치를 머리뒤로 당긴다. 양쪽 모두 실시한다.

* **주의사항** : 뒤로 힘껏 젖히는 동작은 피한다.

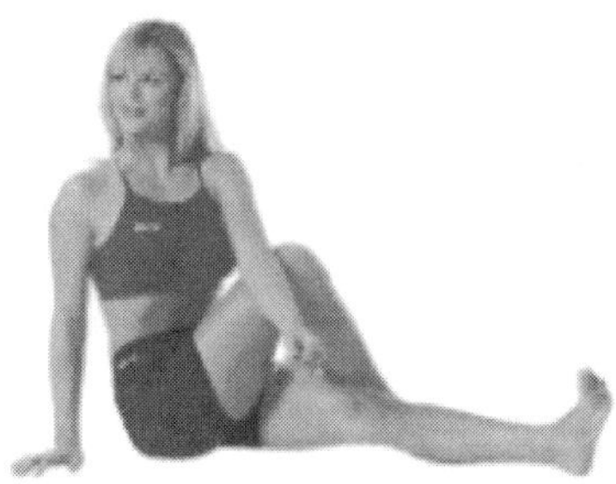

■ 시티드 트위스트(Seated twist)

* **훈련부위** : 둔근, 힙, 허리

* **실시방법**

바닥에 앉아서 양다리를 앞으로 쭉 뻗고 손은 힙뒤에 놓는다. 오른쪽 다리를 왼쪽다리위에 교차시켜 오른발 뒤꿈치를 엉덩이쪽으로 미끄러뜨린다. 왼팔을 들어 팔꿈치를 구부린 오른쪽 다리 바깥쪽에 놓는다. 숨은 내쉬고 오른쪽 어깨를 쳐다보면서 무릎을 누른다. 양쪽 모두 실시한다.

* **주의사항** : 너무 빠르게 밀거나 돌리지 않도록 한다.

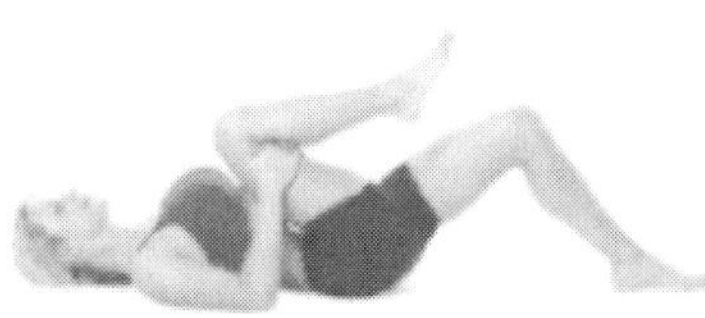

■ 로우 백 롤(Low-back roll)

* **훈련부위** : 척추기립근, 힙 신근

* **실시방법**

단단한 바닥에 등을 대고 눕는다. 한쪽 무릎을 왼쪽으로 구부려 허벅지 뒤를 잡는다. 천천히 무릎을 가슴와 어깨쪽으로 당긴다. 양쪽 모두 실시한다.

* **주의사항** : 힙을 바닥에서 너무 높게 들지 않도록 주의한다. 그렇지 않을 경우 등근육을 스트레치 한다기보다 이를 삐게 하는 셈이 된다.

3) 함께하는 커플 스트레칭(그림)

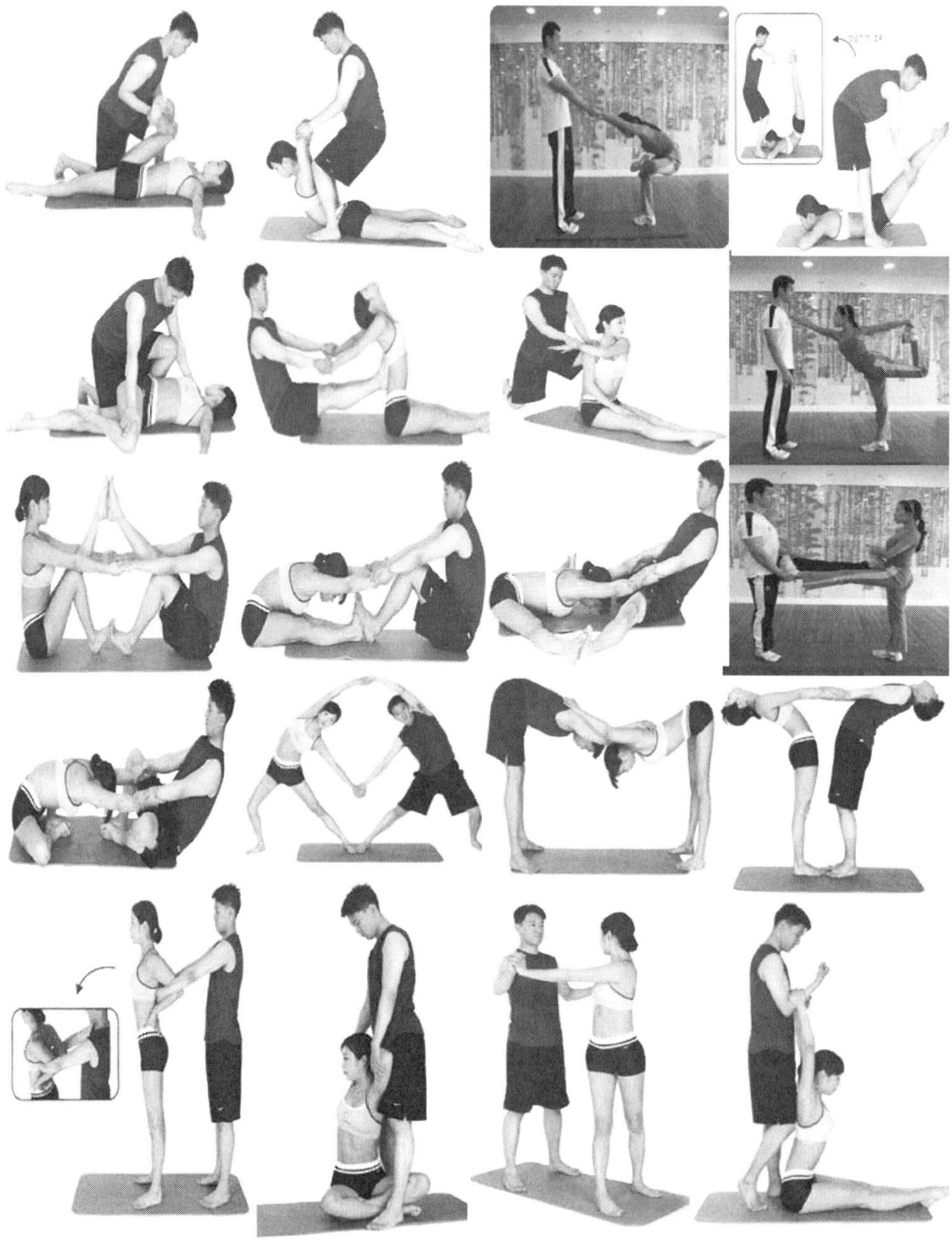

2. 바디라인과 근력강화를 위한 건강요가 & 필라테스

1) 필라테스(Pilates)란?

몸의 긴장을 풀어 주는 동시에 강화시키는 운동법으로, Joseph H Pilates에 의해 1900년대 초 독일에서 처음 개발되어 현대까지 100년이 넘도록 계속해서 발전, 계승되고 있다.

필라테스는 몸을 유연하고 균형 있게 가꾸어 주고 잘못된 자세를 바로잡아 주며, 근육을 강화시키는 동시에 부드럽게 만들어 준다. 궁극적으로 필라테스의 모든 동작들은 몸과 마음을 일치시켜, 무리한 노력과 힘을 드러내지 않고도 아름다운 몸을 가꿀 수 있도록 이끌어 준다.

※ 동양의 요가와 서양의 스트레칭의 만남-정신과 육체의 일체

몸의 긴장을 풀어주는 동시에 강화시키는 운동기법으로 몸을 유연하고 균형있게 가꾸어 주고 잘못된 자세를 바로 잡아 주며, 근육을 강화시키는 동시에 부드럽게 만들어 준다.

필라테스는 "신체뿐 아니라 정신(마음)까지도 단련시키는 운동"으로 이제는 건강한 신체, 건전한 정신, 그리고 건강한 삶을 만들어 나가는 운동법으로 널리 알려졌다.

2) 필라테스의 기본원칙과 효과

필라테스는 동작을 수행할 때 몸이 정확히 어떻게 움직이는지 파악하도록 한다. 그렇게 되면 어느 곳이 이완되고 수축되는지, 어느 부위가 경직됐는지, 또 어느 근육이 움직이고 있는지 알게 되고, 결국 근육의 상태를 스스로 판단하고 진단할 수 있어 효과적인 스트레칭을 할 수 있다. 하지만, 첫술에 배부를 순 없는 법. 필라테스의 효과를 극대화하기 위해서는 다음과 같은 8가지 기본원칙을 따라야 한다.

(1) 안정

모든 동작을 수행하기 전에는 안정화 단계가 필요하다. 필라테스에서 말하는 '안정'이란 긴장을 완전히 푸는 것이 아니다. 몸의 힘을 지나치게 빼면 긴장이 과도하게 풀어지고 근육이 효율적으로 운동하지 않으므로 어느 한 동작을 수행하는 데 있어 적절하게 긴장하도록 한다.

(2) 중심

신체의 중앙에서부터 나오는 힘은 필라테스 트레이닝의 핵심이다. 조제프 필라테스는 신체의 중앙, 즉 흉곽과 골반 사이, 그리고 그 주위를 둘러싸고 보호해주는 근육과 척추를 몸의 중심이라 했으며, 이곳을 '파워하우스'라 불렀다. 이 부분에는 생명을 유지하는데 있어 중요한 거의 모든 기관이 위치해 있고, 어깨와 골반을 통해 팔과 다리가 고정되어 몸이 지탱된다. 등과 배 주위의 튼튼한 근육은 기관과 등을 잘 보호해 주며 통증 없이 살 수 있도록 해준다. 따라서 필라테스 동작들은 신체의 중앙을 강화시키는데 초점이 맞춰져 있다.

(3) 호흡

필라테스 트레이닝에서 세 번째로 중요한 요소는 바로 호흡이다. 필라테스에서는 횡경막으로 호흡하는 법이 개발되었는데, 그 이유는 파워하우스 활성화와 복식호흡을 서로 병행할 수 없기 때문이다. 복잡하다고 생각이 들면 이렇게 해보자. 배에 힘을 잔뜩 주고 그 상태를 계속 유지한다. 그리고 힘을 전혀 빼지 않은 상태로 복식호흡을 해보자. 아마 호흡이 제대로 되지 않을 것이다. 하지만, 횡경막으로 하는 호흡은 동작을 취하면서도 호흡이 가능하고, 파워하우스에 힘을 주면서도 호흡할 수 있어 필라테스 동작에 꼭 필요하다.

(4) 자세

신체의 어느 한 부분이 지속적으로 제 위치에 있지 않으면 그 부분은 약해지고, 경직되며, 부담이 늘어 부상을 당하기 쉬워진다. 따라서 필라테스는 부실한 신체 부위의 자세를 정확히 만들어주는데 초점을 맞추고 있다. 몸의 최적의 상태로 트레이닝해서 일상생활의 나쁜 자세를 잡아주고, 나쁜 자세에서 오는 부상을 예방할 수 있게 된다.

(5) 집중

집중은 필라테스를 다른 트레이닝 방법과 구별해 주는 요소이다. 조제프 필라테스는 정신을 통제하면서 동작을 의식적으로 수행하고, 동작을 수행할 때 몸을 올바로 움직이는 것을 '집중'이라고 했다. 즉, 몸을 움직일 때 일어나는 몸의 변화에 모든 감각을 집중시키라는 뜻이다. 잘못된 자세가 나오거나 몸이 경직될 때 바로 자세를 교정시키자. 동작을 정교하게 표현하는 것도 중요하지만 생각을 가지고 동작을 수행하는 것 또한 매우 중요하다.

(6) 움직임

몸을 많이 움직이도록 한다. 필라테스는 흘러가는 하나의 움직임으로 동작을 수행한다. 이렇게 연속으로 이어져 있는 움직임은 뼈와 근육이 효과적으로 협력하게 하고, 신체의 에너지 흐름을 자극하며, 갑작스러운 동작으로 인한 부상을 예방한다. 동작을 하나하나 할 때마다 매 동작의 리듬이 다르다는 것을 느끼게 될 것이다. 그러나 모든 동작들을 행할 때에는 항상 천천히 그리고 긴장을 풀고 해야 한다. 천천히 세밀하게 동작을 해야만 더 많은 효과를 얻을 뿐만 아니라 동작이 더 어려워지기 때문이다.

(7) 통합

필라테스에서는 여러 가지 요소들을 통합하는 것이 중요하다. 하나의 동작을 하기 위해서는 우선 정확한 자세가 잡혀야 하며, 경직된 부분을 감지해야 한다. 그 다음에는 온 신체에 집중하고, 파워하우스를 활성화시키며 해당 동작을 천천히 취한다. 이 모든 요소들을 서로 조화롭게 연결시켜야 한다. 모든 단계를 정확하게 의식하면서 행동으로 옮기는 통합능력은 동작을 연습할 때마다 개선되고, 어느 정도 익숙해진 다음에는 힘을 많이 기울이지 않고도 동작을 잘 취할 수 있게 된다.

(8) 상태

상태는 근육의 지구력을 뜻한다. 필라테스의 목표는 근육을 하루 종일 중간 정도로 긴장시켜 움직이고, 건강하게 일상생활을 살아갈 수 있도록 근육을 강화시키는 것이다. 근육이 건강해지면 일상생활에서 이루어지는 근육수축은 자동적으로 이루어지며 의식적으로 근육을 수축해 줄 필요가 없게 된다. 동작을 연습할 때 힘이 덜 들어가는 것을 느끼게 되고, 동작의 난이도가 점점 어려워져도 동작이 훨씬 쉬워진다. 일상생활에서도 예전의 힘들었던 움직임들이 전혀 힘들지 않거나 쉬워지고, 몸은 건강하고 유연해지며, 전체적으로 탄력이 생긴다.

이처럼 필라테스는 몸을 단련시키고 자신을 알 수 있는 기회를 준다. 몸을 관찰하고 그 능력을 평가하게 되면서 육체적으로 또 정신적으로 균형을 이룰 수 있는 것. 건강하고 탄력 있는 몸매, 근육의 고른 조화, 올바른 자세를 위한 것이 필라테스이다.

※ 필라테스 운동으로 최대한 효과를 보려면 다음과 같은 준비를 해야 한다.

(1) 움직일 공간을 확보하라.

(2) 환기가 잘되는 곳에서 운동하라.

(3) 편안한 복장으로 운동하라.

(4) 매트를 사용하라.

※ 초보자를 위한 워밍업 (7가지)

1) 100번 숨쉬기

백번 숨쉬기는 혈액순환을 도와주고 호흡을 통해 마음을 안정시킨다.

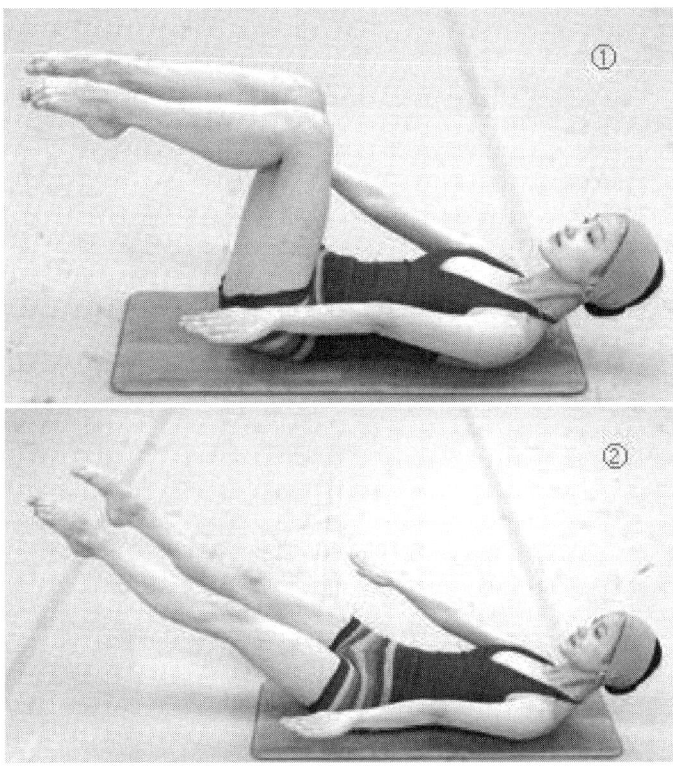

또 복부와 가슴근육을 강화시키는 데 도움을 준다.

① 먼저 누워서 양손을 몸 옆에 둔다.
무릎을 직각으로 굽히고 다리와 발은 어깨 넓이만큼 벌린다.
이 자세에서 윗몸 일으키기를 한 다음 다리와 바닥이 수평하게 무릎을 위로 든다(사진1).

② 허리밑 부분이 위로 들려지지 않는 높이 만큼 길게 스트레칭 하고 손바닥으로 공을 치듯이(빠르게 위아래로) 하며 다섯 번 숨을 들이마신다.

③ 손바닥이 천장을 향하면서 위로 공을 치듯이 하며 다섯 번 숨을 내쉰다.

여기까지가 1세트이다 . 기본 2-3세트 하고 최대 10세트까지 한다.

10회 정도 반복해 100번 숨쉬기가 되도록 한다.

이 때 초보자는 무릎을 직각으로 굽힌 상태에서 숨쉬기를 해도 된다.

(2) 상체 들어(감아) 올리기

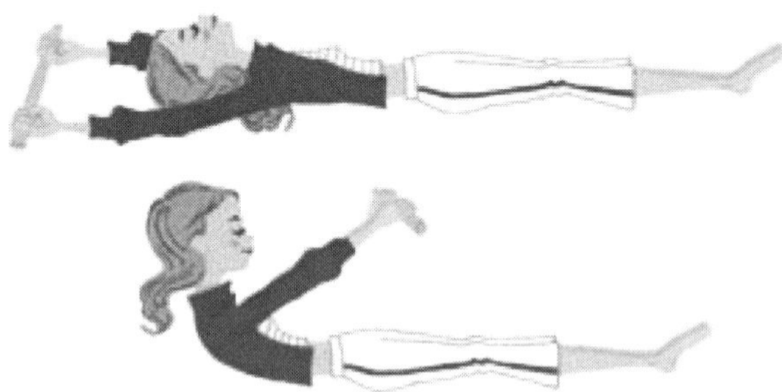

윗몸을 일으키는 동작으로 척추를 눌러 자세를 교정해주고 뱃살이 빠지며 복근 강화에 효과가 있다.

① 다리를 모으고 바닥에 누워 배꼽에 힘을 준 다음 막대를 잡고 두 팔을 머리 위로 뻗는다.

② 몸과 팔이 직각이 되도록 막대를 잡은 팔을 들어준 후 천천히 숨을 들이마시며 윗몸을 일으킨다. 머리를 들어 시선을 배에 고정하고 천천히 숨을 내쉬며 눕는다.

(3) 한쪽 다리 돌리기

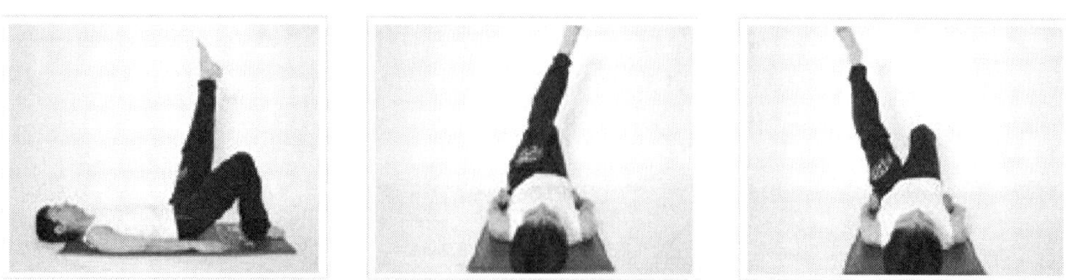

다리의 각선미를 아름답게 해주고 이완시켜주며, 강화시켜주는 동작이다.

① 매트에 누워 무릎을 굽히고 오른쪽다리를 수직이 되도록 위로 뻗어준다.
② 다리로 천장에 원을 그린다고 생각하면서 숨을 들이 쉰 다음 아래로 원을 그린다.
③ 다리가 중심을 향해 돌아오면 숨을 내쉰다. 이 운동을 5회 반복하고 원을 그릴 때마다 호흡을 잠시 멈춘다.
3~5회 반복하여 실행한다.

(4) 공처럼 몸 굴리기

복부에 효과가 있으며 균형감각을 향상시켜 주고 척추를 마사지 해준다.

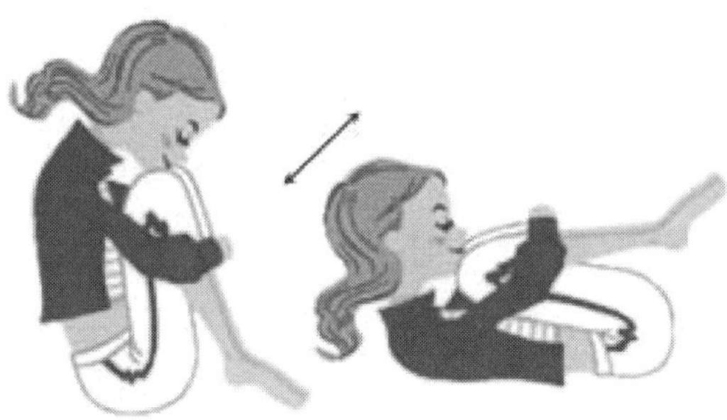

① 발꿈치는 엉덩이 쪽으로 향한다. 턱을 가슴 쪽으로 끌어 당긴다.
배꼽은 최대한 집어넣으면서 꼬리뼈로 몸의 균형을 잡아 자세를 유지한다.
② 무릎은 어깨넓이로 벌이고 두 손으로 대퇴 다리 안쪽을 잡는다.
양 팔꿈치는 밖으로 잡아당기듯이 한다. 시선은 무릎사이를 본다.
③ 숨을 들이 쉬고 턱을 가슴 쪽으로 당긴 상태에서 어깨뼈 아래쪽이 바닥에 닿을 때까지 몸을 공처럼 뒤로 굴린다. 자세가 흐트러지지 않도록 조절해가면서 몸을 굴린다.
④ 머리가 바닥에 던져지듯이 하면 위험하다. 항상 복부를 안으로 스픈 모양으로 집어넣어 사용한다. 몸과 다리의 간격을 계속 유지한다.
⑤ 숨을 내쉬고 몸을 앞으로 굴리면서 올라온다. 이때 복부는 안으로 끌어당긴 자세를 유지한다.

⑥ 곧추 앉은 자세로 균형을 유지하며, 발이 바닥에 닿지 않게 한다.
5~6회 반복실시 한다.

(5) 한쪽 다리를 이용한 스트레칭

복부 부위에 효과가 있으며 다리 뒷부분을 이완시켜 준다.
무릎을 가슴 쪽으로 끌어와 양손으로 잡으며 시선을 배꼽을 향하도록 한다.

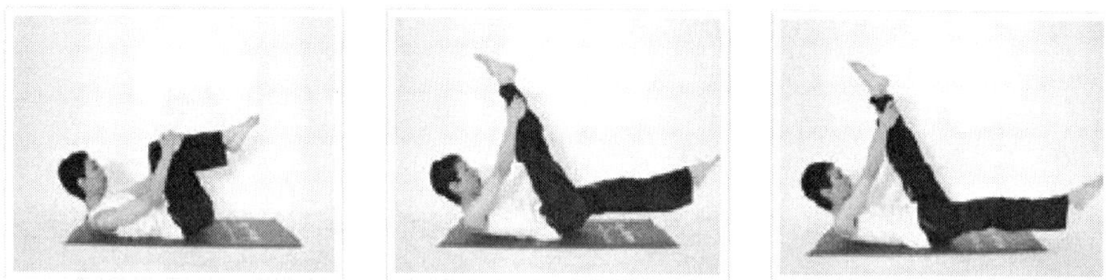

① 숨을 들이 쉬고 오른 쪽 무릎을 가슴 쪽으로 당긴다.
오른쪽 다리를 위로 뻗으며 발목을 잡고 왼쪽다리는 바닥에 닿을 정도로 펴서 유지해 준다.
② 머리를 든 상태에서 숨을 내쉬고 다리와 손의 자세를 바꾼 후, 동일하게 실행한다. 몸통을 움직이지 않게 유지하고, 등은 바닥에 고정한다.
이 동작을 3~5회 반복해준다.

(6) 두 다리를 이용한 스트레칭

파워 하우스에 효과가 있으며 두 팔과 두 다리를 이완 시켜준다.

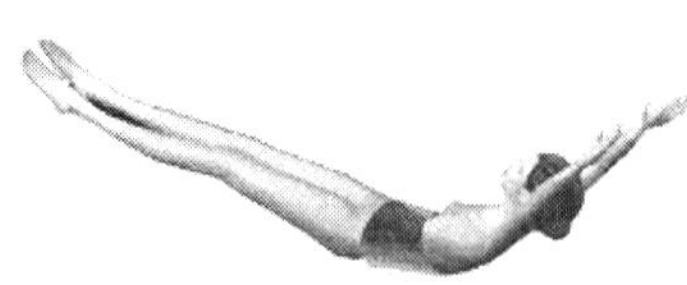

① 매트에 누워 파워하우스하고 테이블포즈션 한다.
② 손으로 발목 주위를 잡는다. 턱을 가슴 쪽으로 끌어당기고 어깨를 들어 바닥에서 들어 올린다. 배꼽을 최대한 집어넣는다.

③ 천천히 숨을 들이 쉬면서 팔을 머리 위로 올려 귀 옆에 나란히 편다. 동시에 다리를 곧게 펴 바닥과 45도를 이룬다. 엉덩이와 허벅지 안쪽에 힘을 줘 팔과 다리의 자세를 유지해준다.

④ 숨을 쉬면서 팔을 몸 바깥으로 돌려 발목으로 향한다. 다리를 가슴 쪽으로 당긴다.
이때 처음 자세로 되돌아 올 때까지 두 다리는 붙어야 한다.

이 동작을 5-10회 반복한다.

(7) 척추교정 스트레칭

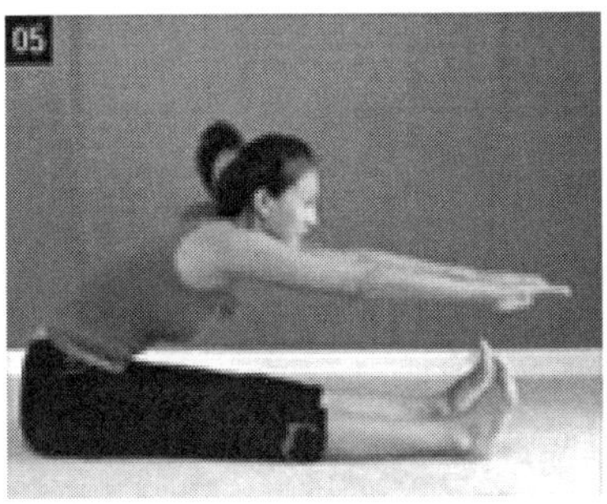

복부 안쪽에 효과가 있고 척추를 바르게 해주며 자세를 바르게 교정시켜 준다.

① 스트레칭 하기 전에 상체를 곧게 세우고 엉덩이가 바닥에서 떨어지면 안된다. 무릎도 반듯하게 펴고 다리를 쭉 뻗어 엉덩이 넓이 보다 조금 넓게 벌린다

② 팔은 곧게 펴고 발꿈치로 벽을 미는 것처럼 발을 세운다.
턱을 가슴 쪽으로 당기고 배꼽을 집어넣은 채 팔을 앞으로 길게 뻗는다.
숨을 내쉬면서 머리 꼭대기부터 꼬리뼈까지의 몸이 'C'자 모양으로 곡선을 그리게 한다.

③ 숨을 들이 마시면서 다시 제자리로 돌아온다.
이때 각 척추뼈 사이마다 공간을 만들어주는 느낌으로 상체를 편다.

이 동작을 3-5회 반복한다.

제 10 장 여성의 신체운동

1. 여성 체육의 목적

1) 건강과 미를 위하여

물론 인간의 건강은 신체운동에서만 이루어지는 것은 아니며, 영양, 수면, 규칙적인 올바른 생활주거와 의복의 청결, 의료적인 모든 요소가 갖추어져야 함은 부인할 수 없는 여건이 된다. 그러나 적당한 운동이 심신의 발육기에 있는 젊은 층에게 좋은 자극이 되며, 또 가장 유효한 건강 증진의 길이 되고 있다.

건강하다는 것은 여성의 생명인 아름다움의 한 표현이라 할 수 있으며, 건강하고 균형이 잡힌 올바른 자세야말로 여성미의 극치라고 말해도 과언은 아닐 것이다.

인간은 태어나면서부터 원만히 발육되어 균형이 잡힌 신체를 이룰 수 있는 소질을 가지고 있으나, 우리의 생활환경은 이러한 서장을 여러 가지로 방해하려고 하는 것이다. 더욱이 자연 생활에서 인위화되어 가고 있는 현대 문명생활은 인간의 원만한 신체발달을 저해하고 있으며, 기계문명의 고도한 발달은 신체를 정물화 시키고 있다. 극단한 분업화의 결과는 단조롭게 같은 작업을 되풀이하도록 가요하고 있다. 이러한 것에 대하여 현대 문화 사회에서 생활하고 있는 사람들은 이러한 약조건 에 대비하여 건강하고 아름다운 신체를 육성시키는 데 노력을 기울여야 할 것이며, 여성에 있어서는 가일층 배려가 있지 않으면 안 된다.

한국 여성의 체격은 공통적으로 가슴이 얇고 좁으며, 허리가 굵고, 엉덩이가 아래로 쳐져 몸통이 길게 보이며, 다리, 특히 하퇴가 굵은 특징을 나타내고 있다. 이것은 일상생활에서 영향을 받아 오랜 기간에 이루어진 동양적 체구의 구성이라 할 수 있겠다. 이러한 관계로 여성의 체격미의 기준이라고 할 수 있는 8등신에 미치지 못하고 실제로는 7등신에 가까운 것이 우리나라 여성의 체격이라 하겠다. 그리고 신체의 아름다움이란 단지 형식적인 미뿐만 아니라 그 자태 속에 포함되어 있는 활동성에 넘친 미를 의미하는 것이라 하겠다.

요즈음 여성미를 창조하기 위하여 미용체조가 많이 실시되고 있는데, 이것들은 인위적인 신체 부위 운동에 의하여 활동성 있는 신체미를 만들어 일상생활에서 편파적으로 기울어진 근육활동을 하는 여성의 신체를 교정하여 생리적 기능을 왕성하게 하는 데 목적이 있다.

체조뿐만 아니라 적당한 신체활동은 여성들의 신체미를 창조하는 데 도움이 되며, 올바른 걸음걸이도 근대적 여성의 아름다운 자태를 나타내는 도움이 된다고 하겠다.

2) 생활 기능 향상

신체의 목표에는 신체 활동력을 높이는 것도 생각된다. 그러나 그것은 특히 여성의 경우 어떠한 운동의 기능의 훌륭하다거나, 달리고, 뛰뛰고, 던지는 신체적 능력만을 향상시키는 것을 의미하는 것이 아니라, 오히려 일상생활에 필요한 신체적 모든 기능을 높이는 데 그 뜻이 있는 것으로 신체활동을 통하여 신체 전체의 기능을 높여 여성의 생활력을 향상시키는 데 그 진실한 목표를 두어야 할 것이다. 근대에 와서는 여성이 남성화하는 경향을 많이 때고 있다. 여성이 보여주는 남성화 경향은 특히 스포츠 사회에서도 많이 나타나는 현상으로, 여성이 남성을 모방하고 여성의 특질을 잃어버려 마치 남성과 대립하려는 감조차 느끼게 하는데, 이것은 인류 사회적인 견지에서 볼 때 하나도 도움이 못 되며, 오히려 여성의 본질을 잃어버린 것이라 하겠다. 그러므로 인간의 참된 본질을 찾기 위하여서는 진실한 여성의 자태가 이루어지지 않으면 안 된다.

3) 바람직한 사회적 성격의 육성

체육에 있어서는 여러 가지 신체적 활동이 이루어지며, 그것은 신체적 효과만이 한정되는 것은 아니다. 즉, 정신에도 이에 못지않게 영향을 주는 것으로 체육이 신체활동을 통하여 신체와 정신의 합일체인 인간형성을 도모하는 교육의 한 분야하고 말하는 이유도 여기에 있는 것이다. 특히, 여성 체육은 단지 경기를 통하여 기능만의 향상을 꾀하려는 것이 아니라 이것을 통하여 여성이 지녀야 할 바람직한 사회적 성격을 기르는 데 더 많은 유의가 있어야 할 것이다. 이와 같이 여성적 인간 성장에 어떠한 형태에서나 기여하려고 애 쓸 때 비로소 여성을 위한 체육활동의 교육적 효과를 거둘 수 있다고 본다.

4) 여가 활동과 능력 향상

여가활동의 사회적 의의는 오늘날 점차 인정되고 있으며, 특히 여성생활에 있어서 보다 중요시 되지 않으면 안 될 것이다.

여가활동은 내일을 위한 정신적 양식을 얻기 위한 활동으로 스포츠 활동에 한정된 것은 아니고, 옥서, 음악, 미술, 원예, 수집, 등 어느 것에나 여성에게 적합한 활동을 말한다. 그러나 신체활동을 통하여 자기를 표현하고 우호 심을 깊게 하며 건강을 증진시킬 수 있는 기회를 마련하고 계획하며 실천하려는 의욕을 가진다는 것은 자기 자신의 생활 개선에 대한 새로운 방법이 될 것이다. 이러한 의도야말로 여성생활에 새롭고 윤택성 있는 길이며, 여성행활을 건전하고 아름다운, 그리고 명랑한 사회를 이룩해 줄 밑거름이 되겠다.

2. 여성의 신체적 특징

1) 체격적 특징

남녀의 차이는 반드시 체격과 기능만이 아닌 얼굴 표정, 언어에도 나타나고 있다. 이러한 차이는 생물의 개체적 요인만이 아닌 교육이나 사회생활에 의해서 이루어지지만, 그 근원은 해부학적 특징 또는 생리적 기능의 차이에서 많이 나타난다.

성인의 체격에 있어서는 여성은 일반 남성에 비하여 열등하며, 이것은 인종, 민족, 국민을 통해서 공통적인 것을 알 수 있다.

형태상의 측정치는 여성이 남성보다 신장이 약 8~12cm 작고, 체중은

10~15kg 적고, 흉위에 대해서는 항상 남자 쪽이 크다.

상지에 대해서는 길이의 차가 상완보다 전완의 쪽에서 현저하며, 여성의 어깨는 폭이 좁고 허리폭보다 3cm 정도밖에 넓지 않은 반면, 남성은 어깨 폭이 넓고 허리 폭보다 14.5cm 정도 크며 힘도 강하다.

쇄골은 비교적 만곡이 적고 가느다란 상지를 똑바로 늘어뜨릴 때 남성은 일직선이 되지만 여성은 바깥 쪽을 향한 둔각이 되는 경우가 많다.

손은 작고 손가락은 가늘고 길어서 힘을 요하는 작업보다도 세심한 일을 하는 데에 적합하다.

하지에 있어서도 여성이 짧고, 특히 대퇴부에 비해서 하퇴부 쪽이 현저하게 짧다. 대퇴부의 크기는 여성 쪽이 크지만 근량에 의한 것보다는 지방의 축적에 원인한 것이라 하겠다.

〈표 10-1〉 중심의 위치

부 위	남 성	여 성
전 신	0.46	0.47
두부 + 경부	0.46	0.45
두부 + 경부 + 몸통	0.63	0.64
두부 + 경부 + 몸통 + 상지	0.65	0.64
상 지	0.46	0.44
하 지	0.51	0.50

여성에게는 이외에도 어깨는 좁지만 허리 부위는 넓고 두껍게 되어 있다. 남성의 두분 폭은 얼굴의 2배를 넘지 않지만, 여성에 있어서는 2배 이상이 되고 있다.

남자의 중심고보다 여자의 중심 고는 낮은 것으로 마쓰이(松井)의 중심의 위치를 보면 잘 알 수 있다.

이러한 척도에서 종합하여 보면 남성은 팔도 크고 근력도 커서 4지가 잘 발달하고 있음에 비해 여성은 구간 쪽이 발달하여 있다. 그러므로 남성의 체형은 행동능력의 발휘에 적합하고, 여성에 있어서는 임신, 분만 등 모성 기능의 수행에 적응된 형태를 나타내고 있는 것이 된다.

형태상 남녀의 차가 가장 큰 것의 하나는 골반의 차이다.

만성의 골반 속에는 직장, 방광이 있으며, 여성에 있어서는 난소, 자궁이 더 들어있다. 자궁 내의 태아는 골반에 의해서 보호된다. 남녀 골반의 비교는 다음과 같다.

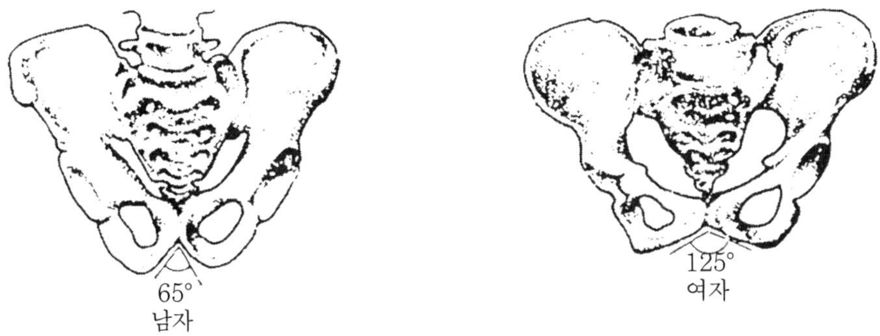

(그림10-1) 남녀의 골반

〈표10-2〉 남녀 골반의 차이

부 분	여 자	남 자
외 형	폭이 넓고, 길이가 짧다.	폭이 좁고, 길이가 길다
골반상구	횡타원형	소위 하트형
골 반 강	넓으며 원형	밑으로 향하여 좁고, 타원형 비교적
선 골(선골)	넓고, 짧고, 돌출이 약함.	가늘고 길며, 돌출이 강함.
장골익(장골익)	현저하게 편평하고 외사주	편안히 직립
치골궁각	90°~125°	70°~90°
골반경사	60°~65°(직립위:직립위)	55°(직립위)

2) 기능적 특징

(1) 골 격

골격의 질 및 양에 대해서도 남녀는 현저하게 다르다. 기계적인 기구에서 생각하면 골격이 강대한 편이 강하고, 큰 일을 하는 것이 된다.

여성의 골격은 일반적으로 무기질이 부족하고 수분이나 지방의 함유량이 많으며, 뼈 자체도 가늘며, 장골도 남성의 것보다는 부러지기 쉽다. 이것에 비해 남성의 뼈는 수분이 적고, 지방이 부족하고 무기질이 많다.

뼈의 비중은 여성의 쪽이 무겁지만 뼈의 중량 그것이 뼈의 다소를 결정하는 것은 아니다. 남성의 골격은 장대하고 표면이 넓어서 근육의 부착부위도 넓지만, 여성은 그와는 반대이다.

골격의 중량은 남성이 4.26kg인 것에 비해 여성은 2.91kg이고, 일반적으로 남성은 체중의 90%(골격 중량) 전후인 것으로 체중에 대해 뼈의 중량이 많은 것으로 볼 때 여성의 쪽이 가볍다고 하겠다.

(2) 근 육

남성은 근력이 강한 것이 특징인 것에 비해, 여성은 지방 침착이 현저하고 풍부하다. 즉, 남성은 근 육적이고 여성은 지방성이라고 하겠다. 이것은 남녀 힘의 면에 있어서 차별의 중요한 원인이 된다.

남성은 근육 중량이 체중의 40~50%(24.5kg)인데 비해, 여성은 30~40%(14.7kg)라고 한다. 이러한 양적차이만이 아닌 조직학적으로도 다름을 볼 수 있다. 힘의 강약은 근육의 질과 양에 관계한다. 즉, 여성의 근섬유는 유연한 것으로 남성에 비해 힘의 발현에 직접 관계가 없고, 수분과 지방을 보다 많이 포함하고 있어서 힘의 구현 능력도 적다. 근섬유에 있어서 수분 함유량은 남성의 59.5%에 대해 여성은 74.4%이고, 근육이 구성하고 있는 화학적 성분도 다르다. 그리고 단백질의 성질과 다르며, 여성의 근육에는 많은 인(燐)이 함유되어 있다.

(3) 지 방

성인의 근육 량의 비율은 남자는 60:40, 여자는 40:60으로 나타나고 있으며, 이지방 함유량은 임신 시기가 되면 증가한다.

여성은 피하지방이 잘 발달하였는데, 이것은 체표에 가까이, 근육이 외층에 존재하고 있다. 여성의 곡선미는 지방의 침착에 의해서 그 우아함이 나타나는 것이다. 특히 흉부, 요부, 둔부에는 지방의 축척이 현저하고, 때로는 대퇴부까지 미치고 있다. 흉부의 지방은 유선의 발달 혹은 유즙 분비에 중요한 역할을 하고 있으며, 요부, 둔부의 지방은 골반 및 골반내 생식기 보호에 적합한 것으로 여성 본질인 임신에 합목적인 것이다.

3. 여성의 기초적 운동 능력

1) 악 력

악력은 항시 남성의 편이 우수한 편이며, 13세까지의 남녀 악력은 비교적 평행하게 발달하고 있지만 연령이 더해 감에 따라 그 차는 커진다.

악력이 가장 급속하게 발달하는 시기는 남성은 11~17세이며, 그 이후 20세까지 서서히 계속해서 발달하고 있지만, 여성은 11세~14세까지는 비교적 발달이 현저하고 15세 이후는 별로 증가하지 않는다.

발달 완료 후에 여성의 악력은 남성의 2/3 정도밖에 되지 않는다.

2) 배 근 력

배근력은 자세를 보유하거나 중량의 부하에 관한 근력이고, 특히 큰 작업에 필요하며, 다른 모든 근력의 대표치라고 생각하고 있다. 이 근력은 남녀가 7~10세까지는 평행으로 발달하고 있지만, 14세~15세까지 그 차가 커진다.

3) 4가지의 근력

일반적으로 운동능력은 4가지 특히 하지의 형태적 기능적 능력에 가장 깊은 상관을 나타내고 있다. 남녀의 차는 9세경까지는 별로 차이가 나타나지 않지만, 연령이 더해감에 다라 12세쯤에는 상관이 명료하고, 15세쯤에는 여성이 약 3kg 열등하다.

제자리넓이뛰기는 남성이 10~11세까지는 발달이 적고, 15~16세에서 최대로 되지만, 여성은 10~11세에서 최대가 되고 그 이후는 차차 감소하게 된다.

이러한 것은 단지 악력만이 문제가 아니고, 이후는 체중이 급격히 증가하는 것으로 민첩성이 결여되기 때문이다.

4) 반응 시간

여성의 반응 시간은 월경에 의해서도 좌우된다고 한다. 단순 반응에서는 월경기를 지연하여 그 전 약 7일, 후 약 5일 및 중간기의 중앙에 비교적 단축하고, 선택 반응에서는 월경 중 지연해서 그전 및 후의 3~5일간은 단축된다. 그러나 이러한 경향이 항상 나타나는 것은 아니며, 이러한 변화가 나타난 피검자는 매월 같은 경과를 반복하는 경우가 많았다고 한다. 그리고 월경 기에 반응시간을 지연한 것은 악력도 저하하였다는 것으로 볼 때, 이러한 변화는 월경 기에 있어서 주의 능력이 저하되고 피로가 증가, 피로에 대한 저항력 감퇴 등의 말이 나오게 된 것이라 하겠다.

학자들의 실험연구에 의한 반응시간은

소리 0.12초~0.18초

빛 0.19초~0.22초

살갗에 전기 자극 0.12초~0.20초이며 1Kai 박사의 연구에 의하면 소리 0.1초를 듣고 동작을 시작할 때까지 전달경로는 귀→후두엽→대뇌피질→측두엽→척수→근육이라고 한다.

4. 여성의 내장 기능

1) 순환기계

심장은 평생을 통하여 한 번도 휴식함이 박동하고 있다. 성인에 있어서 남성의 tlad 중량이 250g인 것에서 남녀의 체격을 비교하여 보면 심장의 크기와 체격의 크기가 비례한다고 하겠다.

심장의 크기는 반드시 박출량과 관계되고, 그 양도 여성 편이 적은 것이 된다.

심장의 발육 과정은 신장이나 체중과 같이 일시적이나마 여성 쪽이 큰 시기가 있으며, 심박 수는 반대로 남성에 있어서는 70 전후이지만, 여성에 있어서는 80 전후인 것에서 7~10%의 차이가 남을 알 수 있다.

평생의 일의 양은 항상 남성 쪽이 강대하지만, 월경, 임신, 분만 등 여성 특유의 생리 기능을 발휘할 때에는 여성의 생체에 꽤 부담을 주는 것이 된다. 이것에 대처한 혈액 저장 능력, 조혈 능력은 여성의 편이 우세한다.

혈액순환은 일하는 기계에 대해 에너지로 보급하고, 호흡기계외 산소를 공급하는 것이다. 그러나 사춘기에는 신체활동은 증대하며 내부 조직의 신진대사도 왕성하여 심장은 보다 많은 일의 양을 요구 당하게 된다. 그러므로 급격한 4지의 발달에 대해 내장 모든 기관, 특히 심장의 발달이 뒤따르지 못하므로, 이 시기에 연속하여 과중한 부담을 심장에 심어주는 것은 일시적인 기능장애를 초래할 뿐 아니라 때로는 심장병을 일으키게 하는 요인도 된다.

2) 혈 액 량

전혈액량은 남성은 체중의 1/13이고, 여성은 1/14~1/15이다. 즉 50kg체중인 사람은 41 이며 한꺼번에 1/3을 실혈하면 사망한다. 그러므로 체중에 비한 전혈액량도 남성보다 적지만, 혈액 중의 산소 보유 능력도 열등하다. 그리고 1mm3 중의 적혈구 수는 남성이 500만인 것에 비해 여성은 450만이고, 백혈구 수에서도 남성은 8.000인 것에 비해 여성은 7.000이라고 한다. 이러한 것에 반해 혈중의 지방량, 혈당량 및 Ca 함유량은 여성 편이 많다.

5. 여성과 스포츠

원시적인 인간이 자기를 수호할 때 필요한 행동의 기본형은 달리고, 뛰뛰고, 던지는 것의 3가지였다. 그러나 스포츠는 이러한 단적인 능력 외에 전반적인 체력, 속력, 유연성, 민첩성, 지구력, 의지력, 판단력 등의 종합적인 수행이라고 하겠다.

여성의 경기에 있어서는 적성, 부적 성을 고려해서 종목을 선택하여야 함은 당연하다. 많은 스포츠에 있어서 우수한 기록유지는 중성화의 경향을 많이 나타내고 있다. 이러한 것은 모성 기능을 희생한다는 것에 주의하지 않으면 안 된다.

운동은 근육 작업을 통해서 구체화되고, 여기에 의해서 발육 자극이 주어지고, 성장 발육을 조장하는 것이다. 그러한 점에서 무리한 신체운동은 결코 좋은 결과를 초래하지는 못하며, 오히려 장래를 남기는 것이 된다.

1) 여성과 육상 경기

육상 경기는 달리기, 뛰기, 던지기의 가장 기본적인 3기(기)로 되어 있다.

이러한 육상경기는 근력이 기본적인 힘이기 때문에 여성에 있어서는 남성에 비해 약점을 가지고 있는 것으로 그 경기의 규정 혹은 연습량을 고려하여야 하며, 시합에 있어서는 정신적인 부담도가 가지게 되는 것이므로 월경 시에 있어서는 각자가 자기의 체력을 잘 알고 대처하지 않으면 안 된다.

단거리는 전속력으로 달리는 일로서 다리의 민속한 움직임을 필요로 하는 것이기 때문에 근력이 강해야 하고, 근육 감각이 예민해야 하며, 다리의 탄력성이 있고, 그것도 정열적인 사람에 요구된다. 200m는 이러한 조건 외에 체력을 필요로 하는 것으로 형태적으로나 기능적으로 약한 여성에게는 남성과 같은 기록을 바라는 것은 어리석은 일이다.

중거리 달리기는 속력과 지구력의 조화에서 되는 경기로 속력을 가진 다리와 탄력성 있는 다리가 중요한 조건이다. 이것은 심장에 큰 부담을 주고, 또 내장 모든 기관을 강하게 움직이게 하는 것이므로 정신력도 필요조건이라 한다. 이러한 경기는 기능적으로 강한 힘을 요구하기 때문에 과도하게 행하면 내장 모든 기관에 나쁜 영향을 미치게 된다.

장거리는 지구력에 대한 부담이 극히 크며, 전체 일의 양도 다대하므로 여성에 대하여서는 일반적으로 부적당하다.

2) 여성과 구기

구기는 전체 스포츠의 반을 차지하고 있다. 하여도 좋을 만큼 그 종목이 많다.

구기의 특징은 흥미를 일으키기 쉽고, 그것도 기술적으로 숙련하여야 할 과제가 많은 것이므로 흥미를 잃는 일도 적고, 상황에 대한 신속 확실한 시간적, 공간적인 판단력과 자기 위치와 상대편의 상호관계 등 여러 가지 기술 및 타임 워어크가 필요한 것이어서 힘이 열등한 여성에게도 많은 발전의 여지가 있는 것이다.

그러나 구기에서도 시간이 길고, 체력 소모가 큰 럭비나 야구같이 하나하나에 강한 어깨의 힘을 요구하는 것에 대해서는 시간이나 규칙을 변형하여 행하는 편이 좋다.

3) 여성과 수영

여성의 척추 및 여기에 부수하고 있는 근육은 약하기 때문에 간혹 척추만곡을 나타내는 원인도 있지만 수영은 결과적으로 이러한 만곡을 교정하는 운동이 된다.

냉수의 자극은 호흡근을 강하게 하고, 피부의 단련도 된다. 여성은 지방이 많은 관계로 한랭에 대한 저항을 가지고 있으며, 부력도 크다. 그러나 월경 중의 수영은 전신을 냉각시키고, 강한 냉 자극과 과도한 운동은 자궁 내 월경 혈을 역류시켜서 나관염이나 가벼운 복막염을 일으키기 쉽다. 그리고 간혹 불임의 원인도 된다. 또 월경 중에는 자궁 및 다른 성기에도 질병이 생기기 쉬운 상태이므로 오염된 푸울장에서의 수영 역시 좋지 않을 뿐만 아니라 타인에게 불쾌감을 주는 것을 고려할 때 월경 중의 수영은 절대 금지하여야 한다.

4) 월경과 운동

월경과 운동에 대해서는 극히 많은 의견이 있지만 결국은 개개인의 문제이고 일반적으로 어떻다고 말할 수는 없다.

그러나 적당한 운동은 월경 장애를 방지하고 월경을 순조롭게 하는 것도 된다.

이런 점에서 볼 때 월경 중에는 심하게 신체에 충격을 받는 운동은 피할 것이며, 흥미를 위주로 하는 가벼운 운동을 택하는 것이 바람직하다고 본다.

제 11 장 질병과 운동

1. 성인병 관리

1) 성인병의 원인과 특징

(1) 원 인

오늘날 현대인들은 과학의 발달에 의한 사회구조의 변화 및 일상생활의 기계화와 자동화에 의한 신체활동의 부족과 날로 복잡해지는 생활환경에 적응하기 위한 정신적 스트레스를 받으며 살고 있다. 이에 현대사회의 주역이라 할 수 있는 30대와 40대의 성인들은 심각하게 건강을 위협받고 있는 실정이다.

성인병은 성년기 이후에 노화와 더불어 점차 많이 발생하는 비전염성의 만성 퇴행성질환 및 기능장애 등을 말한다.

성인병의 3대 위험인자로는 고혈압, 흡연, 혈중 콜레스테롤 과다를 들 수 있으며, 그 밖에 위험인자로는 비만, 정신적 스트레스, 운동부족 과다한 염분섭취, 불균형적인 식생활 및 불량식품에 의한 체내의 불순물 축적 등을 들 수 있다.

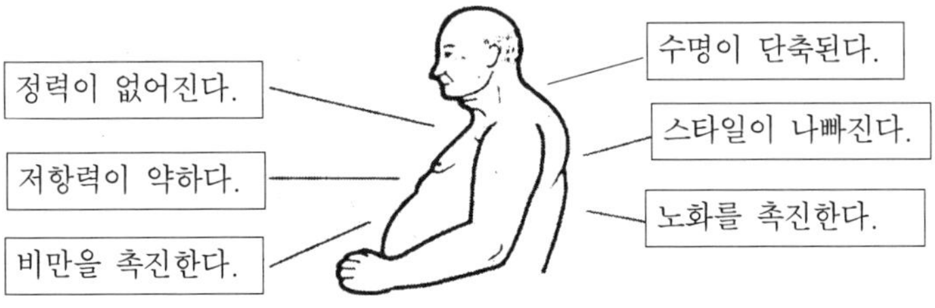
정력이 없어진다.
저항력이 약하다.
비만을 촉진한다.
수명이 단축된다.
스타일이 나빠진다.
노화를 촉진한다.

(그림 11-1) 운동부족과 그 영향

특히 현대인에서 운동부족이 성인병의 위험인자로 지적되고 있는 이유는 다음과 같다.

- 스태미너의 저하
- 저항력의 감소
- 비만의 조장
- 노화의 촉진
- 체형의 악화
- 수명의 단축

(2) 성인병의 특징

현대생활에서 운동부족 현상은 체력을 감퇴시켜 생활의 활력을 잃게 하고 각종 성인병을 일으키는 위험인자가 되고 있다.

인체의 조직이나 기관은 일단 노화되기 시작하면 결코 원상태로 회복될 수 없는 것이며 생리적으로 노화현상이 일어나게 되면 이에 뒤따르기 쉬운 여러 가지의 질환이 서로 영향을 미치게 되는데 성인병은 다음과 같은 특성을 갖게 된다.

① 질병 발생의 시기, 발병 원인, 병이 진전되는 양상이 불분명하거나 또는 다원적 이어서 판단에 어려움이 뒤따른다.

② 복합적인 합병증을 갖고 있는 것이 보통이며 대체적으로 만성적 질환으로 진행된다. 그러나 수시로 급격한 합병증을 나타내게 된다.

③ 주로 40세 이후에 집중적으로 발병하는 비전염성 만성 퇴행성 질병 군이며 성인의 주요사망 혹은 기능장애의 원인이 된다.

④ 개인의 생활양식과 밀접한 관계가 있으며 원인 치료방법이 없고 위험인자의 제거로 어느 정도 예방이 가능한 것이 많다.

⑤ 집단발행 형태가 아니며 개인적이고 산발적인 질병이다.

⑥ 성인 초기부터 질병으로 형성되어 노화에 따라 발병하는 경우가 많으며 장기간에 걸쳐 지도와 관찰 그리고 전문적인 관리를 필요로 하는 질병이다.

⑦ 재활에 특수한 훈련이 필요한 질병이다.

현대인에게 가장 많이 발생하는 성인병을 살펴보면 표 11-1과 그림 10-2에서 보는 바와 같다.

(표 11-1) 대표적인 성인병

분 류	항 목	질병이름
신 경	뇌혈관 장해	동맥경화증, 뇌경색, 뇌출혈
순 환	고혈압, 심장질환	고혈압, 동맥경화, 심근경색, 협심증
신 장	만성신부전	사구체신염, 전립선비대, 신장장해
호 흡	만성 폐쇄성 폐질환	폐암, 만성기관지염, 기관지 천식
소 화	소화기질환, 간, 췌장질환	위, 십이지장 궤양, 위암, 대장암, 췌장염,
혈 액		담석증, 간염, 간암
	빈혈, 혈액질환	철결핍성 빈혈
내분비	대사장해	비만, 당뇨병, 갑상선질환

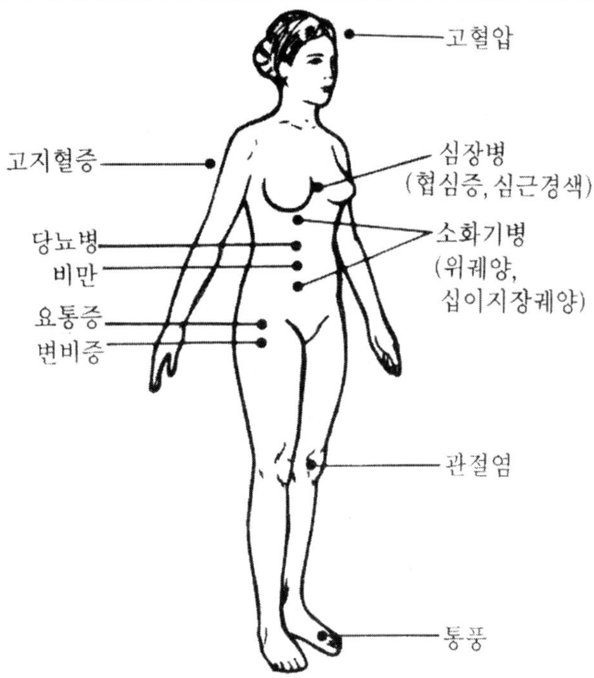

(그림 11-2) 운동 부족병

2) 예방요법

성인병의 예방은 건전한 생활습관과 적절한 운동을 통해 예방될 수 있다. 특히 운동부족은 심장질환을 포함한 성인병들을 더욱 악화시키기 때문에 신체운동은 성인병을 예방할 수 있는 절대적인 치료 방법이다.

건강한 사람은 영양관리를 잘하면 건강을 유지하지만, 잘못하면 중년기 성인병에 걸리게 되며 질병의 증세에 따라 특정 영양소를 제한, 금지 또는 그 반대로 다량 보충이 필요할 때가 있다.

우리는 먼저 질병에 걸리지 않도록 주의를 기울이는 것이 중요하나 질병에 걸렸을 때는 의약치료와 영양관리, 운동요법을 하여 신속한 회복과 재발을 예방하는 체력관리가 필요하다.

건강증진은 물론 성인병을 예방하고 치료하기 위해서는 무엇보다 중요한 것은 건강 및 운동능력을 종합적으로 진단하여 자기 자신의 건강이 지금 어느 정도에 있는지를 정확히 파악하는 것이다. 성인병이 지금 진행 중에 있는지, 아니면 성인병 발병 가능성이 어느 정도인지, 그리고 나의 체력이 과연 어느 정도 약해져 있는지를 알아야 한다. 자기의 연령은 40대인데 건강 및 체력은 50대가 아닌지 진단할 필요가 있다.

운동은 대부분의 건강한 사람에게는 안전한 활동이지만 허약한 사람에서는 무분별한 운동은 오히려 부작용을 일으킬 수 있다. 또한 건강한 사람일지라도 나이가 들어감에 따라 성인병의 잠재요인을 가질 수 있기 때문에, 운동 프로그램에 참여할 때에는 먼저 세심한 건강상태를 평가해야 할 필요가 있다.

운동은 위험이 따르지 않는 범위에서 율동적이고 반복적이며 큰 근육을 사용하는 등장성 또는 동적운동을 하는 것이 좋다. 흔히 추천되는 신체운동에는 산보, 등산, 달리기, 자전거 타기, 수영 등이 있다.

3) 운동요법

성인병은 일단 발병하면 장기치료를 요하는 만성질환의 형태로 굳어지는 것이 일반적인데 이는 사회적으로 가장 활동적인 연령층의 활동 능력을 급격히 저하시키거나 불구화시킴으로써 사회생활과 가정생활의 결정적인 곤란을 초래하는 원인이 되고 있다.

(표 11-2) 운동요법이 필요한 질병

(1) 내과영역

① 순환기계 : 뇌혈관장애 발작 후의 재활, 심근경색 발작 후의 재활, 허혈성 심질환의 만성기, 본태성 고혈압증(특히 경계형 고혈압증)

② 대 사 계 : 비만, 고지혈증, 당뇨병, 고뇨산혈증, 골다공증

③ 소화기계 : 과영양성 지방간, 이완성 변비

④ 호흡기계 : 천식, 만성 폐질환, 수술 후 폐(절제폐)의 재활

(2) 정형외과 영역 : 급성요통, 만성 관절 류머티즘, 신경마비 후의 재활

(3) 산부인과 영역 : 임부(특히 중기-후기)

(4) 정신과 영역 : 정신질환(노동요법)

이러한 성인병은 자신도 모르게 진행되기 쉬우므로 증상에 의한 조기발견이 어렵고 증상이 악화되어 나타날 때는 이미 회복이 어려운 경우가 많기 때문에 스스로 예방에 유의해야 한다.

성인병은 운동을 통하여 신체 각 기관의 기능이 저하되는 것을 방지하고, 특히 신체활동의 능력을 좌우하는 가장 중요한 요인이 되는 산소섭취 능력을 향상시킴으로써 예방할 수 있다.

임상적으로 볼 때 운동요법은 다음과 같이 요약할 수 있다.

① 질병의 예방 또는 운동부족으로 인해서 저하된 체력향상을 위한 예방의학적인 목적으로 중요하다.

② 질병의 치료 또는 치료이후 체력과 기능회복을 위한 치료의학적인 목적으로 중요하다.

여기서 주의할 점은 각각의 조건에 따라서 운동 내용이 처방될 때 좋은 효과를 볼 수 있다. 운동요법이 필요한 질병으로서 실제로 그 치료성에 높은 효과를 보인 예는 표에서 보는 바와 같다.

그러나 운동이 건강과 체력을 증진시켜 성인병의 예방과 관리에 효과적임은 잘 알려진 사실이지만 적절한 운동처방도 없이, 개인의 건강상태를 고려하지 않고 무리하게 운동을 실시하는 것은 극히 위험한 일이다. 따라서 다음의 상태에 해당되는 경우는 운동을 삼가거나 전문가의 관리 하에서 운동을 실시해야 한다.

① 매우 가벼운 운동 중에도 가슴에 통증을 느끼는 사람.

② 류머티즘의 후유증으로 중증의 심장 판막증이 있는 사람.

③ 선천성 심장 질환자.

④ 약으로 조절할 수 없는 고혈압 또는 후천성 심장질환으로 중증의 심장비대가 있는 사람

⑤ 혈압치 변동이 심한 당뇨병 환자.

2. 당뇨병과 운동

1) 당뇨병과 증상

(1) 당뇨병

당뇨병이란 혈액 속에 당(糖)이 지나치게 높거나, 이로 인해 소변에도 당이 나오는 증상을 말한다. 이 당뇨병은 대부분 췌장내 랑게르 한스섬(island of Langerhans)의 β세포에서 분비되는 인슐린이 부족하여 발생되는 만성대사질환이며, 인슐린이 부족하면 혈중에 있는 당이 신체 각부 조직으로 들어가지 못하여 조직 속에는 에너지 빈곤현상이 나타나고, 혈당은 높게 나타난다. 정상 혈당치는 80~120mg% 정도인데, 만약 공복 시 혈당이 120mg% 이상이거나 식후 혈당 값이 180mg% 이상일 경우는 당뇨병으로 진단하게 된다. 혈당이 200mg% 정도 되어도 소변에 당이 나오지 않는 경우가 많으므로 소변 검사로 당뇨병을 정확히 진단하기가 어렵다.

당뇨병은 제Ⅰ형 당뇨병(인슐린 의존형)과 제Ⅱ형 당뇨병(인슐린 비의존형)으로 크게 두 가지로 구분한다. 제Ⅰ형은 13세 이전에 나타나기 때문에 소아당뇨라고 하며, 이는 인슐린 분비가 되지 않아 인슐린을 계속 공급해야 하는 당뇨병으로 그 수는 그리 많지 않다. 제Ⅱ형은 연령이 증가함에 따라 인슐린 이용능력이 감퇴되어 나타나는 것으로 당뇨병환자의 대부분이 이에 속하며, 40대부터 서서히 진행된다. 최근에는

(표 11-3) 당뇨병의 진단

혈당검사	정맥혈장(mg/dl)
당뇨병	
공 복 시	≧ 140
식후 2시간	≧ 200
정상형	
공 복 시	〈 110
식후 1시간	〈 160
식후 2시간	〈 120

제Ⅲ형(인슐린 요구형)인 영양실조 형을 당뇨병 분류에 추가된 것으로 주로 소아 때부터 영양의 공급을 제대로 받지 못해서 생기는 것으로 제Ⅰ형의 인슐린 요구보다 3~4배의 인슐린을 더 공급해 주어야 하며, 우리나라에서도 간혹 환자를 볼 수 있다.

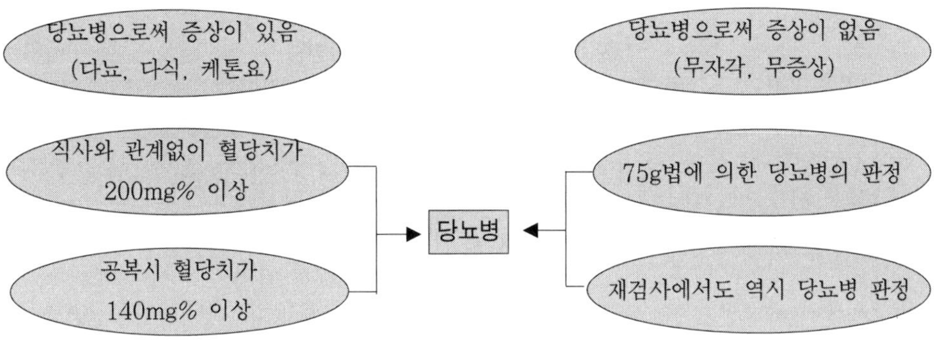

(그림 11-3) 당뇨병의 진단

(2) 당뇨병

당뇨병은 자기 자신도 모르는 사이에 계속 진행되는 것이 특징이며, 자각증상을 느낄 때는 이미 상당히 진행된 상태이다. 갈증이 전보다 심해서 물을 자주 찾게 된다든지, 공복감이 있어 배고픔을 늘 느낀다든지, 단 것을 필요 이상으로 좋아한다든지, 두 발이 저리고 붓는다든지, 또한 소변을 자주 많이 보게 되며, 소변에 거품이 많이 생기게 되면 일단 당뇨를 의심하고서 진단을 받아 보는 것이 좋을 것이다. 따라서 당뇨병환자는 삼다현상인 다뇨(多尿), 다음(多飮), 다식(多食)현상이 나타나게 된다. 당뇨병을 스스로 느끼는 최초의 자각 증세는 수분을 필요 이상 섭취하고 과식을 하며 소변을 자주 보게 된다. 즉, 항상 공복감을 느껴서 식사량이 늘어 처음에는 살이 찌는 듯 하지만 먹는 양에 비하여 체중은 계속 줄어들고 몸이 여위게 된다. 또한 몸이 나른하여 항상 피로와 권태가 쉽게 온다. 별로 한 일도 없는데 나른하고 매사가 귀찮을 때는 당뇨병의 초기 증상으로 의심해 볼 필요가 있다. 또한 피부에 부스럼이 잘 생기고 습진이나 무좀 같은 것일 걸리는데, 감염에 대한 저항력이 약해져서 곪아도 잘 낫지 않게 된다.

당뇨병이 무서운 것은 혈당이 상승하고 뇨에 당이 나오는 것에 그치지 않고 여러 가지 만성 합병증을 일으키는 점이다. 당뇨로 인해 동맥경화가 빨리 와서 혈압이 높아지고 중풍이 오며, 심장에 혈액 공급이 안 되거나 다리 등에 말초혈관이 막히게 되어 허열 증 통증이 오며 발궤양 등이 와서 잘 낫지 않고, 심지어 그 부분이 썩어 들어가 다리를 잘라야 하는 경우가 생기게 된다. 또한 연골과 관절에 이상이 오고, 신장기능이 악화되며, 심지어 시력까지 잃게 된다.

〈표 11-4〉 당뇨병의 증상과 합병증

당뇨병의 증상	합병증에 의한 증상
소변을 자주 본다. 물을 자주 마신다. 허기를 느낌 음식을 많이 먹는다. 체중이 감소함. 쉽게 피곤함. 의욕이 감퇴됨.	신경 : 양쪽 발의 감각 이상, 신경통, 성기능감퇴 눈 : 뿌옇게 보임, 시력장애 피부 : 피부염 잘 생김, 가려움증 감염 : 여자의 경우 질 염이 잘 생김 심혈관계 : 고혈압, 동맥경화증, 협심증, 중풍 신장 : 부종

2) 당뇨병의 치료

당뇨병은 만성 질병이므로 꾸준히 치료를 하면 완치는 안 되지만 반치료(어느 정도 치료)가 되므로 관리를 잘하면 건강하게 지낼 수 있다. 그러나 치료를 소홀히 하여 만성으로 진행되어 합병증이 발생하면 좀처럼 치료되지 못하게 된다.

당뇨병의 치료방법에는 식사요법, 운동요법, 약물요법 등이 있으며, 각 개인의 증세에 따라 적절한 치료방법을 선택하여야 한다. 당뇨를 예방하거나 치료하기에 가장 적합한 식사요법과 운동요법을 적절히 연결시키는 것이다. 적당한 운동을 규칙적으로 실시하고 적절한 음식을 섭취하면 사전에 당뇨병을 예방할 수 있다. 당뇨병 환자는 혈당뿐만 아니라 혈중 지질 량을 정상적으로 유지시키도록 조절하고 신진대사촉진, 정상체중, 합병증 예방에 신경을 써야 한다. 먼저 당뇨병 치료의 가장 기본이 되는 것은 식사요법이다. 특히 당뇨병을 가진 사람은 아래와 같은 사항을 조심하지 않으면 건강을 해칠 위험이 있으므로 주의해야 한다.

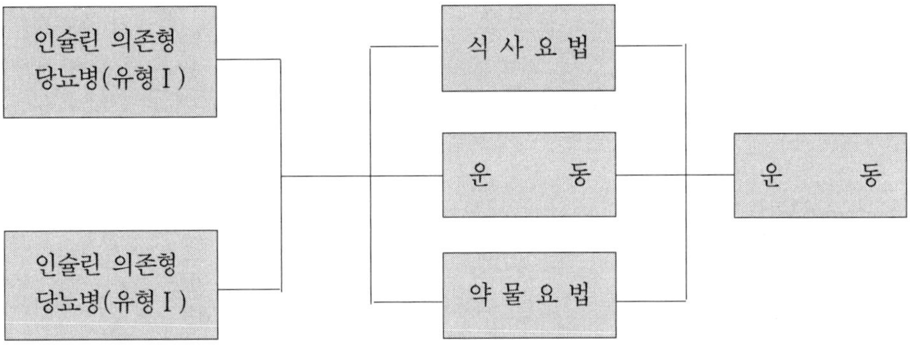

(그림 11-4) 당뇨병 유형에 따른 치료 방법

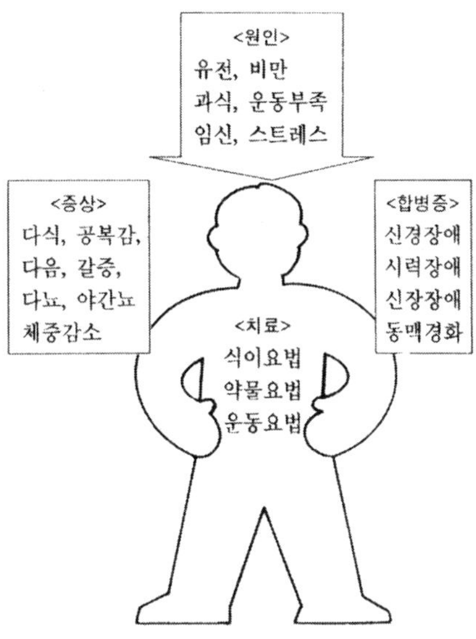

(그림 11-5) 당뇨병의 원인과 치료

① 진단을 늦게 하고 치료를 늦게 시작할 때

② 치료를 소홀히 하거나 충분히 치료를 하지 않을 때

③ 당뇨병에 영향을 끼치는 여러 다른 요인을 소홀히 할 때

당뇨병은 혈당 값을 정상으로 하는 것도 중요하지만, 이것만으로는 치료가 되지 않는다.

당뇨병 치료는 혈액 중의 콜레스테롤 값이나 혈청 지질이 정상으로 되고, 혈압도 높지 않고, 체중도 이상체중으로 조절되어야 효과가 있다.

특히 자각증상도 없고, 눈이나 신장, 그외 합병증이 없어야 회복이 된 것이다. 이 단계가 되려면 통원치료로서 질병관리를 잘하고, 다시 판정을 받아 상태에 알맞은 치료를 계속하여야만 한다.

3) 식사요법

먼저 당뇨병의 식사요법을 시작할 때에 염두해 두어야 할 점이 몇 가지 있는데, 이는 당뇨병치료에 있어서 가장 기본적이고 핵심이 된다.

식사요법을 실행할 때에는 다음과 같은 10가지 방안을 주의한다.

① 가족의 따뜻한 이해와 협력을 구한다.
② 식사는 규칙적으로 정한 시간에 한다.
③ 식품교환표와 단위 표를 빨리 이해시킨다.
④ 식사는 항상 균형 잡힌 식단으로 꾸민다.
⑤ 각 개인 1일 섭취량에 익숙해져 습관이 되도록 한다.
⑥ 식품은 항상 정확히 달아서 섭취한다.
⑦ 식사는 천천히 시간을 끌면서 한다.
⑧ 단 것은 되도록 멀리 한다.
⑨ 가능한 싱겁게 섭취한다.
⑩ 표준체중을 유지한다.

이상과 같이 여러 가지 조건을 고려해서 필요한 열량을 표준체중을 기준으로 활동별로 계산한다. 즉 연령, 성별, 체중, 병증세, 합병증과 사회활동에 적합한 체중을 유지하면서 인슐린 절약을 위하여 열량 제한을 한다. 즉 저 열량식을 실행해야만 된다.

저 열량식일수록 영양의 균형에 유의해야 한다. 우선 3대 영양소의 비를 보면 단백질을 총열량의 15~20%(동물성 단백질비 40% 정도), 지방은 20~25%(불포화지방산 35% 정도, 콜레스테롤 1일 300mg 이하로 제한), 탄수화물은 50~60%(설탕제한, 전분식품 위주)가 적합하다.

1일 총 필요 열량=표준체중×체중 1kg당 필요한 열량

4) 운동요법

(1) 운동처방의 유의점

운동요법은 당뇨병 예방에 더 없이 중요하며, 운동을 꾸준히 잘하게 되면 비만도 해결되고 스트레스도 해결됨은 물론, 건강증진 및 체력향상에 크게 이바지하게 될 것이다. 운동의 기본원칙은 숨이 조금 찰 정도의 운동 강도로 하루에 30~60분 정도로 일주일에 6일 정도 꾸준히 계속하면 큰 효과를 보게 된다.

제Ⅰ형 당뇨병 환자에게는 제Ⅱ환자에 비해 다소 낮은 강도의 운동이 필요하다. 혈당이 250mg%까지는 운동요법으로 처방이 가능하나, 그 이상일 때는 소변검사를 실시하여 소변에 지질대사의 산물이고 인체에 치명적인 영향을 주는 케톤체(ketone body)의 유무를 검사한 후, 케톤이 없으면 운동을 해도 좋지만 케톤이 나타나면 인슐린을 투여하여 혈당을 내리면서 운동을 실시하는 것이 바람직하다. 소변에 케톤이 발견된 상태에서 운동을 하게 되면 혈당은 감소되지 않고, 케톤만 급증하게 되는 결과를 초래하게 된다. 이 상태에서 운동을 하게 되면 조직에는 글리코겐이 부족하기 때문에 에너지는 주로 지질대사에 의해 공급되므로, 이 지질대사의 부산물로 케톤이 생성되는 것이다.

당뇨병 환자가 운동을 할 때에 주의해야 할 사항은 다음과 같다.

① 운동은 식후 1~3시간 후에 한다.
② 인슐린은 적어도 운동 1시간 전에 투여한다.
③ 비만한 당뇨병 환자는 식사량을 줄이면서 운동을 실시한다.
④ 장시간 운동을 할 때는 저혈당에 빠지기 쉬우므로 30분마다 약간의 당분을 섭취한다.
⑤ 단시간 강한 운동은 혈당을 급증하고 케톤이 생길 우려가 있으므로 삼가야 한다.
⑥ 운동 중에 관절이나 근육에 손상이 나지 않도록 주의해야 한다.
⑦ 혈당 250mg% 이상일 때 소변에 케톤 유무를 검사해야 한다.
⑧ 인슐린 투여와 운동을 병행할 때는 인슐린 투여량을 줄인다.

그림 11-10은 인슐린만을 투여했을 때와 인슐린 투여와 운동을 병행했을 때 혈당의 변화를 나타낸 것이다.

혈당이 250mg%인 환자에게 인슐린만을 투여했을 때 60분경과 후 혈당이

50mg% 정도 밖에 감소하지 않았으나, 인슐린과 운동을 병행했을 때 60분 후 무려 150mg%나 감소하여 거의 정상 혈당을 유지하는 것을 볼 수 있다.

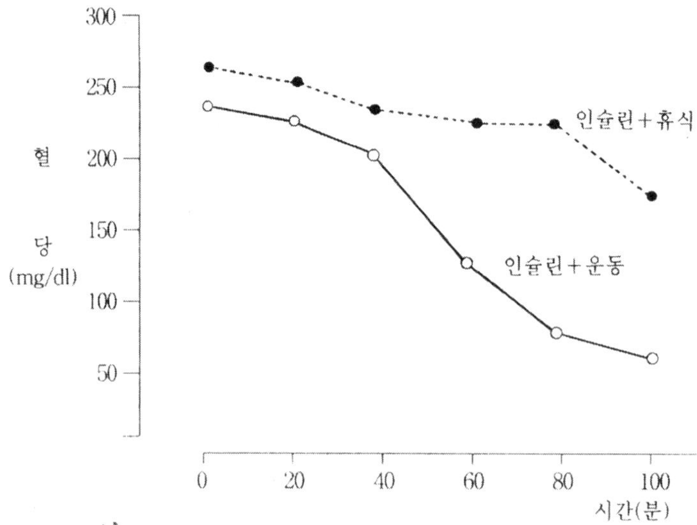

(그림 11-6) 인슐린만 투여했을 때와 운동을 병행했을 때의 혈당변화

이는 당뇨병 환자가 운동을 할 때는 인슐린 투여량을 줄여야 함을 알 수 있으며, 인슐린 농도를 줄이지 않으면 저혈당(hypoglycemia)에 빠질 위험이 있으므로 주의해야 한다.

당뇨병 환자는 신발의 크기에도 세심한 주의를 해야 한다. 특히 운동화는 발이 편하고 잘 맞는 것을 골라야 한다. 당뇨병에 걸리면 혈액순환이 잘 되지 않아 발 궤양이 생길 우려가 많고, 발 상처가 나면 잘 낫지 않아 운동을 할 수 없을 정도로 지장을 주는 경우가 있다. 운동은 아침시간에 하는 것이 오후시간에 하는 것보다 더 효과적이다.

이는 아침시간 운동은 오후시간에 비해 혈당조절이 잘되어 저혈당에 빠질 우려가 적고, 인슐린도 적게 증가된다. 인슐린이 증가된 상태에서 운동을 하면 효과는 감소하게 되는 것이다.

(2) 운동종목 및 운동 강도

당뇨병에는 운동이 최고의 약이다. 그러나 운동을 시작하기 전에는 전문기관을 찾아 당뇨병으로 인한 합병증인 동맥경화, 심장병, 고혈압, 신장병 등의 진행 정도를 검진을 받은 후에 과학적인 운동처방을 받아 운동을 시작하는 것이 바람직하다.

예를 들면 혈당 250mg%인데 소변검사를 통해 케톤의 유무를 검사하지 않고, 무턱 대고 운동을 하면 큰 위험을 초래하게 되는 것이다. 몸을 산증으로 만드는 케톤이 검출되는 당뇨병 환자에게 운동이 당뇨병 치료에 도움이 된다고 운동을 시키게 되면 혈당은 조금도 내려가지 않고 케톤만 급증하게 되어 생명에 까지 위협을 느끼게 된다.

혈당이 250mg% 이상이라도 케톤만 검출되지 않으면 운동을 해도 별 문제가 없으나 케톤이 검출되면 인슐린을 투여하여 혈당을 250mg% 이하로 내린 후에 운동을 실시해야 한다. 운동을 할 경우에는 혈당이 급격히 상승하거나 케톤혈증이 생길 수 있기 때문에 운동 시작 전에 먼저 어느 정도 혈당을 조절해야 한다.

인슐린이나 경구혈당 강하제 등 약물을 쓰는 경우 운동 중이나 운동 후에 저혈당이 발생하지 않도록 아침 식전의 운동을 피하고 식후 1-2시간 경과 후에 운동을 하는 것이 좋다. 당뇨병 환자의 운동은 일반 건강인보다 운동 강도를 약간 낮게 하고 운동시간을 조금 길게 하는 것이 좋다.

운동은 혈당을 낮춰주거나 인슐린 감수성을 증가시키고 당 이용률을 높여주기 때문에 항상 당뇨병 치료의 한 방법으로 널리 이용되어 왔다. 운동의 선택은 운동의 종류, 강도, 시간에 따라 자신의 건강상태, 혈압·호흡·심장기능·상태 등을 충분히 검토한 후 결정하는 것이 바람직하다. 또 생활양식, 직업, 근무시간, 적성과 능력도 고려해야 한다.

당뇨병 환자에게 좋은 운동의 종류로는 단거리 달리기나 중거리 달리기 등과 같이 짧은 시간에 많은 힘을 필요로 하는 무산소성 운동보다는 지구력을 요하는 유산소성 운동이 좋다.

이중걷기, 조깅, 수영, 고정식자전거, 계단 오르기 등은 운동의 강도와 시간에 따라 상당히 정확하게 에너지 소비량을 예측할 수 있으므로 당뇨병 환자의 치료에 가장 기본이 되는 운동이다.

그 밖에 에어로빅댄스, 배드민턴, 볼링, 골프(라운딩), 게이트 볼 등도 비교적 안전한 운동이라 할 수 있다. 줄넘기를 할 때에 에너지 소비량은 휴식보다 8-10배 정도가 되고 분당 심장 박동 수는 130-180회나 된다.

즉 5분 동안의 줄넘기 운동은 1,500m를 힘껏 달리는 운동량에 해당한다.

또한 줄넘기의 속도는 분당 50-80회 정도의 범위로 자신의 맥박수를 비교하여 적절히 조절하도록 한다.

〈표 11-5〉 식사량과 운동량의 비교표

식 사 량	운 동 량	식 사 량	운 동 량
쌀밥 140g(1공기)=200kcal	달리기	아이스크림 80g(1개)=140kcal	배구 34분
떡종류 60g(1개)=140kcal	테니스 23분	즉석라면 100g(1개)=470kcal	탁구 85분
면류(스파게티) (작은 1접시)=360kcal	줄넘기 43분	맥주 630cc(1병)=180kcal	자전거 36분
만두 70g(1개)=200kcal	골프연습 52분	정종 140cc(th1병)=140kcal	체조 28분

(3) 운동의 효과

운동의 효과는 제Ⅰ형 보다 제Ⅱ형 당뇨병에 더 큰 효과가 나타난다. 제Ⅰ형은 인슐린 투여와 운동을 병행해야 하며, 제Ⅱ형은 운동만으로 큰 효과를 얻을 수 있다. 운동을 할 경우 말초조직의 혈류량을 증가시키고, 근육 및 지방세포의 인슐린 감수성이 높으며, 이로서 혈당이 내려가게 된다. 체내에 소량의 인슐린으로도 그 기능이 크게 증가하게 된다.

당뇨병 환자에서 운동의 효과를 요약하면 다음과 같다.

① 규칙적인 운동은 당뇨병 환자의 혈당을 내려주며, 인슐린 작용을 증가시킨다.

② 규칙적인 운동은 혈액순환을 촉진시키고, 심장기능을 강화시키며, 혈압을 조절해 준다.

③ 운동은 비만을 예방하며 표준체중을 유지해준다.

④ 규칙적인 운동은 평소의 비활동성 근육에까지 글리코겐 저장을 향상 시킨다.

⑤ 규칙적인 운동은 호르몬 기능을 활성화 시킨다.

⑥ 규칙적인 운동은 산소 부족의 자극을 통하여 혈당량이 높아지며 글리코겐의 잠재적 저장 능력을 향상시킨다.

⑦ 규칙적인 운동은 당뇨병 환자에서 볼 수 있는 혈소판의 이상을 정상으로 환원시킨다.

〈표 11-6〉 당뇨병에 비교적 좋은 식품과 비교적 나쁜 식품

비교적 좋은 식품	찹쌀, 보리쌀, 콩, 팥, 좁쌀, 녹두, 검은참깨, 흰참깨, 옥수수, 두부, 오리고기, 쇠고기, 우유, 꿩고기(9월에서 12월까지), 잉어, 쏘가기, 노어, 가물치, 뱀장어, 미꾸라지, 조기, 멸치, 게, 달팽이, 개구리, 우렁이, 조개, 굴, 감자, 애호박, 매실, 홍시(자연), 배, 은행, 귤, 야자, 딸기, 참외, 토마토, 수박, 토란, 아욱, 비름, 상추, 오이, 더덕, 잔대, 무, 가지, 양배추, 미나리, 고사리, 근대, 시금치, 목이버섯, 표고버섯, 미역, 말, 다시마, 김, 두릅, 산마, 연근, 죽순, 칡차, 질경이.
비교적 나쁜 식품	밀가루, 메밀, 당면, 닭고기, 돼지고기, 개고기, 염소고기, 참새고기, 복어, 홍합, 호도, 살구, 사과, 밤, 생강, 마늘, 고구마, 갓, 냉이, 도라지, 부추, 고추장, 들깨, 튀김고기, 푸딩, 쿠키, 포도, 파인애플, 파이, 단과자, 과일통조림, 설탕, 사이다, 콜라, 오렌지쥬스, 아이스크림, 소오스, 솔

3. 심장병과 운동

1) 심장병의 종류와 증상

(1) 심장병

심장의 질환은 지방을 많이 섭취함으로써 오는 경우가 많은데, 예를 들어 심장 자체에 혈액을 공급하는 혈관(관상동맥)에 콜레스테롤이 쌓여 관상동맥경화가 생기면 심장 자체에 대한 혈액의 공급이 줄어들어 허혈증(ischemia)을 일으키며, 또 산소 공급이 부족하게 되면 협심증이나 심근경색증 등이 발생하게 된다.

운동량이 평소보다 많아지면 심장은 각 부위에 보다 많은 양의 혈액을 보내주어야 하므로 심장 수축 작용도 빨라지며, 이에 따라 심장근육 자체도 더 많은 에너지와 산소를 공급받아야 한다.

이때 산소 공급이 불충분하게 되면 협심증이 되며, 협심증을 치료하지 않고 방치해 두면 관상동맥의 동맥혈 부족현상이 심해져 심근이 괴사하는 심근경색증을 일으킨다.

〈표 11-6〉 심장혈관계 질환의 위험인자들(심장, 정맥, 동맥, 전신 조직)

개인적인 특성 (조절불가능)	생활양식 행동요인 (개선 및 변경가능)	배경적 조건 (차단과 치료)
성별 나이 가족력	스트레스 극복 능력 흡연여부, 심한 음주 좌식생활습관 비만, 식습관 포화지방의 과잉섭취 식염 과잉섭취 동물성 단백질의 과잉 섭취	고혈압 당뇨병 고지혈증 콜레스테롤과잉증

심장병이 많으면 많을수록 질환 발생의 위험성이 높아지므로 허혈성 심장질환을 예방하기 위해서는 무엇보다도 이들 위험 요인을 제거하는 일이 중요하다.

이 같은 심장병의 위험인자에는 흡연, 혈압, 콜레스테롤, 유전, 운동부족, 스트레스, 비만 등이 있으나 그 중에서 유전인자를 제외하고는 우리의 노력에 의해 얼마든지 조절될 수 있다.

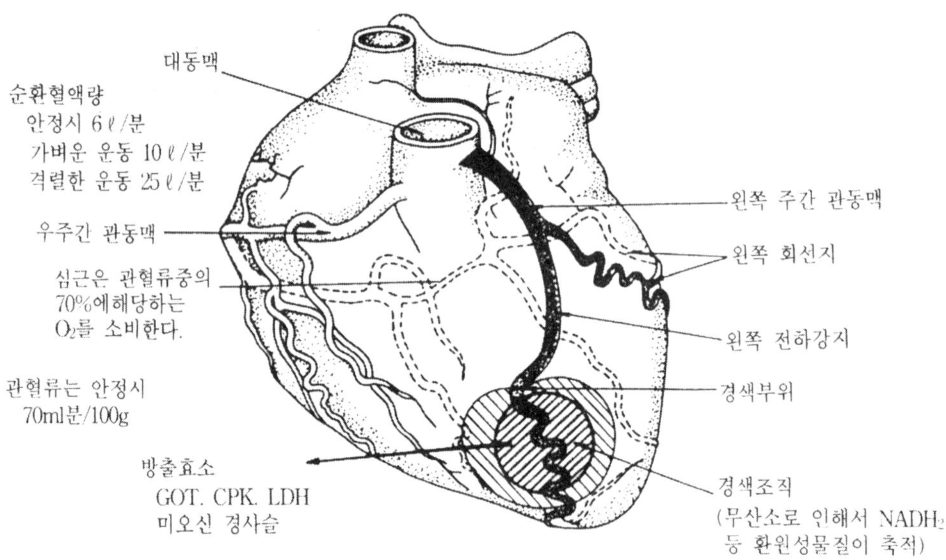

(그림 11-7) 관상동맥과 경색

(2) 종류

심장질환에는 협심증, 심근경색, 심부전 등이 있다. 협심증은 안정형 협심증, 불안정형 협심증, 이형 협심증의 세 가지로 나눌 수 있으며, 심부전은 급성 심부전과 만성 심부전으로 분류한다.

심장의 기능장애, 즉 펌프작용에 장애가 생겼을 때를 심부전이라 하는데, 급성은 심장의 수축력이 갑자기 떨어져 쇼크, 심근경색 등이 나타나고, 만성은 심장에 부담을 주어 점차로 심장의 수축력이 떨어지게 되므로 폐, 간을 울혈현상이 나타날 수 있어 만성 울혈성 심부전증이라고도 한다.

① 협심증

심장의 혈액 공급의 부족으로 인하여 가슴을 짓누르는 듯 한 통증이 오는 것을 협심증이라고 한다. 협심증은 대개 관상동맥벽에 기름기가 엉겨 붙어서 그 내경이 좁아지기 때문에 생긴다. 그러나 어떤 때는 관상동맥 자체가 정상이나 심근이 아주 비대해져서 상대적으로 심근의 허혈이 생기는 경우도 있다. 또 경화증에 의한 관상동맥 협착이 없거나 약한 경우에도 동맥이 경련 수축을 일으켜서 협심증을 일으키는 경우도 있다.

② 심근경색

관상동맥의 일부가 막혀버리면 모세혈관에 혈액이 전혀 공급되지 않으므로 그 혈관의 지배에 있는 세포가 죽어 굳어지는 상태가 심근경색이다. 심근경색은 관상동맥의 협착 내지 폐쇄에 따라 급격한 순환장애에 따라 심근이 허혈성 괴사에 빠진 것이라 정의한다.

관상동맥이 막히는 원인은 대부분 관상동맥경화 때문인 경우가 많다. 동맥경화가 진행되면 혈관의 내경이 뚜렷하게 좁아져서 심장 속에 생긴 작은 혈액 덩어리가 관상동맥 속으로 들어가서 혈관을 폐쇄시켜 일어나는 것이다.

③ 심부전

심부전은 심장의 펌프기능이 떨어져 몸에 필요한 혈액을 공급할 수 없는 상태를 말한다. 즉, 심장의 박출능력이 완전하지 않기 때문에 혈액순환 장애를 일으킨 상태로서 좌심실에서 대순환계로 향한 박출부전을 좌심부전, 우심실에서 폐순환으로의 박출부전을 우심부전이라 한다.

심부전이 되면 초기의 안정 시에는 증상이 나타나지 않으나, 활동을 하게 되면 숨이 차거나 가슴이 두근거린다. 증상이 진전되면, 폐에 울혈로 인해 기침이나 가래(피가 섞인 것도 있다.)가 나오게 되거나, 안정 시에도 갑자기 온몸에 부종이 생길 수도 있다.

(3) 증상

심장병 증상으로서 숨이 가쁠 때가 있는데, 이는 주로 심장이 빨리 뛰거나 맥박이 고르지 못할 때 생긴다. 맥박은 정상적일 때는 분당 70~80회지만 100회를 넘으면 빈맥, 50회 이하로 떨어지면 서맥으로 본다. 특히 빨리 뛰거나, 흥분하거나, 매우 피곤할 때 또는 술, 담배를 하면 기외(期外)수축이나 부정맥이 일어나는데, 심장병이 있으면 이유 없이 갑자기 빨라지거나 느려지는 기외수축(1분간 150~200회)이 나타나면서 매우 위험한 부정맥 현상이 일어난다.

2) 심장병의 예방 및 치료

심장병 치료에는 약물치료 외에 식사요법, 운동요법, 생활관리 등을 들 수 있다. 심장병 예방 및 치료와 합병증을 예방하기 위해서는 아래와 같은 방침을 실행하는 것이 중요하다.

① 표준체중 유지
② 동맥경화 진행을 억제
③ 신체대사 기능을 정상으로 유지하고 변비를 예방한다.
④ 호흡을 편안하게 하고 혈압을 정상으로 유지하며 심장 부담을 줄인다.

〈표 11-7〉 심장병의 치료요법

식사요법	과식을 삼가할 것, 규칙적인 식사, 동물성 지방 섭취의 제한, 섬유질이 많은 해조류의 섭취, 식염섭취의 제한, 자극성 음식을 피할 것
운동요법	산책(적당한 운동), 조깅, 자전거 타기
생활관리	과로를 피할 것, 스트레스 해소, 과음을 삼가할 것, 충분한 수면

(1) 식사요법

① 폭식, 과식을 피하고 설탕을 제한
② 동물성 기름, 콜레스테롤 제한식
③ 콜레스테롤을 낮추는 식품을 많이 섭취한다(버섯, 감잎 등)

④ 채소, 과일로 비타민을 충분히 공급
⑤ 염분 제한식 : 소금 5g미만(화학조미료, 베이킹파우더 제한)
⑥ 지나치게 뜨거운 음식, 찬 음식은 피함(심장을 흥분시킴)
⑦ 자극성이 강한 조미료, 탄산음료 제한(후추, 겨자, 카레, 와사비 등)

(표 11-8) 심장병식의 영양과 량의 기준

영양소	함량
열량	1,800~1400kcal
단백질	70~50g
지질	40~50g
당질	290~230g
식염	7~0g

(2) 운동요법

심장질환을 예방하거나 치료하기 위해서는 건전한 생활습관과 적당한 운동을 통해 심장질환의 위험요소를 줄이는 것이 무엇보다 중요한 것이다. 심장은 인체에서 가장 활발하게 활동하는 기관이므로 산소의 필요량이 다른 어떤 기관보다도 많다. 특히 운동을 할 때와 흥분하였을 때 심장의 산소소비량이 급증하게 된다. 심근에 충분한 산소를 공급하지 못하여 산소부족 상태가 생기면 가슴에 통증을 일으킨다. 이를 협심증이라 하는데 이 증세는 운동을 중지하거나 흥분을 가라앉히면 없어진다.

운동을 할 때에는 준비운동과 정리운동을 해주어야 하며, 적당한 운동량은 운동을 하면서 옆 사람과 대화할 수 있을 정도로 하고, 자각적으로 괴로움이 나타나지 않을 정도의 강도를 반복한다. 이 경우에 있어서도 맥박수를 측정하여 나타나는 수치의 40~50% 범위 내에서 맥박수의 적하반 운동 강도를 결정한다.

〈표 11-9〉 운동 전에 유념할 지침사항

- 운동 2시간 전에 과식하지 말 것(소량의 식사로 줄인다.)
- 운동 전에 음주는 금물
- 카페인이 포함된 음료는 금물(커피, 차, 꿀차 등)
- 적어도 2시간 전에는 금물
- 금연(운동시작 1시간전)
- 운동에 적합한 복장
- 운동시작 전에 미리 도착한다.(10~15분전에)

규칙적인 운동은 심장혈관 질환을 감소시키는 방향으로 혈중지질을 변화시킴을 알 수 있다. 그래서 운동을 지속적으로 하면 관상동맥 질환의 발병률이 25~30% 감소한다. 운동을 열심히 하면 음식으로 섭취한 콜레스테롤이 산화되어 에너지원으로 다 소모되므로 미쳐 동맥 혈관내벽에 달라붙을 틈이 생기지 않는다. 이완운동은 심장질환자의 운동요법으로서 추천될 수 있는데 이 운동은 운동 후 정리 운동 시 효과적인 것으로, 특히 심박 수, 혈압, 부정맥의 감소에 영향을 준다. 수영장 애용 시에도 이 운동을 권장할 수 있다.

근육과 심장의 기능을 향상시켜 주는 등척성 운동은 빨리 걷기, 조깅, 자전거 타기, 수영, 테니스, 농구 등이 속한다. 등장성 운동은 역기 들기, 팔굽혀펴기 등이 속하는데 근육의 힘은 향상되나 심장 기능에도 별 도움이 되지 못한다.

평소 운동을 멀리하던 사람이나 심장병 환자가 운동을 시작하려면 의사의 진찰을 받아 운동종목이나 운동량을 결정하는 것이 좋다. 운동종목은 흥미를 느낄 수 있는 것을 선택하고 경쟁적인 운동으로 스트레스를 받는 종목은 피하도록 한다.

입원 중의 운동요법을 기초로 하여 퇴원 후에도 자택에서 운동을 계속해 나간다. 걷고, 달리는 것을 교대로 하는 걷기와 조깅요법과 체조를 적당히 혼합하여 실시한다. 이 경우에는 반드시 운동 전의 주의사항을 염두에 두어야 한다.

맥박, 혈압, 심전도 변화 등을 충분히 관찰하여 적정 운동량이 되도록 자신을 파악하는데 노력해야 할 것이다. 환자 자신에 의해서도 체크할 수 있는 운동부하에 의한 맥박 수 증가의 지표는 안정시보다 1분에 20회 높은 심박 수에서 시작하여 서서히 운동량을 높혀 나가도록 한다.

(3) 협심증과 운동

협심증은 주로 심장 자체에 분포되어 있는 관상동맥이 좁아져서 혈액이 심장에 원활히 공급되지 못해서 나타나는 증상이며, 이 관상동맥이 막힐 경우에는 심장근에 공급되는 혈액이 완전히 차단되어 심근경색증이 나타나 심장근이 괴사하게 되어 치명적인 사고를 당하게 된다.

급사의 대부분은 심장질환에 의해 오게 된다. '비만 여성 수영중 사망'이란 기사를 보게 되는데, 건강한 정상 심장일 경우는 수영 중 사망할 리가 없다. 자각증상을 느꼈는지 모르지만 이미 심장병이 상당히 진행되어 있었을 것이다.

심장근육의 산소이용은 주로 심장의 관상동맥 혈류량에 따라 결정되기 때문에 관상동맥이 좁아져서 혈류량이 감소되면 심장근에 산소공급이 원활하지 못하여 심장이 제 기능을 할 수 없게 된다. 특히 운동 중에는 심근이 산소를 더 많이 이용해야 하는데 혈류량이 이에 따르지 않으면 협심증 증세가 더욱 심하게 나타나게 된다.

빠른 걸음으로 걸을 때나 조깅을 할 때, 또는 수면 중에 앞가슴이 조이는 듯한 느낌, 압박감, 답답함, 통증 등이 오게 되며, 이 증상이 왼쪽 어깨 및 왼쪽 팔에도 나타난다. 이 증상은 짧게는 30초 길게는 30분까지 계속될 수 있으나, 대개는 2~3분 계속되다가 갑자기 통증이 씻은 듯이 사라지게 된다.

이런 증상이 지금이라도 있으면 전문의를 찾아 처방을 받아야 불의의 사고를 미연에 방지할 수 있다. 이 정도의 증상에도 관상동맥의 상당한 부분에 혈류량이 감소된 것이다.

심장질환을 예방하거나 치료하기 위해서는 건전한 생활습관과 적당한 운동을 통해 심장질환의 위험요소를 줄이는 것이 무엇보다 중요한 것이다.

운동으로서 심장질환을 예방하거나 치료하기 위해서는 먼저 운동을 시작하기 전이나 운동을 계속하는 중에라도 전문기구를 찾아 자기의 건강과 운동능력을 진단한 후에 자기능력에 맞는 운동을 하는 것이 바람직한 것이다.

특히 심장질환자는 반드시 전문가의 지도하에 운동을 해야 운동을 통한 상해를 미연에 방지할 수 있을 것이다.

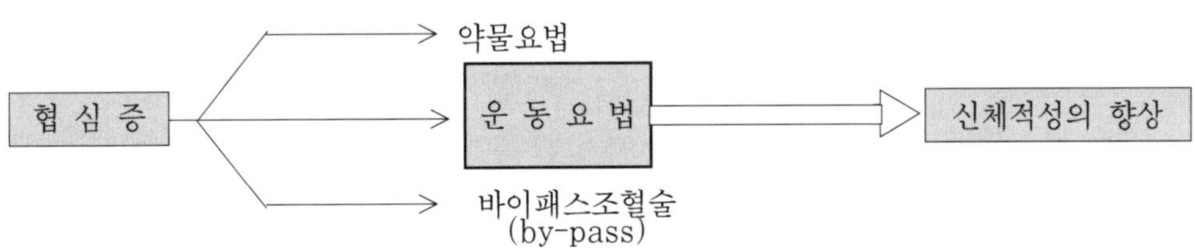

(그림 11-8) 협심증의 운동요법

4. 동맥경화와 운동

1) 동맥경화의 원인

(1) 동맥경화

동맥경화증은 동맥혈관의 안쪽 벽에 콜레스테롤이 축적되어 혈관의 내경이 좁아져 혈액의 운반이 원활하게 일어나지 못하고 또 혈관은 탄력을 잃어 굳어지는 현상을 말한다. 이러한 증세는 혈관 내에서 혈액의 응집을 촉진하여 심장, 두뇌, 폐에 손을 주게 되어 결국 생명이 위험하게 된다.

최근 발병률이 증가되고 있는 협심증, 심근경색, 중풍의 하나인 뇌경색 등은 심장에 혈액을 보내는 관상동맥이나 뇌혈관에 동맥경화증이 발생하여 혈관이 막혀 생기는 것이다.

(2) 원 인

온몸에 혈액을 원활히 공급하기 위해서는 심장 자체가 튼튼해야 하며, 그러기 위해서는 이 심장 자체에 산소와 영양을 공급하는 관상동맥에 문제가 없어야 한다. 그런데 이 관상동맥에 콜레스테롤이 축적되면 혈관이 좁아지고(협심증) 심지어 막히게 된다(심근경색증). 요즘 급사자가 늘어나고 있는 것은 이 관상동맥에 콜레스테롤이 축적되어 심장사가 오는 경우가 많다.

혈중 콜레스테롤치의 상승은 대부분 콜레스테롤이 많이 들어있는 동물성 지방을 과다하게 섭취하는데 원인 있으나 일부에서는 동물성 지방을 많이 섭취하지 않아도 체질적으로 콜레스테롤을 제대로 처리하지 못하여 발생하기도 한다.

또한 이 콜레스테롤이 동맥경화증을 가속화시켜 혈압을 높히게 된다.

〈표11-10〉 관상동맥질환 위험요인

제1차 위험인자	제2차 위험인자
가변성 인자 · 고혈압 · 혈중지질 · LDL-C증가 · TG증가 · HDL-C감소 · 흡연	가변성 인자 · 당뇨 · 스트레스 · 운동부족 · 비만 · 불변성인자 · 연령, 성, 유전

이 콜레스테롤이 심장혈관 뿐만 아니라 모든 혈관에 축적되면 혈관이 좁아져서 혈액순환이 되지 않고, 혈관이 굳어져서 혈관에 탄성을 잃게 되어 결국은 혈압이 증가하게 된다.

2) 식이요법

혈중 콜레스테롤치가 높으면 원인에 관계없이 콜레스테롤을 낮추기 위한 식이요법이 치료의 기본이 된다. 왜냐하면 혈중 콜레스테롤치가 정상범위보다 높더라도 적절한 식이요법만으로 대부분의 환자에게 콜레스테롤치를 10~15% 정도 저하시며 정상수준을 유지할 수 있기 때문이다.

혈중 콜레스테롤, 특히 해로운 콜레스테롤인 LDL-콜레스테롤의 상승이 관상동맥질환, 즉 협심증이나 심근경색증의 발생을 증가시킨다는 것은 잘 알려져 있다. 혈중 콜레스테롤치가 200mg/dℓ미만이면 바람직한 수치, 200~239mg/dℓ 이상을 높은 수치라고 정하고, 240mg/dℓ 이상이면 적극적인 치료를 하여 200mg/dℓ 미만의 바람직한 수치를 유지하도록 권장하고 있다. 혈중 콜레스테롤과 지질의 농도가 동맥경화증에 영향을 주는 것이니 만큼 동맥경화증을 예방하기 위해서는 지방의 섭취가 제한되어야 하는데 그 식사 지침을 요약하면 다음과 같다.

① 하루에 콜레스테롤의 섭취량이 300mg을 넘지 않도록 한다. 이것을 지키기 위해서는 계란을 하루에 2개 이하로 먹고, 육류나 유제품은 되도록 적게 먹는 반면에 마아가린, 저지방 우유, 식물성 기름을 사용해야 한다.

② 총에너지 섭취량 가운데 지방이 차지하는 열량이 30%이하가 되도록 한다.

③ 포화지방산의 섭취는 줄이고 불포화지방산의 섭취를 늘리며, 불포화지방산 :

포화지방산의 비율을 1 : 1로 유지하도록 한다.

④ 탄수화물 섭취는 총에너지 섭취량의 50% 정도로 하고 정제된 당은 피하며 섬유질이 풍부한 복합 당을 섭취하도록 한다.

⑤ 혈압을 자주 측정하여 정상혈압을 유지하고 소금 섭취량을 평상시에 10g 이하로 줄인다.

〈표 11-11〉 콜레스테롤 함량별 식품종류

콜레스테롤 함량이 높은 식품	콜레스테롤 함량이 적은 식품
버터, 마요네즈, 생크림, 오징어, 새우, 뱀장어, 꽁치, 문어, 미구라지, 쇠간, 닭내장, 베이컨, 계란노른자, 메추리알, 대구알젖, 말린청어알, 코코넛기름, 야자유, 팜유	콩, 두부, 된장, 우유, 탈지유, 요구르트, 연유, 닭고기(가슴살), 쇠고기(살코기), 돼지고기, 가자미

3) 운동요법

심장질환을 예방하거나 치료하기 위해서는 건전한 생활습관과 적당한 운동을 통해 심장질환의 위험요소를 줄이는 것이 무엇보다 중요하다. 따라서 동맥경화를 줄이기 위해서는 담배를 끊어야 하고, 콜레스테롤 수치가 높은 경우는 동물성 지방의 섭취를 가급적 피하는 것이 좋다. 그리고 규칙적인 운동이 무엇보다 중요하다. 장기간의 운동은 관상동맥 간의 혈액 유통량 증가를 위해 관상동맥 협착을 완화시키며, 콜레스테롤의 감소로 동맥경화를 예방을 하거나 치유할 수 있다.

다음은 동맥경화증을 예방 치유하기 위한 운동 시 준수해야 할 사항이다.

① 운동의 유형은 가벼운 유산소 운동을 택하도록 한다. : 가벼운 유산소운동은 혈압의 상승 없이 심장 박출량을 증가시킨다. 등산, 수영, 조깅, 자전거 타기, 에어로빅댄스 등이 있다.

② 최대심박수와 안정 시 심박 수를 근거로 개인의 능력에 따라 60~85%HRmax 범위 내에서 본 운동을 실시하도록 한다.

③ 운동 빈도는 주당 3일 이상하되, 운동시간은 30~90분의 범위에서 수행하며, 최소한도 6~12주 정도 꾸준히 운동해야 효과가 있다.

5. 고혈압과 운동

1) 고혈압의 원인과 증상

(1) 고혈압

현대의 병 가운데 가장 높은 사망률인 순환기 질병(사망률 35%)의 주된 요인은 고혈압이다. 고혈압은 침묵의 살인자이며 위험한 합병증을 유발시키는 질병으로 중풍, 동맥경화증을 들 수 있으며, 이 주된 범인은 짜게 먹는 습관에서 온다고 한다.

고혈압(hypertension)은 모든 성인병의 원인이 되는 위험인자로서, 특히 순환기계 퇴행성 질환의 근원적인 원인이 되는 만성질환이다. 고혈압은 나이, 성별에 따라 다소 차이를 들 수 있으나 안정시의 수축기 혈압이 대개 140mmHg 이상이 되고 확장기 혈압이 90mmHg 이상이 될 때(140/90mmHg)를 경계고혈압이라 하고, 수축기 혈압이 160mmHg 이상이고 확장기 혈압이 100mmHg 이상일 때(160/100mmHg) 고혈압 환자라고 말한다. 이 고혈압은 건강에 가장 큰 위험신호인 것이다.

나이가 들면 혈관이 약해지고 혈관 내에 지방질인 콜레스테롤이나 트리글리세리드 등의 축적으로 인해 혈관의 탄력을 잃게 되어 동맥경화현상이 일어나게 되므로 혈압이 점점 올라가게 되며, 40대 이후는 이런 현상이 두드러지게 나타나게 된다.

혈압은 치명적인 뇌졸중(중풍), 심장병, 신장질환 등을 유발하기 때문에 각별한 주의를 기울여야 한다. 우리나라 성인 중에 18%가 고혈압을 가지고 있으며, 사망자 중에 30% 정도가 이로 인해 사망하고 있다. 특히 40대에 사망률이 세계 제1위를 차지하고 있는 것은 너무나 충격적이 아닐 수 없다.

혈압이 올라가서 고혈압이 될 때까지 자각증상을 거의 느끼지 못하기 때문에 자기 체내에 지금 고혈압이 진행되고 있는지를 모르고 있는 경우가 많다. 그러므로 혈압을 자주 측정해 보는 것이 바람직하다.

이 밖에도 약년성 고혈압(35세 이하), 노인성 고혈압(60세 이상), 갱년기 고혈압(50세 이하의 여성), 악성 고혈압(중증으로 병의 경과가 좋지 않는 고혈압) 등으로 불린다.

〈표 11-12〉 정상혈압자과 고혈압 연령별 판정기준(WHO)

연령(세)	정상혈압(mmHg)	경계혈압(mmHg)	고혈압(mmHg)
15~39	≥140/89	141/90~159/94	≥160/95
40~60	≤150/94	151/95~169/99	≥170/100
≥65	≥160/109	161/95~169/99	≥170/110

(2) 원인

고혈압은 심장의 과로를 유발시킨다. 시간이 지나면서 과로한 심장은 피로해지고 크기가 확대되며 신체의 수요(혈액에 대한)를 충족시키는데 어려움을 갖게 된다. 또한 고혈압은 혈관을 비탄력적으로 만들고 신체의 활동적인 기관에 공급하는 혈액의 양을 심하게 감소시킨다. 결과적으로 산소나 다른 영양소의 감소가 심장이나 뇌, 신장에 손상을 줄 수도 있다. 고혈압을 유발시킬 가능성을 증대 시키는 요인으로는 유전인자, 흡연, 성별(남성), 비만, 염분에 의한 민감도, 과도한 음주 등을 들 수 있다. 특수한 경우에 있어서는 고혈압은 심장의 질병이나 혹은 대동맥의 결함 등과 같은 특수한 조건에서 유발하기도 한다.

(3) 증상

고혈압은 혈관저항이 상승된 상태이므로 이 저항을 버텨야 하는 심장에 가장 큰 부담이 되며 초기에는 심장비대가 오지만 말기에는 심장의 기능이 완전히 지쳐 버려서 펌프 기능의 영원한 장애가 초래될 수 있다.

또 다른 요인은 혈관벽에 손상을 가져와서, 동맥경화로 진전된다. 즉, 동맥이 굳어지고 콜레스테롤의 침착에 의해서 그 내경이 좁아지게 된다. 이러한 동맥경화는 특히 중요한 기관인 심장의 관동맥, 뇌동맥, 콩팥의 신동맥 그리고 대동맥에서 발병되며 각각 관상동맥질환(협심증, 신근경색), 뇌혈관질환(뇌졸증, 중풍), 만성신부전 그리고 대동맥박리증 등의 치명적인 합병증으로 생명에 위협을 받는다.

고혈압은 증세가 가벼운 경우에는 자각 증세는 없으나 어느 정도 계속되면 두통, 어지럼증, 귀울림, 불면증, 피로가 일어나며, 또 숨이 차는 현상이 생기고 더 진행되면 뇌, 심장, 콩팥의 장애를 가져온다. 심하면 뇌출혈, 뇌연화 등이 일어나

이른바 중풍의 현상이 나타나며, 또 사망하기도 한다.

제 1 기	제 2 기	제 3 기
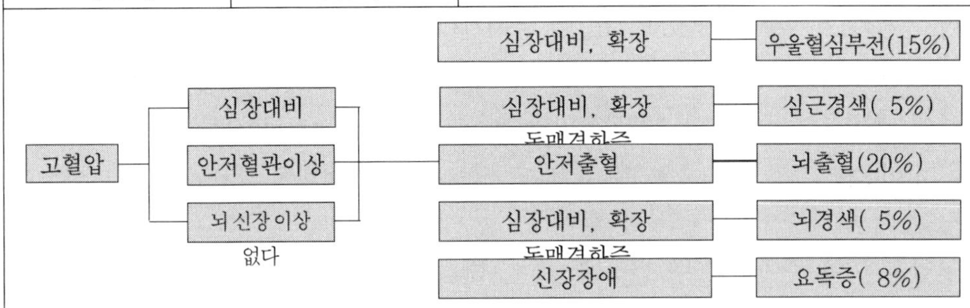		
적응 생활지도교육원칙으로 감명 및 정신요법	감염, 강압제	전체적 치료

(4) 고혈압에서 오는 합병증

고혈압이 위험한 것은 생명을 위협하는 합병증들을 가져오기 때문이다. 주요 합병증으로는 뇌출혈, 뇌경색증, 동맥경화증, 심장비대증, 심부전, 부정맥, 심근경색증 등인데 모두가 사망률이 높아 조심해야만 한다.

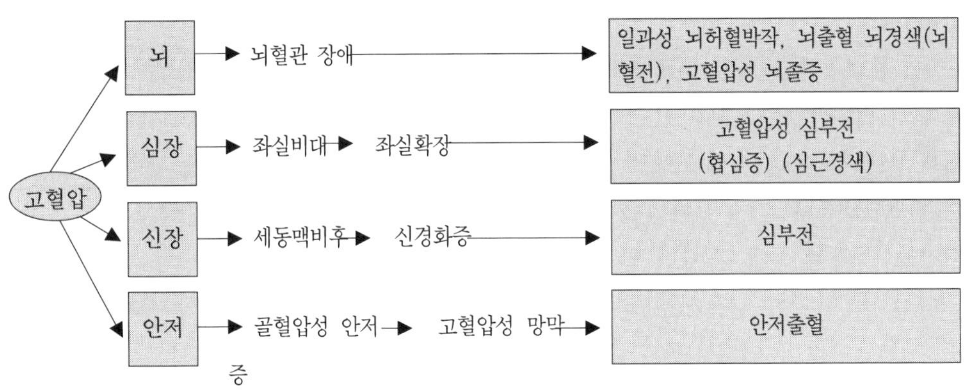

(그림 11-10) 고혈압에 의해 장기 장애가 되는 합병증

2) 운동 중의 혈압의 변동

혈압이란 혈관 내에 흐르는 혈액의 압력을 말한다. 혈관내의 압력이 높으면 혈압이 올라가고, 압력이 낮으면 혈압이 내려간다. 심장은 1분에 수축과 이완을 70회 정도 반복하며, 심장이 수축할 때는 혈관에 압력이 높아지고, 심장이 확장할 때는 혈관에 압력이 낮아진다. 정상혈압이 대개 120/80mmHg으로 보며, 여기서 120mmHg은 심장이 수축할 때 압력(수축기 혈압)을 말하고, 80mmHg는 심장이 확장할 때 압력(확장기 혈압)을 말한다.

혈압은 하루 중에도 자주 변하게 되며, 대개 이른 아침시간에 혈압이 다소 낮다가 오후 2-3시경에 조금 올라간다. 또한 정신적으로나 신체적으로 안정을 취할 때는 혈압이 내려가나, 흥분상태나 신체활동을 할 때는 혈압이 올라간다.

신체활동도 그 정도에 따라 혈압의 변화에 차이가 나타난다. 가벼운 활동에는 큰 변화가 없으나 숨이 찰 정도의 운동에는 60mmHg 정도 올라가고, 최대 운동시는 무려 200mmHg 정도 올라가게 되며, 심장기능이 우수한 운동선수는 더 올라간다. 이는 심장 일회 수축시에 펌프해 내는 혈액양인 일회 심박출량이 많기 때문에 운동선수의 혈압이 더 올라가는 것이다.

운동이 끝난 후 5분 정도 지나면 운동 전의 혈압으로 다시 내려가게 되며, 일반적으로 운동전보다 오히려 더 내려간다. 이는 운동중지와 더불어 근육조직의 혈액이 심장으로 이동하는 양이 급속히 감소하여 심장에서 펌프해내는 혈액양이 감소하기 때문에 혈압이 내려가게 되는 것이다. 각 조직의 혈액이 심장으로 되돌아오는 이 정맥환류량(veneous retum)은 주로 근육수축에 의해 이루어지는데 운동 직후에 기립자세를 하게 되면 혈압이 급속히 떨어지게 되어 어지럽거나 뇌빈혈이 일어나 쓰러질 우려가 있으므로 주의해야 한다. 운동으로 인한 사고는 운동 중 보다는 운동 직후에 많이 일어남을 명심해야 한다. 운동 중에 수축기 혈압이 증가하며, 확장기 혈압은 운동 중에도 별 변화가 없다.

안정 시 혈압이 같은데도 운동 중에 빨리 증가하는 사람이 있는가 하면, 느리게 증가하는 사람이 있다. 낮은 운동 강도에도 혈압이 갑자기 급상승하는 사람은 운동 시 주의를 해야 할 것이다. 이와 같이 운동 중에 혈압의 증가 양상이 개인에 따라 차이가 있는 것을 볼 수 있다.

일반적으로 저혈압이거나 심장이 약할 경우는 운동 중에 혈압의 증가 속도도 느리고 최대 운동 시 혈압도 정상인의 최대치에 미치지 못한다.

확장기 혈압은 운동 중에 별 변화가 없으나 혈관의 확장정도, 혈액의 분포에 따라 큰 차이가 나므로 운동 전의 확장기 혈압과는 의미가 완전히 다르다, 일반적으로 평소에 운동을 꾸준히 할 경우에는 확장기 혈압이 운동 중에 다소 감소하는 것을 볼 수 있고, 평소 운동을 하지 않을 경우는 혈관확장이 늦어져 운동 중에 확장기 혈압이 다소 증가하게 된다.

3) 고혈압의 예방과 치료

(1) 고혈압의 예방

고혈압의 첫 단계에서는 아무런 증상 없이 심장이나 신장에 이상을 가져오지만 잘 관리하여 혈압상승을 막으면 별 장애 없이 건강을 유지할 수 있다.

고혈압은 초기에 발견하여 합병증이 일어나지 않도록 혈압을 조절하고, 식습관을 개선하고 정신적 스트레스를 피하는 생활 및 적절한 운동을 해야 한다. 고혈압이 발견되면 먼저 식사요법, 운동요법에 의한 체중감소 등을 실시하도록 한다.

또한 고혈압은 중단 없는 평생치료가 필요하므로 식사요법의 방법에는 경제성, 부작용, 유효성 및 환자의 순응도 등을 살펴보고 가장 확실하고 값싸며 부작용이 없는 것을 선택해서 실행할 수 있도록 교육을 시켜야 한다.

일차적 예방으로 평소 꾸준히 규칙적인 운동을 하면서 식사 관리에 유의하여 체중을 조절하거나 정상으로 유지하고 흡연, 음주, 과로, 긴장, 흥분 등을 피해야 한다.

고혈압을 예방하는 방법을 간추리면 아래와 같다.

① 고기와 생선, 두부를 조금씩 섭취한다.
② 휴식과 수면을 충분히 취한다.
③ 채소는 녹황색 채소를 매일 충분히 섭취한다.
④ 적당한 운동을 매일한다.
⑤ 동물성 지방을 줄이고 식물성 기름 섭취한다.
⑥ 변을 규칙적으로 본다.
⑦ 주식을 줄이고 부식을 많이 먹는다.
⑧ 식초를 친 음식을 매일 섭취한다.
⑨ 식사는 싱겁게 먹고 소금을 줄인다.
⑩ 술, 담배의 양을 줄이거나 삼간다.

〈표 11-13〉 고혈압 치료를 위한 방법과 개선요령

지도방법	지도지침
환자의 교육	치료의 필요성과 실행방법 지도
환자와 대화	환자와 식사요법의 힘든 점과 개선 방법을 대화로 파악
감 염 식	무리한 감염과 감량의 부작용을 막고 서서히 실행하도록 지도

(2) 고혈압의 치료

고혈압의 치료는 약물요법, 식이요법, 운동요법 등이 있다.

운동요법은 리듬 있고 지속적인 신체활동을 규칙적으로 실행하여 상승된 혈압을 상당히 낮출 수 있는 고혈압 치료법이다. 고혈압에 대한 운동요법의 효과는 고혈압에서 발생하는 각종 혈관장애의 예방, 그리고 고혈압 상태의 개선을 그 목적으로 하고 있다.

고혈압에 대한 위험을 예방하기 위해서는 미리 한계혈압 혹은 가벼운 고혈압의 시점에서 적극적으로 운동을 하는 생활이 필요하지만 혈압이 높은 사람에게서는 운동을 할 때 200mmHg이상이 되지 않게 운동을 처방하는 것이 좋다.

고혈압 환자가 운동할 때는 운동의 강도와 종류를 결정할 때 몇 가지를 고려해야 한다.

운동의 종류로는 조깅, 수영, 속보, 싸이클 등의 유산소 운동이 좋으며 역기 등의 중량운동이나 단거리 달리기 등의 무산소 운동은 혈압의 내리는데 별 효과가 없는 것으로 알고 있다.

운동의 강도가 너무 강하면 혈압이 지나치게 올라가는 경우가 많으므로 비교적 낮은 강도의 운동, 즉 최대 심박 수 60-70% 이내의 운동을 하는 것이 좋다. 그리고 운동 전후 10분 정도의 준비운동 및 정리운동은 꼭 해야 한다. 운동의 지속시간이나 빈도는 일반적인 원칙에 준해 주 3-5회씩, 1회 15-45분 정도 시행하면 된다. 혈압이 지나치게 높거나 심비대, 동맥경화등 합병증을 가지고 있는 환자는 의사의 진찰을 받은 후 자기에게 맞는 운동처방에 따라 운동을 하는 것이 바람직하다.

운동은 혈당을 줄이거나 인슐린 감수성을 증가시키고 당 이용률을 높여 주기 때문에 당뇨병 치료의 한 방법으로 널리 이용되어 왔다.

① 고혈압을 위한 운동처방

㉠ 종류 : 땀이 날 정도의 보행, 계단의 승강, 전신적인 운동, 손발의 굴신운동, 수영 등은 좋지만 매달리기(턱걸이), 들어올리기(weight lifting) 등은 좋지 않다.

㉡ 강도 : 맥박이 매분 120을 넘지 않을 정도로, 즐겁게 할 수 있는 운동

㉢ 시간 : 매일 30분 또는 1주일에 3시간 정도

㉣ 기간 : 강압 효과가 나타나기 까지는 적어도 2개월간

② 운동 직후의 혈압변동

운동으로 인한 사고는 운동 중에 나는 경우도 있지만, 이 보다는 운동 직후에 많이 일어난다. 그것이 다른 요인도 있겠으나 대부분 운동 직후에 혈압이 급하게 떨어져 일어나는 현상이다. 운동 중에는 심장의 수축력이 강해서 혈압이 올라가지만 운동 후에는 근육으로 내려간 혈액이 심장으로 빨리 되돌아오지 못해 심장에서 혈액이 부족하여 혈압이 내려가게 된다.

이때에 뇌의 혈액이 잘 공급되지 못해서 뇌빈혈이 일어나 쓰러지게 된다.

운동 직후가 아니더라도 오래서서 일하는 사람이나 더운 여름에 운동장에 오래 서있게 되면 혈액이 아래로 내려가서 위로 올라오지 못해 쓰러지는 것을 흔히 볼 수 있다.

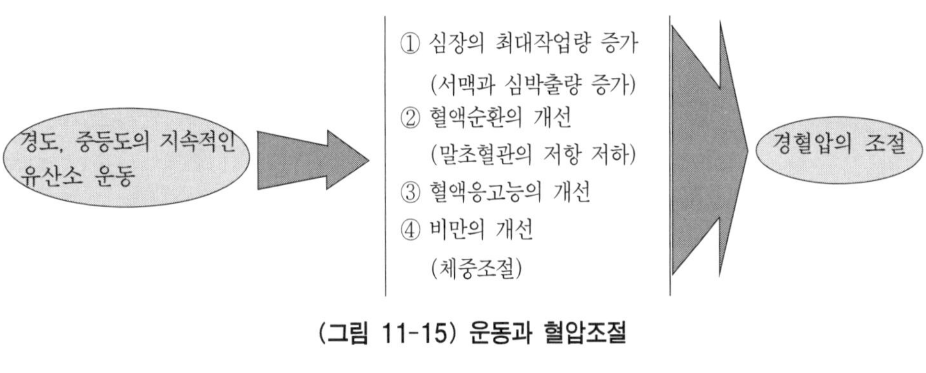

(그림 11-15) 운동과 혈압조절

이때 넘어지지 않게 할 수 있다. 즉 하지로 내려간 혈액이 위로 올라오는 유일한 방법은 근육을 수축하여 혈액을 위로 펌프해서 올리는 방법뿐이므로 제자리에서서 다리운동을 간단히 하거나 발뒤꿈치를 들고 내리는 동작을 하게 되면 혈액을 위로 펌프해 올릴 수 있어 쓰러지는 것은 방지할 수 있다.

오래 서있는 직업에 종사하는 사람은 이 점에 유의해야 한다.

4) 고혈압과 운동요법의 실제

운동요법이 고혈압을 예방하고 치료하는데 매우 중요한 것이다. 운동은 심폐지구력을 기르는 속보, 조깅 및 수영 등을 권하고 싶으며, 하루에 30분 정도로 일주일에 3일 이상 하는 것이 가장 효과가 크다. 고혈압환자는 무리한 운동은 삼가하고 그렇다고 너무 가벼운 운동은 별 도움이 되지 않으며 숨이 찰 정도로 하는 것이 좋다. 운동을 꾸준히 계속하면 높은 혈압은 서서히 내려가고, 혈압의 증가를 미연에 방지하게 된다.

그림 11-12은 고혈압 환자가 약 처방을 받지 않고 운동처방만 6개월간 받은 후 운동 전의 혈압과 비교한 것으로, 처음 실험은 수축기혈압이 188mmHg인 10명을 대상으로 하여, 운동을 일주일에 하루만 하고, 운동시간은 20분으로 한 결과 6개월 후 혈압이 185mmHg로 별 감소되지 않았다. 다음은 혈압이 190mmHg인 13명에게는 운동을 일주일에 2일을 30분씩 6개월간 한 결과 178mmHg로 감소하였다. 마지막은 혈압이 188mmHg인 12명을 일주일에 3일을 30분씩 6개월 한 결과 155mmHg로 크게 감소한 것을 나타낸 것이다. 이것은 운동을 할 때 일주일에 3일 이상은 해야 하고, 운동시간은 30분이 되어야 그 효과를 기대할 수 있음을 보여주고 있다.

운동을 통해 혈압이 거의 정상혈압으로 내려오는 것은 약물요법으로 감소시키는 것과는 달리 심장 기능이 향상되고 혈관에 탄력이 생기고 동맥경화가 감소되는 등 신체의 모든 기능이 크게 향상되어 정상혈압을 되찾게 되는 것이다. 아울러 다른 모든 성인병의 위험요소가 감소되고 운동능력인 체력이 증가되는 등 건강이 크게 증진된다. 고혈압환자는 추운 겨울철에 운동을 할 때는 주의를 하지 않으면 생명에 위협을 받을 수 있다. 갑자기 찬 곳으로 나가면 혈압이 갑자기 올라가기 때문이다. 추운 이른 아침에 바깥 변소 길에 나가다가 뇌졸중(중풍)으로 불의의 사고를 당하는 경우를 흔히 볼 수 있는데 이것이 바로 고혈압 때문이다. 오른쪽 뇌의 혈관이 터지면 왼쪽 수족을 못 쓰게 되고 왼쪽 뇌의 혈관이 터지면 오른쪽 수족을 못 쓰게 된다.

특히 추운 날씨에 운동을 할 경우는 될 수 있는 대로 보온이 잘되는 옷을 입고 마스크를 하는 것이 중요하다. 또한 운동 중에 땀이 나면 추운 바깥에서 몸을 식히지 말고 집안에 들어 와서 실온에서 식혀야 하며, 동시에 따뜻한 물에 가볍게 목욕을 하는 것이 좋다.

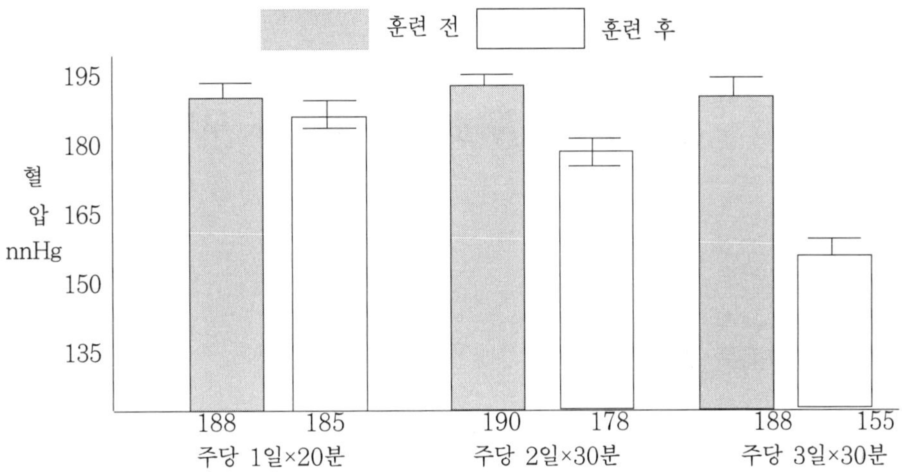

(그림 11-12) 고혈압 환자에서의 운동효과

5) 저혈압과 운동

한편 저혈압은 수축기 혈압이 100mmHg 이하이고, 확장기 혈압이 60mmHg 이하가 될 때(100/60mmHg)를 말한다. 저혈압은 심장 기능이 약해서 심장에서 충분한 혈액을 펌프질하지 못하기 때문에 혈액순환을 원활히 하지 못한다. 저혈압일 경우에 일시적으로 혈압이 내려가지 않도록 주의해야 한다. 술을 마시면 혈관이 확장되어 혈압이 더 내려가며, 목욕탕 안에 오래 있으면 속이 메스꺼움을 느끼게 되는데 이도 혈압이 내려가서 뇌에 혈액공급이 잘되기 않기 때문이다. 따라서 저혈압일 경우에는 음주 후나 목욕 후에 일어서면 혈압이 떨어져 뇌빈혈로 쓰러지기 쉬우므로 주의해야 한다.

저혈압도 운동을 통해 심장기능을 향상시키는 것이 무엇보다 중요한 것이다. 운동요법은 고혈압의 경우와 별 차이 없이 매일 숨이 조금 찰 정도로 30분씩 일주일에 3일 이상을 하게 되면 심장기능 향상과 더불어 정상 혈압을 되찾게 될 것이다.

운동으로 안정 시에 1/3밖에 열려 있지 않는 혈관을 매일 같이 열어주고, 혈압을 높이고 내리는 것을 매일 같이 반복하며, 혈관의 탄력성을 높이고, 심장 기능을 증가시키는 것이 정상 혈압으로 되돌리는데 더 없이 좋은 것이다. 혈압이 높거나 낮을 때 운동이 효과가 있다고 무턱대고 하다가는 오히려 건강을 해칠 수가 있으므로 각별히 주의해야 한다.

6. 골다공증(뼈엉성증)과 운동

1) 골다공증의 원인과 증상

(1) 골다공증(뼈엉성증)

노인들이나 폐경기 이후의 여성들에게 많이 발생하는 골다공증은 칼슘대사에 이상이 생겨 뼈에서 칼슘과 골기질 등이 다량 빠져 뼈에 구멍이 뚫리며 뼈가 수수깡처럼 약해지는 병이다. 골다공증이 생기면 뼈가 약해져서 골절의 위험성이 높아질 뿐만 아니라, 요통, 척추변형, 신장감소와 같은 증상이 뒤따른다.

(2) 원인

정상적인 뼈에서는 뼈 흡수와 뼈 형성의 균형이 유지되어 흡수된 만큼의 양이 새로운 뼈를 만듬 으로써 뼈의 무게를 일정하게 유지한다. 그러나 골다공증에서는 어떤 원인에 의해서 뼈 흡수는 항진되지만 동시에 일어나야 할 새로운 뼈가 형성되지 못한다. 즉 뼈 흡수와 뼈 형성의 균형이 깨져서 장기간에 걸쳐서 뼈 무게가 감소하는 이상이 나타난다. 성장기의 칼슘섭취 부족은 노년기 골다공증의 주요원인이다. 뼈 함량 감소에 영향을 주는 요인은 다음과 같다.

① 식사 : 칼슘, 단백질, 비타민 D, 불소의 섭취 정도, 칼슘과 인의 섭취 비율, 음주 여부 등

② 호르몬 : 에스트로젠과 부갑상선 호르몬의 분비정도

③ 기타 : 연령, 성별, 인종, 신체적 운동정도, 흡연 여부 등

(3) 증상

갱년기 증상은 다양하고 사람에 따라 차이가 크다. 피부가 발갛게 달아오르고

얼굴, 배, 가슴이 화끈거리는 증세는 전체 갱년기 여성의 65~85%에서 나타나는 가장 두드러진 증세이다. 갱년기 증상 가운데 가장 무서운 질병은 뼈의 주성분이 빠져나가 골밀도가 줄어들고 약해지는 것이 골다공증이다. 뼈가 바람든 무처럼 버석버석해진 뼈는 작은 충격에도 쉽게 부러지고 평소에도 심한 요통의 원인이 된다.

한번 소실된 뼈를 원상복귀 시키기는 어려우며 폐경기 후에 여성들은 뼈 밀도가 낮아지므로 빨리 진단하여 사전에 예방하는 것이 중요하다. 특히 골격이 약하거나 흡연이나 알코올 및 카페인을 많이 섭취하는 여성들은 골다공증에 걸릴 위험이 높으므로 더욱 주의해야 한다.

손실이 되면 골절의 위험이 있으며, 골다공증일 때 골절이 쉽게 일어나는 곳은 척추 뼈, 엉덩이뼈, 손목뼈 등이다. 노년기 골다공증이 있을 때는 뼈 손실이 일어날 뿐 아니라 골절로 인해 척추의 모양도 변화하여 굽는다.

잃은 뼈를 대치시켜 줄 아무런 효과적인 방법도 현재는 없다. 따라서 위험요인을 줄이기 위해서는 사춘기부터 성인여성에 이르기까지의 예방이 가장 중요하다.

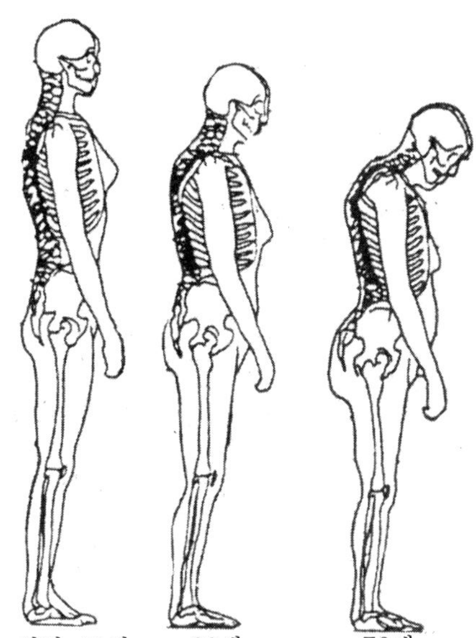

(그림 11-13) 40세의 정상적 척추모양과 60, 70세에 일어나기 쉬운 노년기 골다공증 발병시의 척추모양 비교

2) 골다공증의 치료

골다공증의 원인은 분명하지 않으나, 뼈의 손실을 지연시키는 노력은 역학증거에 기초를 두고 있다. 여기에는 폐경과 연관된 에스트로겐(estrogen) 농도의 변화, 칼슘의 결핍 등이 포함되어 있다. 그러므로 현재의 치료는 주로 에스트로겐요법과 칼슘의 보충으로 이루어진다. 이러한 접근은 여러 경우에 유용하나 심한 부작용을 수반할 수도 있다.

뼈가 단순히 다량의 칼슘 결정체만이 아니라 끊임없이 변화하는 활동적이고 살아있는 조직으로서 살아있는 모든 조직처럼 뼈가 적절하게 움직이기 위해서 칼슘과 비타민 D의 요구를 충족시켜야 한다. 그리고 골다공증 환자의 비타민과 무기질 결핍에서 오므로 비타민 D는 장에서 칼슘의 흡수를 위해 필요하다. 대부분의 비타민 D는 햇빛에 노출됨으로써 피부에서 생성되지만 노인층에서는 때때로 비타민 D의 생성이 약화되고 햇빛에의 노출이 감소된다. 또한 음식을 통한 비타민 D의 섭취량도 부족하다.

따라서 비타민 D제제를 보충해야할 이유에 대해서는 다소 문제시 되고 있거나 과잉량에 대한 위험이 없지 않지만, 몇몇 환자에서는 비타민 D 보충제가 아직도 유일한 대안임을 보여준다.

골다공증이나 골절 후의 경우에서처럼 정상적인 뼈를 속히 형성해야 할 때 더욱 많은 양의 비타민 K가 필요하다.

3) 운동요법

운동은 뼈 조직을 강하게 해준다. 그러므로 뼈의 형성과 뼈의 소실을 방지하기 위해서 운동요법이 필요하다. 고령의 사람들은 평지를 걷는 것이 좋으며 수영도 좋고 집안에서 할 수 있는 맨손체조를 하는 것도 좋다. 특히 뼈는 웨이트 기구를 가지고 하는 운동을 할 때 효과가 있다.

특히 뼈는 웨이트 트레이닝 기구를 가지고 하는 운동을 할 때 강해진다. 그러므로 운동처방은 골에 자극을 줄 수 있는 운동이 바람직하며, 체중에 의해 뼈에 자극을 줄 수 있는 워킹과 조깅같은 운동이 유익하다.

제 2 편 실 기 편

제12장 체 조

1. 역 사

생명의 유지·존속이라는 점에서 우리의 조상들은 나무를 기어오르고, 외나무다리를 건너고, 장애물을 뛰어넘고, 나뭇가지에서 흔들어 뛰는 등의 활동을 일과처럼 되풀이하였으나, 오늘날 체조가 요구하는 체능 발달 면에서 보면 이미 아득한 원시시대부터 있었다고 하겠다. 그러나 건강의 유지·존속이라는 목적 아래 의식적으로 체육을 실시해 오기로는 고대 그리스의 "gymnastic", 나체운동에 그 기원을 찾을 수 있었다. 그 후 로마시대까지도 성황을 이루다가 중세의 암흑시대에 이르러서는 그리스도교의 영향을 받아 그 자취가 감추어지고 말았다.

그러나 문예부흥(Renaissance)이라는 새로운 파도에 실려 인문주의 교육학자들은 마침내 고대 그리스의 "gymnastic"을 발굴하기에 이르렀으며, 이로 말미암아 고전은 재현되고 급기야는 긴 잠에서 깨어나 또 다시 만인 앞에 각광을 받게 되었던 것이다. 그리하여 독일의 잘쯔만(Salzman : 1744~1811)이나 그츠무츠(Guts Muths : 1759~1839)와 같은 근대 체조의 선구자들은 마침내 조직적, 계통적인 새로운 체조 창안에 이바지함으로써 현대적 체조경기에 싹을 트게 하였다.

그러나 이와 같은 흐름은 19세기에 접어들면서부터 새로운 전환을 가져오기에 이르렀다. 특히 스웨덴의 링(P.H.Ring ; 1776~1839)의 생리학·해부학을 토대로 한 교정체조, 독일의 dis(ㄹ.L.Jahn : 1778~1852)에 의한 기구·기계를 사용하는 기계체조 그리고 덴마크의 부르(N.Bukh : 1880~1950)의 유연도가 많고 리드미컬한 유연체조들은 세계에서 가장 유명한 것이라고 할 수 있으며 체조는 신체를 균형과 조화스럽게 발달 및 향상시키고 건강을 유지하게 하며 증진시키는데 중요한 운동이다.

2. 맨손체조

1) 맨손체조의 효과

(1) 근육의 비대

맨손체조를 하면 근육이 비대해지고 근육내의 모세혈관의 수가 증가하게 되어 신진대사가 잘되고 노폐물의 운반이 원활해지므로 건강증진에 효과적이다.

(2) 힘의 증가

힘은 과부하의 원리를 적용시킴으로써 발달시킬 수 있다. 단기간에 길러진 힘은 지속력이 없기 때문에 훈련을 중지하면 곧 원상으로 복귀되지만 장시간에 걸쳐 길러진 힘은 지속시간이 길게 되므로 꾸준히 하는 게 좋다.

(3) 효율성

같은 동작이라도 오랫동안 꾸준히 운동한 사람은 그렇지 못한 사람보다 좀 더 효과적으로 수행할 수 있다. 훈련의 효과로 효율성이 높아지는 이유는, 운동 시 적정률을 적용하게 되고, 근신경의 조화가 잘 이루어지며 지방조직을 없애고 산소의 이용률이 높아지기 때문이다.

(4) 지구력의 향상

운동을 하면 지속적인 효과로서 폐내의 세포가 늘어나고 횡경막이 튼튼해진다. 또 근육내의 모세혈관수가 증가함으로서 필요한 조직에 더 많은 산소의 공급을 할 수 있고 심장이 기능이 좋아져서 심박출량도 증가한다. 이렇게 해서 훈련이 잘 된 근육은 피로도가 낮아지며 산성에 견디는 힘도 강하게 된다.

(5) 좋은 몸매

운동이 부족하면 불필요한 지방질이 생겨 배가 나오며 근육에 탄력이 없어 볼품이 없는 몸매와 자세가 되어 심리적으로 좋지 않는 영향을 준다. 체조는 이러한 현상의 예방책으로 훌륭한 것이다.

(6) 신경기능 강화

체조를 하게 되면 신경계에 영향을 주어 조정력이 발달된다. 이러한 조정력은 스포츠는 물론 일상생활에서도 매우 유익한 조건이 된다.

2) 실시방법(구성법)

(1) 동작이 탄력을 효과적으로 이용하고 근육의 긴장과 이완을 조화시켜 힘을 경제적으로 사용하도록 한다.(경제성)
(2) 몸을 움직일 경우 신체의 일부분을 기계적으로 움직이는 것에서 그치지 말고 전신이 운동에 참가하도록 한다. 이때 몸의 중심부로부터 움직임을 일으켜 이 움직임을 말초로부터 유도하도록 한다.(종합성)
(3) 자연스러운 리듬을 중요시하여 이 리듬에 의한 움직임의 흐름으로 신체의 단련이 되도록 하여야 한다.(율동성)
(4) 목적, 장소, 용구, 시간, 보조자의 유무등을 고려해서 운동종목을 선택해야 한다.(목적성)
(5) 운동의 배열은 가벼운 운동으로부터 강한 운동으로 배열하고, 또 단순한 운동으로부터 복잡한 운동으로 배열함으로써 점진적인 숙달을 꾀한다.
(6) 같은 형식의 운동이라도 힘의 강약과 악센트, 그리고 시간적・공간적인 변화를 주면서 저항을 부여하여 운동량을 조절하도록 한다.

3) 체조의 기본적 순서

① (팔)다리 운동
② 목운동
③ 팔운동
④ 가슴 운동
⑤ 옆구리 운동
⑥ 등・배 운동
⑦ 몸통 운동
⑧ 뜀뛰기 운동
⑨ 팔다리 운동
⑩ 숨쉬기 운동

4) 운동 형태에 의한 분류

① 맨손체조 : 개인 또는 집단을 이루어 기구 없이 맨손으로 하는 체조, 학교 및 사회체육의 일환으로 많이 실시하는 체조
② 짝 체조 : 2인 이상의 짝이 이루어 하는 체조
③ 수구체조 : 봉, 아령, 볼, 기구를 이용하는 체조
④ 기계체조 : 평행봉, 안마, 매트, 마루, 평행봉, 철봉을 사용하며 행하는 체조

5) 체조의 계통상의 분류

① 독일체조 : 구츠므츠(Gutsmuths) 나얀(Jahn) 등에 의해 만들어진 체조로서 자연발생적인 체조
② 스웨덴체조 : 링(Ring)에 의해 과학적인 이론을 토대로 만들어진 체조
③ 덴마아크체조 : 나흐테칼(Nachtegall), 닐스북(Nielsbuch)에 의해 만들어진 체조로서 조직적이며 표현적인 특징이 있는 체조
④ 근대화체조 : 달크로즈(Dalcroze), 보데(Bode), 라반(Lavan) 등에 의해 만들어진 체조로서 조직적이며 표현적인 특징이 있는 체조
⑤ 현대화된 체조 : 기술을 겨루는 것으로서 남자는 평행봉, 철봉, 안마, 도마, 링, 마루 등 6종목이며 여자는 마루운동, 뜀틀고저, 평행봉, 평균대의 4종목을 실시하여 자유연기와 규정연기로서 실시한다.

3. 기계체조

1) 경기 개요

(1) 경기장 및 경기용구

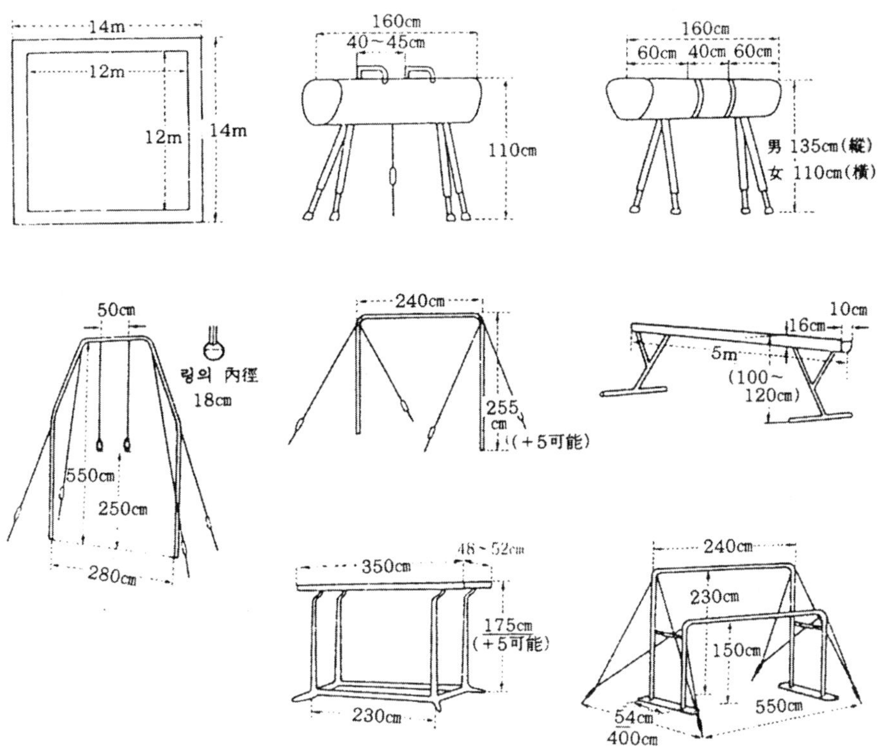

(그림 12-1) 체조경기장 및 용구

(2) 경기방법

경기종목은 남자가 마루운동, 안마, 링, 도마, 평행봉, 철봉 등 6종목이고, 여자는 도마, 이단 평행봉, 평균대, 마루운동 등 4종목이다. 각 종목에 각각 규정연기와 자유연기(Federation Internationate de Gymnastic에서 제정하였다)를 실시해야 하므로 남자는 12연기(규정6, 자유60, 여자는 8연기(규정4, 자유4)를 해야 한다. 규정연기는 각 종목마다에 미리 주어진 과제이고 자유연기는 각자가 자신있는 기술로서 각 기기의 특성과 자유연기의 기준(시간, 난이도, 구성 등)을 고려하여 자유롭게 창작한 일련의 동작이어야 한다.

(3) 경기의 종목

체조경기는 팀(단체)경기, 개인경기, 종목별 경기의 세 종류가 있는데, 단체경기는 각 팀이 5~6명으로 편성해 각 종목의 규정 및 자유연기의 고득점 선수부터 5명까지의 성적합산(남자 12연기×10점×5명=600점 만점, 여자 8연기×10점×5명=400점 만점)에 의해서 우열을 겨룬다.

개인경기는 규정 및 자유연기의 평균점, 그 위에 개인경기를 정한다. (남자 12종목(규정6, 자유6)×10점=120점 만점, 여자 8종목(규정4, 자유4)×10점=80점 만점, 종목별 경기는 각 종목마다에 규정 및 자유연기의 합산점수를 평균해 득점을 평균해 상위 6명이 다시 자유연기를 향해 앞의 평균점에 득점을 가산해 종목별 우승자를 가린다9규정 · 자유종목의 합계점이 1/2+결승 자유종목=20점)

(4) 심판법

① 채점방법

주심 1명과 4명의 심판원이 각각 연기를 잘 볼 수 있는 장송에 위치한다. 연기의 득점은 4명의 심판원의 채점 중에서 최고점과 최하점을 제외한 2명의 채점을 평균해서 산출하지만 중간점의 차가 일정한 기준을 넘으면 주심이 심판원을 모아서 조정하며, 여자의 경우는 5명의 심판원이 채점한 점수의 최고와 최하를 제외한 3명의 평균점을 그의 득점으로 한다〈표12-1 참조〉.

〈표12-1〉 조정표

	평균점	차	비고			평균점	차
여자			여자의 종목별 선수권		남자	9.60이상	0.1
	9.50이상	0.3	9.50이상	0.2		9.00~9.55	0.2
	8.50~9.45	0.5	8.50~9.45	0.3		8.00~8.95	0.3
	8.45이하	1.0	7.00~8.45	0.5		6.50~7.95	0.5
			6.95이하	1.0		4.00~6.45	0.8
						3.95이하	1.0

② 채점기준

연기의 정확함, 크기, 아름다움, 어려움, 구성방법 등에 대해서 각 종목마다에 그 기준이 정해져 있다. 규정연기에는 실시상의 감점(자세감정, 기술감정)만을 판정한다. 자유연기는 실시상의 연기내용이외에 난이도와 구성을 고려해서 채점하게 된다.

③ 난이도에 대한 규칙

기술의 어려움을 난이도라 한다. 높은 순으로 C.B.A로 나누어져 있다. 경기종목에 따라 일정한 난이도가 요구된다.

〈표 12-2〉 난이도

	여 자	남 자
난 도	4.0	3.4
구 성	2.0	2.6
실 시	4.0	4.0
계	10.0	10.0

		부족감정 (1개당)
여자	2C 4B	-1.00 -0.50

	팀선수권	개인선수권	종목별 선수권	부족감정
남자	1C	2C	3C	-0.6
	5B	4B	3B	-0.4
	4A	3A	2A	-0.2

* 도마도는 제외

* 낙하했을 경우

- 낙하의 경우 평균대 0.5, 이단 평행봉1.0, 안마, 링, 평행봉, 철봉은 난이도에 따라서 0.4~1.0이 감점된다.
- 제한 시간 내에 연기를 개시할 수 없을 때는 중단전의 연기에 대해서만 채점한다.

제13장 농구

1. 역 사

농구는 1891년 미국의 Massachusters주의 스프링필드(springfield)에 있는 국제 Y.M.C.A 교원양성소 체육지도자였던 네이스미스(Naimith)가 1891년에 창안하여 이듬해인 1982년 1월 20일에 학교체육시간에 처음으로 소개하였으며 동계의 실내경기로 창안된 것이다.

처음에는 지금과 같은 규칙이 아니라 매우 까다로워서 경기로서 알맞지 않았으나 달리기, 뜀뛰기, 몸의 동작 등 신체의 각 부위를 균형 있게 발달시킬 수 있는 동시에 민첩성과 과감성 등의 기능을 발달시킬 수 있는 것으로 평가되어 급진적으로 널리 보급되었으며, 1936년 베를린 대회부터는 올림픽종목으로 채택되었다.

우리나라에 농구가 소개된 것은 1907년 황성중앙기독교청년회의 미국인 선교사 길레트(Gillete)에 의하여 그 회원들에게 전해진 것이 처음이었다. 그러다가 1916년 3월에 역시 미국인 반하트(Barnhart)가 간사에 취임하면서 지도와 보급이 이루어졌다. 1920년 7월 23일에는 일본 동경 유학생등 황성 기독교 청년원과 서양인의 연합팀과의 농구경기가 훈련원에 거행되었는데 그 후 연례적인 행사로 등장하게 되었으며, 각 학교에 보급되어 크게 발전을 하게 되었다.

2. 경기개요

(1) 경기장

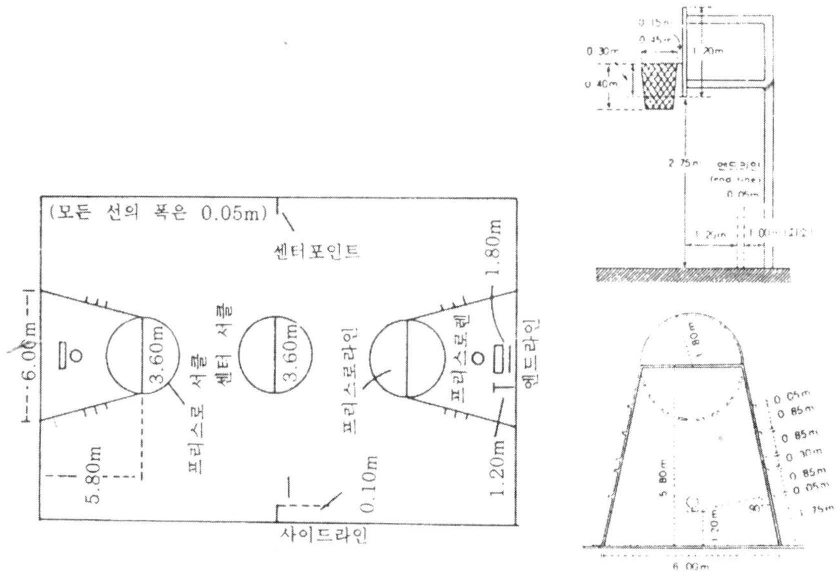

(그림13-1) 농구 경기장

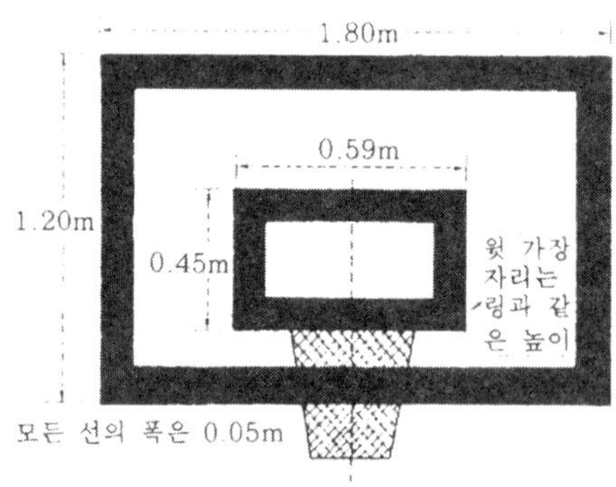

(그림 13-2) 백보드

(2) 공(ball)

공은 고무로 된 튜브를 가죽이나 합성물질 또는 고무로 겉을 싼 것으로 둘레 75~75cm, 무게는 500~650g이어야 한다. 공의 압력은 1.8m 높이에서 떨어뜨려 1.2~1.4m의 높이까지 튀어 올라야 한다.

(3) 경기시간

① 전·후반 각 20분씩이며, half time은 10분간이다.
② 작전상 필요에 따라 1분간의 작전타임을 전·후반 각각 2회씩 가질 수 있다.
③ 양 팀의 득점이 동점일 때는 1회 5분의 연장전을 승패가 날 때까지 실시한다.

3. 경기방법

(1) 경기인원

한 팀은 5명으로 구성되는데 교체선수 7명을 포함하여 12명까지 둘 수 있다. 경기 중에는 양 팀 10명의 선수가 코트에서 경기를 하는데 규칙에 의거하여 선수를 교체할 수 있다. 한 선수가 5반칙을 하게 되면 퇴장을 당하며, 이때 다른 선수로 교체할 수 있다.

(2) 경기시간

경기는 전·후반으로 나누고 각 20분씩 경기하며, 그 중간에 10분 휴식시간을 두게 된다. 초·중학교는 전, 후반 각 15분씩 경기하며, 10분 휴식한다.

(3) 경기의 시작

양 팀의 주장은 동전의 토스로써 자기 팀의 바스켓을 정한 후 양 팀의 선수 10명이 자기의 위치에 따라 센터 서클을 중심으로 하여 라인 밖에 선다. 이때 중심은 센터 라인을 가운데 두고 점프 볼(jump Ball)을 준비하고 있는 양 팀 선수

사이에 토스해 줌으로써 경기는 시작된다. 점프 볼은 후반전이 시작될 때나 연장전이 될 때도 마찬가지로 행한다. 후반전에 양 팀은 서로 바스켓을 바꾸어서 경기를 해야 한다.

(4) 경기진행

득점수에 따라 승패가 결정되는데 필드 골(Field Goal)2점, 프리 드로우(Free Throw) 1점, 3점지역의 야투 3점으로 계산된다. 만약, 경기종료 후 양 팀의 스코어가 동점이 되면 5분간의 연장전을 하여야 하며, 경기의 성격에 따라 연장전을 계속하여 승패를 결정한다.

연장전 시작 전 바스켓을 새로 정하고 매연장전마다 바스켓을 바꾸어 경기를 진행하여야 하며, 휴식시간은 2분이다.

4. 경기규칙

(1) 바이얼레이션

경기 중 개인 또는 팀이 자발적으로 범하는 실책을 말하는데 이때 경기는 중단(Dead)되며, 상대팀에게 공격권을 넘겨주게 된다. 워킹 · 더블 드리블 · 오버 타임 · 라인 크로스 · 킥킹 · 하프라인 바이얼레이션 · 오버 드리블 · 점프 볼 위반 등이 있다.

(2) 오버 타임

제한된 시간 내에 경기를 속행하지 않는 것을 말한다.

㉠ 3초 프리드로우 지역에 공격선수가 3초 이상 머물러 있을 때

㉡ 5초 볼을 가진 선수가 5초 이내에 패스, 슛 또는 드리블을 하지 않거나 아웃오브 바운드 시 5초 이내에 경기를 재개하지 않을 때

㉢ 10초 백 코트에서 볼을 가진 팀이 10초 이내에 프론트 코트로 공격하지 않을 때

㉣ 30초 코트 안에서 볼을 소유한 팀이 30초 이내에 슛을 하지 않을 때

(3) 인텐셔널 파울

볼과 관계없이 고의적으로 범한 퍼스널 파울을 말하며, 상대방에게 두 개의 자유투를 허용한다.

(4) 자유투

슛 동작을 위한 선수가 파울을 당했을 때 3점 라인 안에서는 2개, 3점 슛 지역에서의 슛 동작 파울은 3개의 자유투가 주어진다.

(5) 차지드 타임 아웃

각 팀은 각 하프에 2회, 연장전에 1회의 작전시간을 요청할 수 있다.

(6) 테크니컬 파울

경기자 · 코치 · 응원자 등이 스포츠맨십에 어긋나는 행동을 하였거나 고의적으로 경기진행을 방해하였을 때 선언된다. 이때 상대팀은 2개의 자유투를 얻고 다시 공격권을 갖는다.

(7) 팀 파울

한 팀이 한 하프(연장전은 후반으로 간주)에 7개의 파울을 범했을 때 팀 파울에 걸리며, 8번째의 파울부터는 상대편에게 2번의 자유투를 허용한다.

5) 농구의 기술

(1) 패스(pass)

① 체스트 패스(chest Pass)

패스 중에서 가장 기본이 되는 중거리 패스이다. 가슴 부분에서 왼쪽 그림과 같

이 공을 쥐고 상대의 가슴 쪽으로 손목의 스냅(snap)을 써서 빠르게 던진다.

② 언더 핸드 패스(under hand pass)

근거리에서 많이 쓰는 패스로 아래에서 위로 밀어 올리듯이 던진다.

③ 숄더 패스(shoulder pass)

원거리에서 주로 사용되는 패스로, 어깨나 머리 위에서 일직선으로 던진다.

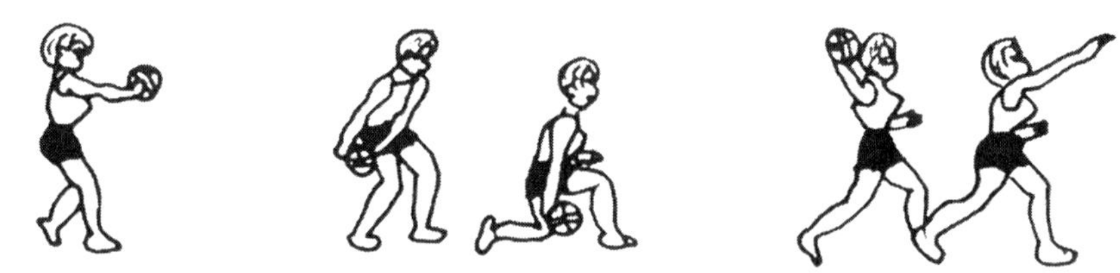

① 체스트 패스 ② 언더핸드 패스 ③ 숄더패스

④ 바운드 패스(bound pass)

가까운 곳의 자기 팀에게 패스할 때 주로 쓰이는데 공을 바닥에 바운드시켜 던진다.

⑤ 오버해드 패스(over head pass)

점프하여 패스할 때 많이 쓰인다. 머리 위에서 윗몸의 힘과 스냅을 이용하여 두 손으로 던진다.

⑥ 훅 패스(hook pass)

수비 측이 가까이에서 마크할 때 주로 쓰이며, 어깨를 축으로 하여 머리 위로 반원을 그리듯이 하며 휘두르며 옆으로 던진다.

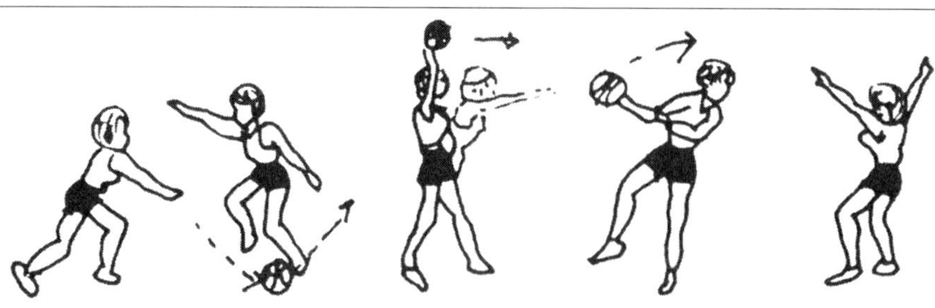

① 바운드 패스 ② 오버 헤드 패스 ③ 훅패스

(2) 캐치(catch)

캐치는 멀리서나 가까이에서 오는 공을 받아 다음 동작으로 옮기기 위한 기술이다. 날아오는 공에 대하여 팔을 뻗고 손을 벌려서 1보 전진하거나 점프하여 끌어당기듯 잡는다.

(3) 드리블(dribble)

공을 바닥에 튕기면서 이동시키는 기술이다. 드리블의 종류에는 공격기회를 빼앗겼을 때 하는 제자리 드리블 상대를 젖히고 나아갈 때의 낮은 드리블, 속공을 할 때의 높은 드리블 등이 있다.

(4) 슈트(shoot)

① 세트 슈트(set shoot)

정지한 상태로 하는 슈트로 두 손으로 하는 체스트 슈트와 한손의 원 핸드 슈트가 있다.

② 러닝슈트(running shoot)

속공때 주로 쓰이는 슈트로 바스켓 밑으로 달려 들어가면서 슈트 한다.

③ 점프슈트(jump shoot)

고울 가까이에서나 혼전 중에 하는 슈트로, 높이 뛰어 올라 한손 또는 두 손으로 스냅을 이용하여 던진다.

④ 리바운드 슈트(rebound shoot)

고울 인 되지 않고 튀겨 나온 볼을 다시 받아서 슈트 하는 것을 말한다.

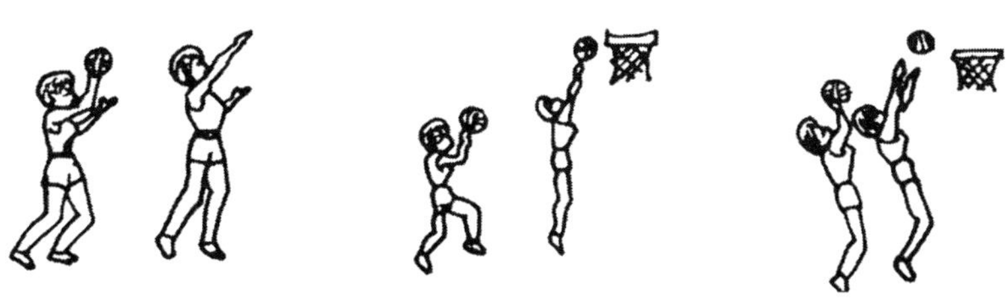

① 세트 슈트　　② 러닝 슈트　　③ 점프 슈트

(5) 푸트웍(foot walk)

발을 전후로 좌우로 움직이는 것으로서 피봇(pivot)을 중심으로 해서 신체의 방향을 바꾸는 것도 포함된다. 피봇은 축이 되는 발의 발목을 충분히 굽혀서 고정시킨다.

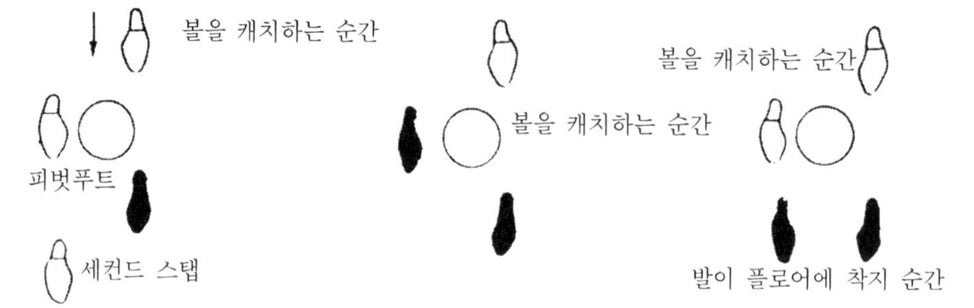

6) 용어해설

- Back Door(백 도어) 수비자 뒤로 바스켓을 향해 끊어 뛰는 공격자의 책략
- Back pass Rule(백 패스 룰) 프론트 코트에서 공을 가지고 있는 팀이 그 공을 백 코트에서 다시 돌리지 못한다는 규칙
- Blocking Out(블로킹 아웃) 수비자가 공격자보다 뒤에 위치하게 해서 리바운드를 유리하게 하는 책략
- Box and One(박스 앤드 원) 혼합 디펜스의 일종으로서 두드러지게 뛰어난 상대방의 특정 선수를 마크하여 공격을 못하게 하는 수비대열
- Disqualifying foul(디스퀄리파잉 파울) 선수의 테크니컬 파울이나 퍼스널 파울 중에 특히 악질의 파울을 말한다. 가령 고의로 상대의 안면을 향해 공을 던지거나 뒤로부터 상대선수를 쓰러뜨릴 때는 곧 실격되어 퇴장 당한다.
- Fast Break(화스트 브레잎) 수비에서 공격으로 전환될 때 수비가 채 진형을 갖추기 전에 공격을 하는 것을 말한다.
- Held Ball(헬드 볼) 양 팀의 선수가 거의 동시에 볼을 잡았을 경우를 말하며, 점프 볼이라고도 한다.
- Hook Shoot(훅 슛) 볼을 잡은 한 손을 갈구리 모양으로 하여 행하는 슛

- Inetentional Foul(인텐셔널 파울) 일부러 상대방 선수의 몸에 대는 것을 말한다. 상대방 선수가 공을 가지고 있거나 없거나 상관없다.
- Layup Shoot(레이업 슛) 골 가까이서 점프하여 공을 링 위에 가볍게 놓고 내리는 듯한 슛
- Loose Ball(루스 볼) 양 팀의 어느 쪽에도 속해 있지 않은 상태의 볼
- Man to Man Defence(맨 투 맨 디팬스) 각 선수가 공격측의 선수를 한 명씩 배분해서 막는 수비형태
- Multiple Foul(멀티플 파울) 1팀의 2명 이상의 선수가 동시에 상대편의 같은 선수에 대하여 퍼스널 파울을 범하는 것
- Out Let Pass(아웃 렛 패스) 리바운드를 한 후 사이드라인 쪽으로 빼내는 첫 패스
- Pick Screen(픽 스크린) 수비팀의 선수를 전진하지 못하도록 합법적인 방법으로 마거나 지연시키는 것
- Pivot Play(피벗 플레이) 수비자가 공격자로부터 물러서지 않고 귀찮게 달라붙는 적극적인 수비법
- Screen Play(스크린 플레이) 상대방의 플레이에 방해되는 곳에 일부러 자리 잡고 디펜스의 협동동작을 느끼게끔 하고 공격하려는 공격 플레이를 자기 측 스크리너로서 이용하는 방법도 있다.
- Set Offense(셋 오펜스) 패스 드리블을 서로 조합하여 조직적으로 공격하는 방법으로 지공법이라고도 한다.
- Switch(스위치) 수비를 순간적으로 바꾸는 것
- Technical foul(테크니컬 파울) 신체접촉 외에 일어나는 비신사적 행위의 규칙위반
- Tip Shoot(팁 슛) 손끝으로 튕겨서 하는 슛
- Zone Defence(존 디펜스) 수비 시 경기장을 일정하게 할당해서 행하는 수비

제 14 장 배 구

1) 역 사

배구는 1895년 미국의 Massachusett주의 홀리요크(Holyoke)시에 있는 Y.M.C.A의 체육지도자였던 모건(Willam G.Morgan)에 의해 고안되었다. 초창기 명칭은 미노넷(Minonette)으로 불리웠으나 그 후 Volley Ball이라고 고쳐 부르게 되었다.

우리나라에서는 1916년 3월 25일 YMCA 운동부와 유년부를 지도하기 위하여 취임한 Barn hart에 의하여 처음으로 소개되어 점차 보급되었다. YMCA를 통해서 우리나라에 처음 보급된 12인제 배구경기가 9인제 시대를 거쳐 6인제 시대에 들어서면서부터 각종 국제대회에 적극적으로 출전하여 1970년대에는 여러 차례 상위권에 진출하여 국위를 선양하기도 하였다.

1980년대 이후 백구의 대제전과 슈퍼리그 및 월드컵대회의 출전 등으로 겨울스포츠로 새롭게 자리잡아 가고 있다.

2) 경기장

(1) 경기장

① 코트의 길이 · 폭 · 네트 높이(6인제)

구 분	길 이	폭	네트높이
남자 일반 및 대학	18m	9m	2.43m
남자 고교	18m	9m	2.35m
남자 중학	18m	9m	2.25m
여자일반 및 대학	18m	9m	2.24m
여자 고교	18m	9m	2.20m
여자 중학	16m	8m	2.10m
남자 국교	14m	7m	2.00m
여자국교	14m	7m	1.90m

② 일반 및 대학부 남자 코트(6인제)

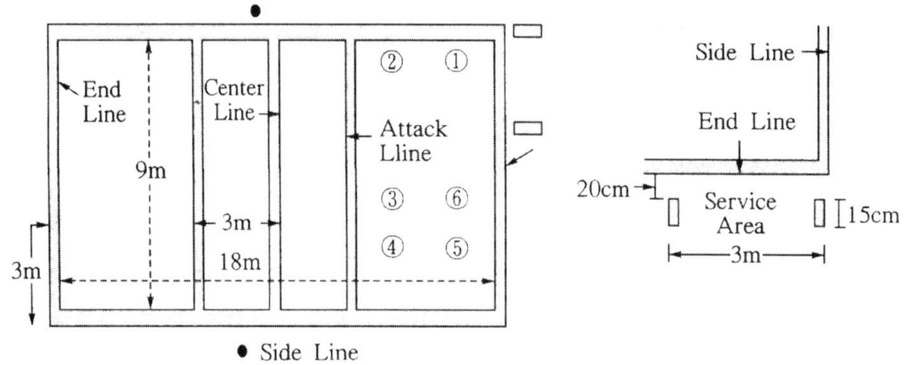

(그림 14-1) 경기장

(2) 용 구

① 네 트

코트 중앙에 설치하는 것으로 규격은 길이 9m, 50cm 넓이 1m의 망 10㎠이며 설치하는 높이는 각 부별로 다르며, 네트의 설치요령은 아래와 같아. 설치할 때 정확한 높이와 사이드 마크 위치에 유의해야 하며, 네트에 유격이 없이 팽팽하게 유지되어야 한다(그림 14-2)

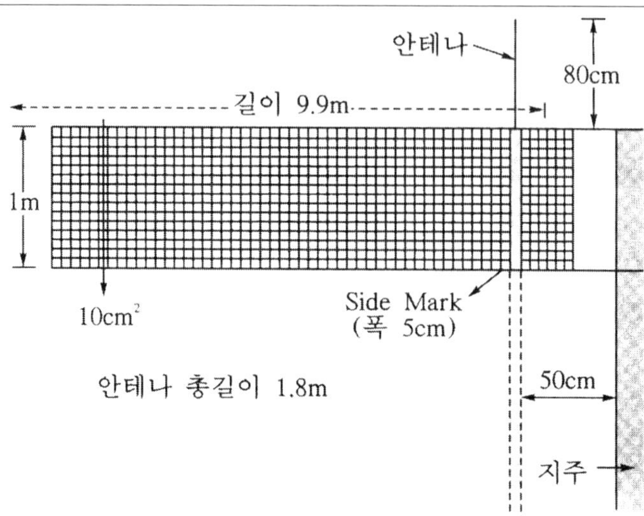

(그림 14-20) 네트(Net)

〈표 14-1〉 대상별 볼의 크기와 무게

종 목	원주(cm)	중량(g)	가압(g/cm^2)
일 반 남 자 (5호) 고 교 남 자	66±1	270±10	500±20
일 반 여 자 (4호) 고 교 여 자 중 학 교 남 녀	62.5±0.5	250±10	500±20
초 등 학 교	59±1	210±10	500±20

② 볼

볼은 둥글고 단색으로서 실내에서 색깔이 명확히 보이는 것이어야 한다. 볼의 무게 및 형태는 규격에 맞는 거시여야 하며, 볼이 젖어서 무거워졌을 경우 주심의 판단으로 볼을 교체할 수 있다.

3) 경기개요

배구경기는 6명이 한 팀이 되어(생활스포츠 : 9명) 두 팀이 네트를 사이에 두고 볼을 상대방 코트에 보내 상대팀으로 하여금 볼이 지면에 닿게 하여 득점하는 경기이며, 경기방법을 요약하면 다음과 같다.

① 서브는 주심의 휘슬 직후 5초 내에 행해야 한다.

② 서브는 1회 뿐이고 네트에 접촉한 것은 실패가 된다.

③ 서브의 토스는 재차 할 수 있으나 고의로 경기를 지연시킬 수 없다.

④ 볼이 서브의 손에서 타구가 될 때까지 양 팀의 선수는 정해진 위치에 있어야 한다.

⑤ 전위는 후위보다 앞에 있어야 하며, 우·중·좌의 위치가 바뀌어서도 안 된다.

⑥ 서브가 타구될 때까지 서브 이외의 선수는 코트 밖에 나갈 수 없다.

⑦ 서브자가 타구할 때까지 양 팀 선수는 정해진 위치에 있어야 한다.

⑧ 플레이중 패스는 3회 이내에 상대 코트에 볼을 넘겨야 한다.

⑨ 한 선수가 2회 이상 연속적으로 볼을 터치할 수 없으나 블로킹 시에 한 선수가 터치한 볼을 다시 처리할 수 있으며, 터치 횟수도 1회로 한다.

⑩ 어떠한 경우에도 네트에 신체 일부가 닿아서는 안 된다(Net Touch).

⑪ 상대편 코트 내에 있는 볼을 건드리면 오버 네트(Over Net) 반칙이 된다.

⑫ 블로킹(Blocking)에 한해서 오버 네트반칙은 없지만 상대편 코트의 공간이 있는 볼을 상대방이 터치하기 전에 또는 동시에 터치했을 때는 오버 네트가 된다.

⑬ 플레이중 센터라인을 넘어 밟거나 상대선수를 방해해서는 안 된다.

⑭ 후위는 공격지역(Attack Area) 내에서 네트 상단 위의 볼을 처리할 수 없으며, 블로킹에 참가할 수 없다.

⑮ 서브권을 얻은 팀은 시계방향으로 위치를 이동(Rotation)하며, 한 선수의 서브가 지속되는 동안 선수위치는 이동되지 않는다.

⑯ 경기 중 공격 팀의 반칙은 사이드 아웃(Side Out)이 되어 서브권의 권리만 이양되고 득점은 되지 않으며, 수비 팀의 반칙이나 실수는 공격 팀에 득점이 된다. 이때에 서브는 공격 팀이 계속한다.

⑰ 한 세트는 15점 게임으로 14 : 14 동점이 되었을 때는 어느 팀이든 2점을 선취할 때까지 계속하며 먼저 17점을 얻는 팀이 승리한다. 단, 5세트 게임일 경우에는 랠리 포인트 시스템을 적용한다.(9인제 경기방식).

⑱ 국제게임은 5세트이며, 먼저 3세트를 선취해야 승리한다.

⑲ 코트의 교대는 한 세트가 끝날 때마다 하고 최종세트는 어느 한 팀이 8점을 선취하면 체인지 코트 한다.

⑳ 서브의 순서는 시합직전 토스에 의해서 정하고 그 후부터는 세트마다 교대로 하며, 최종세트에서는 다시 토스로 정한다. 선수의 서브순서는 임의로 바꿀 수 없다.

㉑ 세트가 끝나면 엔드라인에 정열 하여 각각 트랙방향으로 사이드라인을 따라 이동 교대 한다.

㉒ 선수의 교대는 매 세트 마다 6회까지 할 수 있다.

㉓ 세트 초의 경기자는 어느 교대경기자와도 교대할 수 있으며, 이 경기자는 1회에 한하여 교대경기자의 위치로만 복귀할 수 있다.

㉔ 각 팀은 매 세트 마다 2회의 타임아웃을 요구할 수 있으며, 그때마다 30초의 아웃시간이 허용된다.

㉕ 경기할 때의 심판의 위치와 서비스 때의 경기자의 위치는 다음과 같다.

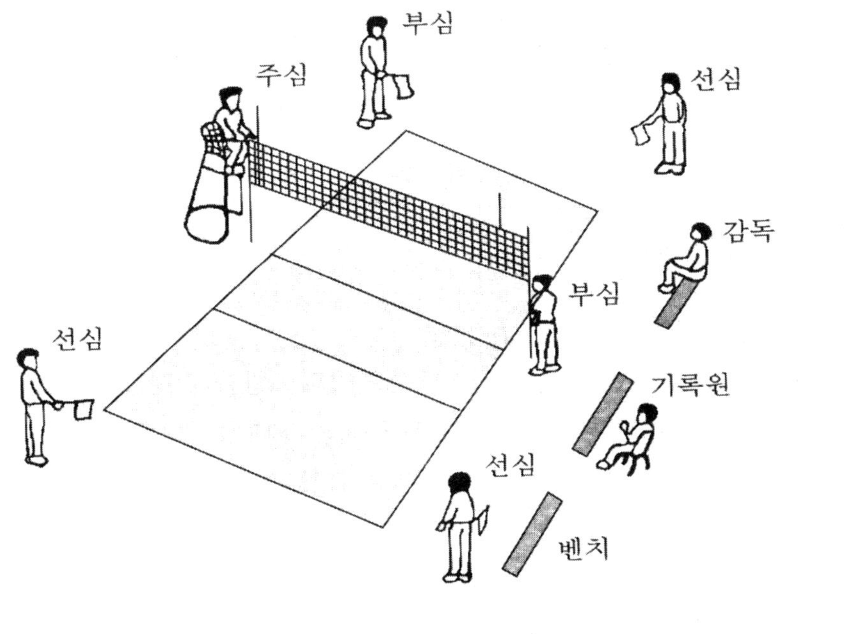

(그림 14-3) 심판의 위치

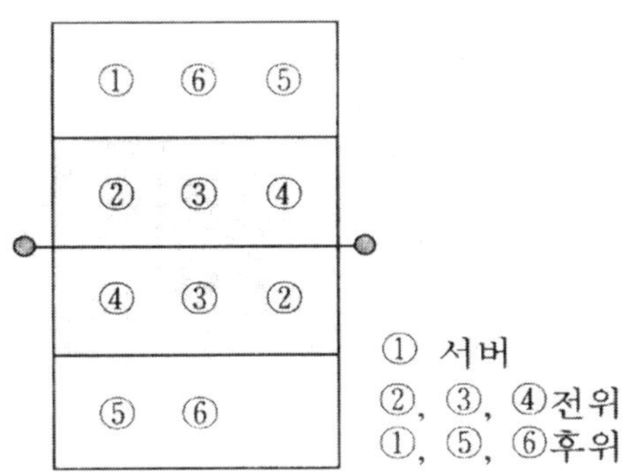

(그림 14-4) 서비스 때의 경기자의 위치

4) 배구의 기초기술

(1) 기본자세

상반신을 앞으로 기울이고 무릎은 서브·토스·스파이크 등의 정도에 따라 굽히고 허리를 약간 낮추어 안전한 자세를 취한 후 체중은 아팔 끝에 둔다.

발의 간격은 남자는 어깨너비로, 여자는 그 보다 약간 넓게 벌리고 수비의 위치에 따라 중앙일 경우는 양 발을 평행으로, 좌측일 대는 왼발을, 우축일 경우에는 오른발을 적절하게 앞으로 내놓는다.

시선은 상대방과 볼에 두고 팔은 적당히 힘을 빼며, 언제든지 날아올 볼에 대비하여 가볍게 요골부위의 위치에 둔다.

(2) 배스(Pass)

① 오버 핸드 패스(Over Hand Pass)

여러 가지 패스 가운데 가장 기본이 되는 패스로서 비교적 높게 날아오는 볼을 처리할 때 사용한다.

㉠ 이 패스는 얼굴의 정면 위에서 볼을 처리할 수 있도록 볼의 낙하지점으로 재빨리 이동한다.

㉡ 볼이 낙하하는 지점에 이동한 후 얼굴 정면에서 양 손의 5지를 벌리고 이때 모지와 인지를 벌려 3각형의 창을 만들어 시선이 자연스럽게 볼을 볼 수 있도록 한다.

㉢ 팔꿈치는 팔자형이 되도록 한다.

㉣ 엄지와 인지의 간격은 볼을 잡을 수 있을 정도이며, 가능한 손가락은 펴고 벌려 볼의 전체를 둘러싸는 것이 좋다.

㉤ 볼을 손가락의 둘째 마디만 닿게 하고 손바닥에 닿지 않도록 한다.

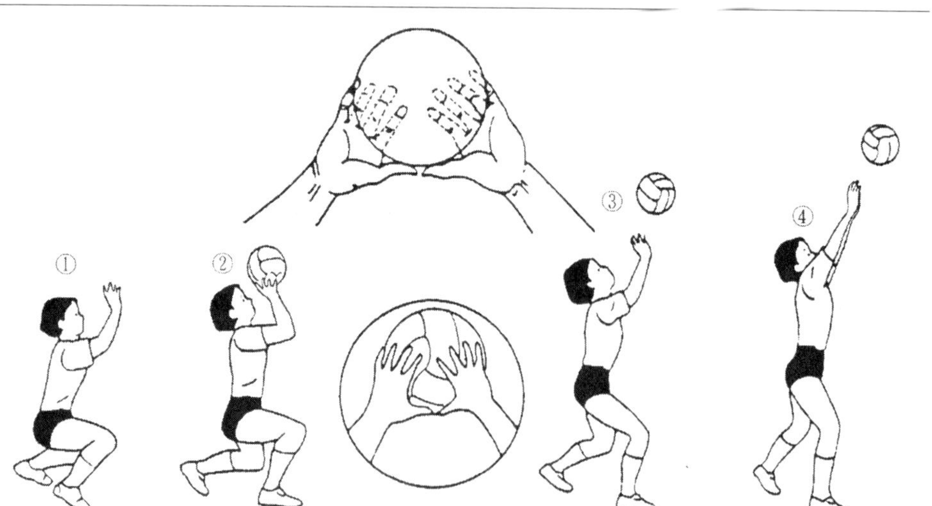

(그림 14-5) 오버 핸드 패스

ⓑ 볼을 토스하는 순간 손가락마디 · 손목의 스냅 · 팔꿈치의 굴신 · 어깨관절 · 허리 · 무릎 등의 관절을 적당히 사용하여 볼의 탄력을 줄여야 한다.

ⓢ 눈은 항상 볼을 주시해야 한다.

ⓞ 볼을 토스한 다음 토스동작을 너무 빨리 멈추지 말고 동작의 여운(Follow Through)을 남기도록 한다.

② 언더 핸드 패스(Under Hand Pass)

볼이 낮거나 잡기 어려운 볼, 다시 말해서 상대방의 서브나 공격에 대한 리시브 수단으로 가장 많이 사용되는 기술이다.

㉠ 언더 핸드 패스의 손잡는 방법에는 (그림 14-6)과 같이 팔을 펴고 주먹을 쥐고 주먹을 맞대는 방법, 손을 포개어 잡는 방법, 손등으로 잡는 방법 등 세 가지가 있으나 두 번째 방법이 많이 사용된다.

㉡ 볼을 치는 순간 팔꿈치는 구부리지 않는다.

㉢ 볼을 손목에 맞추는 부위는 (그림 14-7)에서 보는 것처럼 손목관절 부위에서 15cm 이내에 맞춘다.

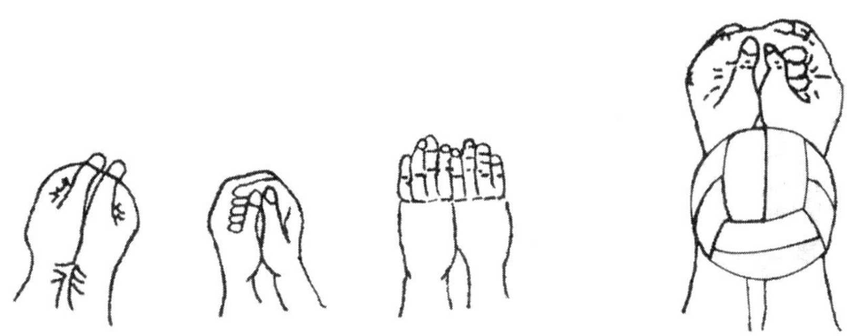

(그림 14-6) 언더 핸드 패스의 손의 모양 (그림 14-7) 볼이 맞는 위치

㉣ 패스의 동작은 무릎을 구부리고 허리를 낮춘 상태에서 토스한다.

㉤ 볼의 손목에 닿기 직전에 팔은 직선으로 펴고 손목에 임팩트(Impact)시키며, 쳐올리는 손목과 팔은 가슴 앞으로 동작의 여운(Follow Through)을 준다.

3) 서브(Serve)

서브는 시합개시의 수단일 뿐만 아니라 중요한 공격기술이 되고 있다. 서브의 목표는 상대편을 초기에 무력화하여 공격을 정상적으로 수행하지 못하도록 하는데에 있다.

① 드라이브 서브(Drive Serve)

사이드 핸드 스트로크(Side Hand Stroke)로 강하게 쳐서 볼이 포물선이 되도록 날리는 것이다.

② 오버 핸드(Over Hand) 변화구 서브

슬라이드 서브라고도 하며, 많은 힘을 들이지 않고 볼을 높은 타점에서 정확하게만 때려 주는 서브이다.

③ 스카이 서브(Sky Serve)

볼을 높이 띄어 올려 강한 스핀을 가하여 볼을 회전시키는 서브이다.

④ 플로우터 서브(Floater Serve)

볼을 역회전시켜 볼의 낙하지점을 혼동하게 하는 서브이다.

⑤ 스파이크 서브(Spike Serve)

스파이크 공격식으로 볼을 높이 올려 놓고 점프해서 스파이크하는 공격형 서브의 방법이며, 어택 서브(Attack Serve)라고도 한다.

5) 심판법

경기는 주심(Referee) 1명, 부심(Umpire) 1명, 기록원(Score) 1명, 선심(Lines Man) 2명 또는 4명에 의해서 결정된다.

(1) 주 심

주심은 서브 때마다 호루라기를 불어야 하며 포인트·사이드 아웃·그 밖의 반칙을 인정하였을 때에는 즉시 호루라기를 불어 핸드 시그널(Hand Signal)에 의하여 의사표시를 하여야 한다.

(2) 부 심

서브 리시빙 팀의 선수의 위치, 타임아웃의 공식계시, 경기자의 교체, 선수의 올바른 위치 등을 판정하며 주심을 보좌한다.

6) 용어해설

- Antenna(안테나)　사이드 라인 수직선상의 네트에 부착하는 굵기 1cm, 길이 180cm의 막대(재료는 그라스 파이버여서 탄력이 있음)로 9인제에서는 6인제보다 20cm 밖에 설치한다(사이드 마크가 함께 부착된다).
- Attack Area(어택 에어리어)　공격지역
- Attack Line(어택 라인)　센터라인으로부터 3m 떨어진 선
- Back attack(백 어택)　어택 라인 뒤에서 후위가 공격하는 것을 말한다.
- Blocking(블록킹)　네트 가까이에서 두 손을 위로 올려 점프하여 상대측 공격을 도중에서 차단하는 플레이·블록킹을 하는 경기자를 블록커라고 한다.
- Both Play(보쓰 플레이)　네트 위에서 향 팀의 선수가 동시에 공을 터치하는 플레이
- Delaying The Game(딜레잉 더 게임)　경기자가 의도적으로 경기의 진행을 지연시키는 반칙행위
- Direct Spike(다이렉트 스파이크)　상대편에서 넘어오는 공을 직접 때려 넘기는 스파이크
- Dribble(드리블)　한 사람이 동시에 두 번 볼에 닿은 범칙행위
- Foot Fault(풋 폴트)　서브시 서비스 에어리어가 아닌 사이드 라인 밖에서 또는 엔드 라인을 밟고 서브를 넣은 범칙
- Good(굳)　인 사이드 공격의 성공
- In Play(인 플레이)　서브가 타구되어 볼이 데드(Dead)되기까지의 플레이 기간
- Interfere(인터피어)　네트 밑이나 위로 손이나 발을 넘겨서 상대편 플레이를 방해하는 반칙행위
- Line Close(라인 클로스)　서브스 때 엔드 라인을 밟거나 넘어선 범칙행위
- Moving Attack(무빙 어택)　공격자가 위치를 바꿔가면서 행하는 공격

- Net Touch(넷 터치) 인 플레이중 플레이어의 신체일부가 네트에 닿은 것으로 반칙이다.
- Open Spike(오픈 스파이크) 네트와 나란하게 코트의 사이드 쪽으로 느리고 높게 토스된 공을 스파이크하는 공격법이다.
- Open Toss(오픈 토스) 네트에 인접해서 낮게 그리고 멀리 토스하는 기술
- Out of Bounds(아웃 오브 바운스) 볼이 코트에 물체나 지면, 네트나 외측 한계선 밖 도는 네트 밑으로 떨어진 것
- Out of Position(아웃 오브 포지션) 전후•좌우로 선수의 위치가 틀린 것
- Passing The Center Line(패싱 더 센터 라인) 인플레이중 발이 센터 라인을 완전히 넘겨 딛거나 발 이외의 신체의 일부가 라인을 통과하여 닿았을 때를 말한다.
- Position Fault(포지션 폴트) 서브를 한 순간 각 플레이어가 정해진 자기위치에 있지 않은 반칙
- Quick Spike(퀵 스파이크) 속공을 말한다. A, B, C, D퀵이 있다.
- Rebound Play(리바운드 플레이) 상대편 블록커에 의도적으로 공을 가볍게 맞혀 찬스 볼을 얻기 위한 전법의 일종이다.
- Screen Play(스크린 플레이) 자기편 서버의 동작을 상대편에게 노출시키지 않으려고 고의적으로 상대편 시차를 막는 행위(팔·몸운동으로 수비측을 따라 움직이면서 방해한다).
- Setter(세터) 토스를 전문으로 하는 경기자
- Side Out(사이드 아웃) 서브의 권리가 한 쪽 팀에서 다른 쪽 팀으로 옮겨지는 것
- Starting Position(스타팅 포지션) 경기개시 전에 제출하는 선수의 위치
- Technical Foul(테크니컬 파울) 경기자·감독·코치의 비신사적인 행위로서 처벌을 받는다.
- Trick Jump(트릭 점프) 공격을 하지 않는 선수가 상대방을 견제할 목적으로 하는 행위(가짜점프)

제 15 장 배드민턴(Badminton)

1) 역 사

배드민턴은 1820년대 인도의 봄베이주의 푸나(poona) 지방에서 행하여 졌던 놀이로 당시에는 “푸나”도는 “인디안 게임‘이라고 불렀다.

이것을 1873년 인도에서 주둔하였던 영국 육군 장교가 최초의 푸나 클럽(poona club)이 같은 해 배드(Bath)에 설립되었고 그 본부가 배드민턴(Badminton)촌에 있었기 때문에 처음으로 “배드민턴”이라고 불리게 되었다. 그 후 1877년 론 테니스(lawn tennis)가 나오자이에 자극을 받아 1895년 영국 배드민턴 협회가 설립되고 제1회 전영 선수권대회를 런던에서 개최하자 여러 참관자들의 인기를 얻어 각국에 보급한 것이며 이에 1934년 국제 배드민턴 연맹이 창설되었다.

우리 나라에서는 1940년경 미국에서 귀국한 감신실(당시 이화여대체육교수)씨가 가져와 이화전문에서 가르쳤으며, 1957년 처음으로 협회가 탄생하였으며 이어 1962년에는 국제연맹에 가입하였다.

또한 1992년 바르셀로나(스페인) 올림픽대회에서 정식종목으로 채택되어 우리 나라의 남자복식조와 여자복식조에서 금메달을 획득할 정도로 놀라울 만한 발전을 하고 있으며 근년에 이르러 배드민턴 동호인들이 급증하여 경기 수준도 크게 발전하고 있다.

2) 경기개요

(1) 경기장

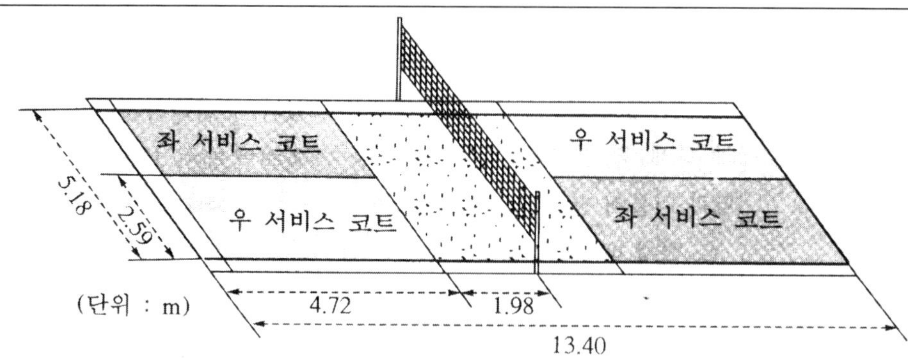

(그림 15-1) 단식코트

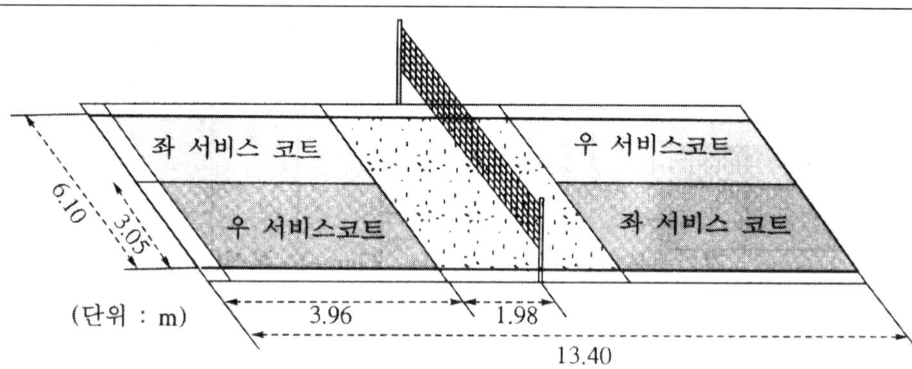

(그림 15-2) 복식코트

(2) 셔틀 콕(shuttle cock)

셔틀콕은 무게 4.73~5.50g, 직경 2.5~2.8cm의 콜크에 16개의 깃털을 달며 깃털의 길이는 선단에서 콜크까지 6.4~7cm이고 선단에서 5.4~6.4cm 정도 벌어지게 하여 실 또는 다른 끈으로 묶는다.

셔틀콕의 비행거리는 보통 힘을 가진 플레이어가 백 바운더리 라인(Back Boundary Line)에서 언더 핸드 스트로크로 라인에 평행하게 쳤을 때 상대방 백 바운더리 라인에서 53~9 이내에 떨어지면 정당한 셔틀로 간주한다.

(3) 특징

배드민턴은 용구가 간단하고 장소도 그리 넓지 않아도 되며 경제적 부담도 적고 특별한 기술이 없어도 누구나 쉽게 즐길 수 있다는 장점이 있다. 특히 이 운동은 빠르고 기민한 동작을 요구하고 있기 때문에 리듬, 감각, 민첩성, 판단력 등을 기르는데 도움이 되는 운동이다.

3) 경기방법

(1) 경기종목

① 단식(single cock) ② 복식(doubles game)
③ 혼합복식(mixed doubles)

(2) 득 점

서브를 하는 측을 인사이드(in side)라고 부르고 상대방을 아웃사이드(out side)라고 부른다. 득점은 인사이드가 성공했을 때에만 1점이 추가되고 아웃사이드가 성공했을 때는 서브권만 얻게 된다.

여자 단식만 11점제이고 나머지는 보통 15점제이다.

(3) 세팅(setting)

테니스나 정구에서 듀스(deuce)라고 부르는 것을 배드민턴에서는 세팅(setting)이라고 부른다. 세팅은 먼저 포인트를 얻는 사람의 선택에 달려 있으며 그 요령은 다음과 같다.

① 15점

두 사람의 스코어가 13:13 또는 14:14에서 세팅이 되며, 13:13에서는 5점, 14:14에서는 3점을 선취하는 사람이 승자가 된다.

② 11점

9 : 9 또는 10:10에서 세팅이 되면 9점일 때는 3점, 10점일 때는 2점을 선취해야 한다.

(4) 단식경기의 방법

A와 B의 시합에서 A가 먼저 서브 때 A는 우측으로부터 대각선상에 있는 상대방의 서어비스 코트로 서브한다. A가 성공하면 1점의 포인트가 되고 좌츠코트에서 대각선상익코트로 서브한다. B가 성공하면 서브권이 B에게 넘어간다. 이것을 서브 오우버(service over)라고 부르며 득점하게 되고 홀수일 때는 좌측코트에서 서브한다.

(5) 복식경기의 방법

① 경기는 토스(toss)에 인사이드가 된 편이 자기편 오른쪽 서이비스 코트(service court)에서 상대편 서어비스 코트로 서브한다. 이렇게 서브한 것이 리스브편에서 실수하면 인사이드가 득점을 한다.

② 서브는 인사이드가 득점을 계속 얻을 때 서버이비스코트를 번갈아 교대하여 서브하고 파울(foul)시 아웃사이드(out side)되어 서브권이 상대편에게 넘어간다.

③ 서브 볼의 리시브(receive)는 정해진 자만이 받아야 하고 반칙하면 상대편의 득점이 돈다. 어떠한 경우라도 동일한 경기에서 연속 2회 서브 받을 수 없다.

〈표 15-1〉 복식 · 단식의 세팅을 부를 수 있는 점수와 선취점

Gome	Setting	선취한 쪽이 이김	Gome	Setting	선취한 쪽이 이김
15(점) Game	13all	5점	11(점) Game	9all	3점
	14all	5점		10all	2점

4) 경기규칙

서버가 반칙을 하면 득점에 관계없이 서브권만 빼앗기고, 리시버가 반칙을 하면 상대편이 1점을 얻게 된다. 반칙이 되는 경우는 다음과 같다.

(1) 서브할 때 라켓의 일부분이 손목보다 높거나(over hand), 셔틀콕을 허리보다 높은 것에서 쳤을 때(over waist)

(2) 서브할 때 라인을 밟거나 발의 위치를 이동했을 때(foot fault)

(3) 경기중의 네트를 건드리거나(touck net)네트를 넘어오기 전에 셔트를 쳤을 때(over net)
(4) 라켓으로 셔틀을 2회 이상 치거나(dribble) 라켓이 몸 또는 복장에 닿았을 때(body touch)
(5) 경기중 상대편 코트를 침범하거나 상대의 플레이를 방해했을 때(interfere)

5) 서어버의 방법

(1) 서어버는 상대가 리시브 완료할 때까지 서브해서는 안 된다.
(2) 서비스 할 때 셔트를 허리보다 높은 위치에서 쳐서는 안 된다.
(3) 서비스를 하려고 동작을 일으킨 후 셔트를 떨어뜨렸을 경우에는 폴트 되지 않으나 만약 라켓에 닿기만 했어도 서비스한 것으로 간주한다.

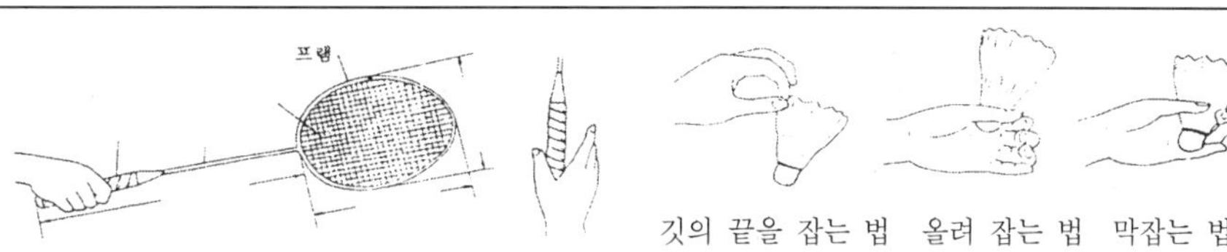

라켓과 깃을 잡는 법

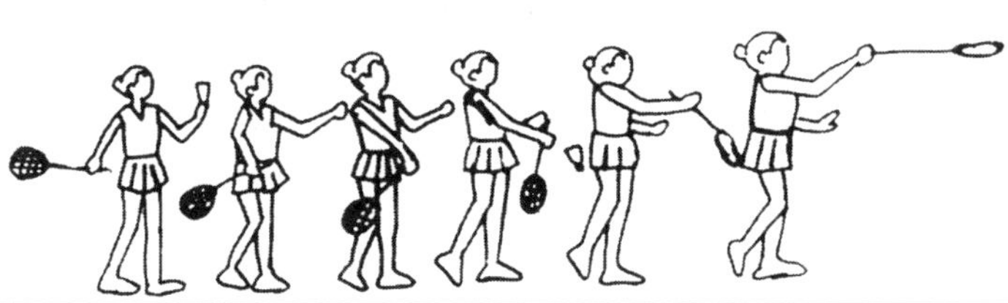

쇼트서브 요령

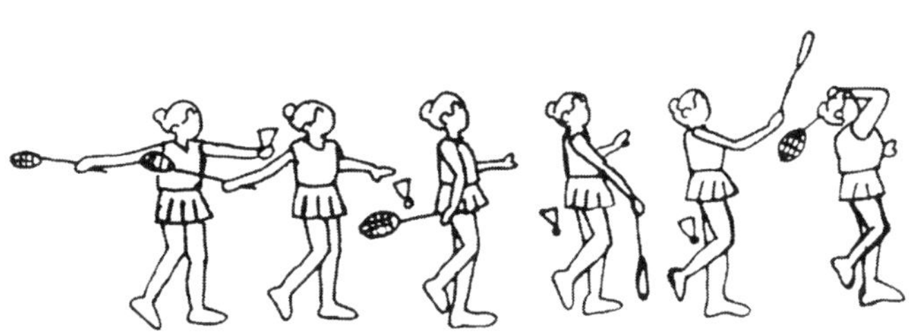

롱하이 서브 요령

롱 하이 서브 : 상대방 코트에 깊숙히 놓은 궤도를 그리면서 쳐 넣는다. 가볍게 무릎을 굽히고, 손바닥을 재치듯이 스트로크 한다. 단식경기에 많이 쓰인다.

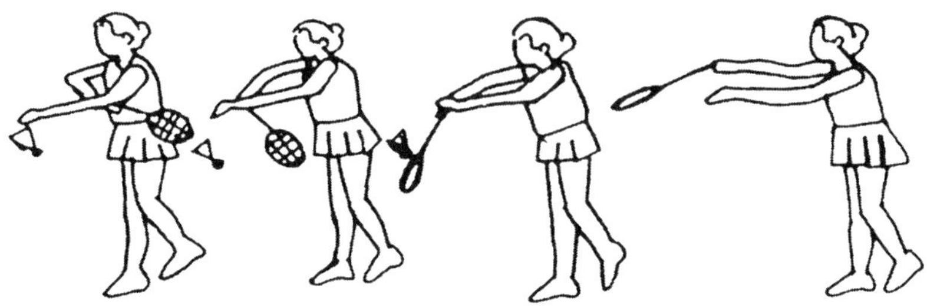

백 핸드 서브 요령

백 핸드 서브 : 무릎을 펴며 팔을 몸에서 내미는 동작으로 셔틀콕을 친다. 쇼트 서브나 재빠른 서브에 쓰인다.

(4) 게임의 첫 서비스는 이긴 편의 우측 한 사람만 하는데 상대편 우측코트에 서브함으로써 개시된다.

(5) 서비스는 한 코트에서 한 번뿐이고, 득점을 했을 때는 우측과 좌측을 바꾸면서 서브한다.

(6) 단식에서는 득점이 짝수일 경우에는 우측코트, 홀수일 때는 좌측 코트에서 서브를 넣는다.

(7) 복식의 경우 각자가, 한번씩 실패하였다고 가정하면 서브의 순서는 다음과 같이 1-34-2-3가 된다.

2			3
1			4

6) 연습과정

라켓의 양면을 사용하도록 권다. 치는 방법은 다음 여섯 가지 종류가 있다.

(1) 드라이브는 보통 초보자들이 많이 사용하며, 작전상 기회를 만들게 하면 공격할 기회를 준다.

(2) 클리어는 드라이브와 같으나 좀 더 높게 치는 것이다.

(3) 하이 클리어는 긴 서브 때 사용하되 상대편을 교란시키는 작전법이다. 또한 선수를 뒤로 이끌어 갈 때 쓰는 작전법이기도 하다.
(4) 스매싱은 공격할 때 강타하는 작전법이다.
(5) 드롭 숏은 멀리 떨어뜨리려고 하는 체하여 네트 뒤로 떨어지게 하는 작전법이다.
6) 헤어핀은 위쪽에 있는 선수를 앞쪽으로 이동시킬 때 쓰는 작전법이다.

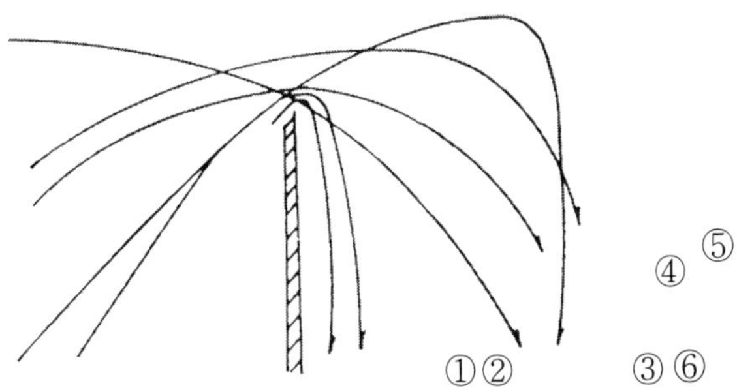

배트민턴 치는 방법

(1) 규칙해설

다음과 같은 경우 폴트(fault)가 된다. 서브측이 범하였을 때는 서브가 교대되고 리시브측이 범하였을 때는 서브측이 1점 득점하게 된다.
① 서비스의 항에서 말한 자리 변동.
② 서브가 정해진 코트에 들어가지 않았을 때.
③ 플레이 셔틀이 코트밖에 떨어졌을 때.
④ 네트의 아래를 통과했을 때.
⑤ 코트 안에서 사람 또는 물건에 닿았을 때.
⑥ 오버 네트했을 때.
⑦ 같은 선수가 셔트를 두 번 쳤을 때.
⑧ 셔틀을 한 사람과 그의 짝이 연속하여 쳤을 때.
⑨ 선수가 상대를 방해하였을 때.
⑩ 리버의 제3게임에서 코트를 교대한다.
⑪ 라인부근에 떨어진 셔틀에 관해서는 선심의 판정이 최종 결정권을 가진다.
⑫ 플레이 중에 심판원이 판정을 내리기가 곤란한 사태가 발생할 때는 먼저 양

쪽 선수의 의견을 들어 그것이 일치할 때는 그 의견에 따라 판정하고 그렇지 않을 때는 레트를 선언한다.

⑬ 경기가 끝났을 때에는 이긴 쪽과 득점수를 발표하고, 경기 경과 기록을 즉시 경기 진행부에 제출한다.

(2) 용어해설

- down(다운) 1다운은 서비스 측의 첫 번째의 실패이며, 2다운은 두 번째의 실패로 서브권이 상실된다.
- home position(홈 포지션) 수비 범위에서 활동하기 쉬운 중간지역(센터라인의 중심지점)
- inning(인닝) 최초의 서브로부터 서브 오버가 될 때까지의 사이.
- in side(인 사이드) 서브를 하는 측.
- interval(인터어벌) 2게임과 3게임의 사이에 휴식시간이며 5분 이내로 한다.
- lob(로브) 0이라는 뜻이므로 0:0을 러브 올리라 함.
- loving(로빙) 높이 올려진 셔틀, 즉 하이 크리어.
- on line(온 라인) 라인에 떨어진 셔틀이며 콜크를 중심으로 구별한다.
- out side(아웃 사이드) 리스브 하는 측
- rally(렐리) 시합 중에 셔틀를 서로 계속 쳐 넘기는 것.
- ret(레트) 다시 하는 것. 노카운트이다.
- swing(스윙) 스트로크를 하기 위해서 라켓을 뒤로 흔드는 방법과, 차기 위해 앞으로 흔드는 방법이 있다. 푸울수윙, 노 스윙은 크기로 구별한다.

제16장 야구

1. 역 사

야구는 옛날부터 영국에서 행해졌던 Four-Corner라고 하는 베이스와 배트를 갖고 하던 경기가 1775년에 미국으로 전파되어 미국 동부해안지방에서 다운볼로 성행하였다.

야구의 기원에 대하여 미국기원설과 영국기원설이 있다. 미국기원설은 20세기 초에 주로 야구관계자들이 주장하였는데 그의 대표적인 사람은 Spolding. A. G 이었다. 이에 의하여 기원조사위원회가 조직되고 위원장 밀즈는 1907년에 기원조사 결과를 발표하였다.

미국기원설은 Doubleday. Ar가 제창하였으며, 1839년에 최초로 시작되었고, 야구의 발상지는 뉴욕주의 쿠퍼스타운(Cooperstown)이라는 것이다. 한편, 영국기원설은 1829년에 잉글랜드에서 라운더(Rownder)내지는 타운볼(Town-ball)의 게임규칙이 만들어지고 야구를 최초로 시작한 사람은 Cartright, A. T와 그의 친구들이다. 1947년 Henderson, R. W에 의하면 베이스볼은 1744년에 영국에서도 즐겼다고 그의 저서「베터와 볼과 사교」에서 밝혔다.

우리나라의 야구도입은 1904년 황성기독청년회(YMCA)의 창립 공로자인 Gillet, p. S(한국명 : 길예태) 선교사에 의하여 청년회원들에게 가르치기 시작한 것이 야구의 시작이었다.

1923년 조선야구협회가 발족되었으며, 1954년 국제야구연맹에 가입하였다. 현재 야구는 아마와 프로야구 모두 국내에서 가장 인기 있는 스포츠로 발전하였다.

2. 특 성

① 투(投) · 도(桃) · 주(走)의 기본적인 운동능력 외에도 타구(打球)와 포구(捕球)가 가미되어 스릴과 흥미진진한 스포츠이다.
② 야구는 경기상황의 전개에 따라서 판단력 · 협동심 · 결단력의 발휘가 요구되며, 희생과 책임감과 같은 사회성 함양에 크게 이바지한다.
③ 야구와 유사종목인 연식야구와 소프트 볼 등도 생활스포츠로서의 특성과 가치가 있다.

3. 경기장 및 용구

1) 경기장

경기장은 한 변의 길이가 90피트(약27.43m)의 정방형으로 다음 (그림 16-1)과 같이 홈 베이스, 1루(Fist Base), 2fn(Second Base), 3fn(Third Base)로 정하며, 이것을 내야(In Field)라고 한다. 홈 베이스로부터 우방 관람석까지는 250피트(약 76m) 이상의 거리가 있어야 하며, 백 네트(Back Net)는 60피트(약 18m)이상의 거리가 있어야 한다.

내야의 외측으로 파울 볼 라인(Foul Ball Line) 안을 모두 아웃 필드(Out Field)라고 하며, 파울 라인은 홈 베이스에서 그라운드의 경계까지 선을 긋는다.

2) 용 구

야구볼의 표피는 양질의 말과 소가죽으로 감싸고 속에는 고무심에다 실을 촘촘히 감아 씌워서 만든다(볼의 무게 141.8~148.8g, 둘레 22.9~23.5cm 정도). 배트는 목제 및 알루미늄 배트를 사용하며, 길이는 106.7cm 이하가 규격품이다.

야구선수는 자기에 알맞는 글러브를 선택하여 사용하고 미트는 1루수와 포수만 사용한다. 그리고 포수의 특수장비에는 마스크 · 프로텍트 · 렉가드가 있다.

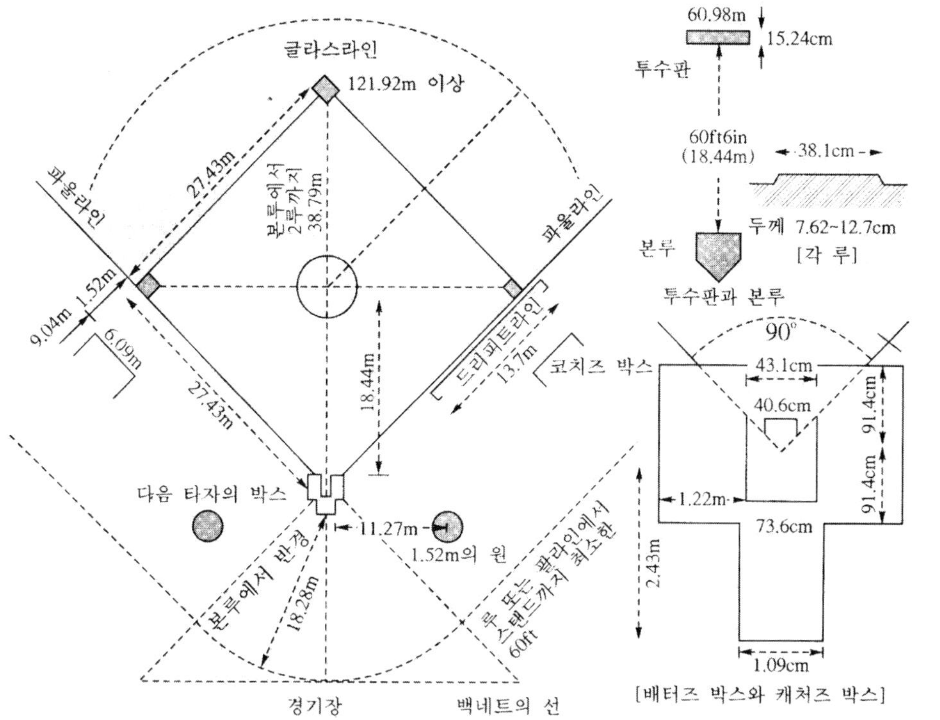

(그림 16-1) 경기장

4. 경기의 개요

1) 게임의 운영

① 홈팀의 각 경기자가 수비위치에 서고 공격팀의 제1번 타자가 배터 박스 안에 위치하였을 때 주심은 플레이 볼을 선언하고 시합을 시작한다.

② 먼저 투수는 타자에게 투구하고 타자가 그 공을 치고 안 치고는 자유로이 타자가 선택할 수 있다.

③ 공격측은 일단 타자가 공을 치고 나가거나 4볼로 나가거나 주자가 되었을 때에 홈인하여야 득점이 된다.

④ 수비측은 상대방의 타자가 진출할 수 없도록 최대한의 방비작전을 편다.

⑤ 타자가 주자로 되어 4개의 베이스를 터치하고 돌아왔을 때 1점을 얻는다.
⑥ 공격측에서 3명의 경기자가 아웃되었을 때 공격측은 수비로 나가며, 방어측은 공격으로 바꾼다.
⑦ 경기는 9회를 하여 득점으로 승패를 정한다.

2) 경기자

① 투수 - Pitcher(P)
② 포수 - Catcher(C)
③ 1루수 - 1st Baseman(1.B)
④ 2루수 - 2st Baseman(2.B)
⑤ 3루수 - 3st Baseman(3.B)
⑥ 유격수 - Short Stop(S.S)
⑦ 좌익수 - Left fielder(L.F)
⑧ 중견수 - Center Fielder(C.F)
⑨ 우익수 - Right Fielder(R.F)

5. 경기의 진행

1) 경기의 종류

① 레귤러 게임(Regular Game)

규정된 횟수에 공격을 끝내고 승패를 정하는 정식경기를 말한다. 즉, 9회 경기를 말하며 연식야구는 7회를 정규로 말한다.

② 엑스트라 이닝 게임(Extra Ining Game)

규정된 횟수에 승패가 결정되지 못하고, 다시 횟수를 정하여 승패가 결정될 때까지 경기를 계속하는 것이다.

③ 드로운 게임(Drawn Game)
무승부일 때 비기는 경기이다.

④ 콜드 게임(Called Game)
양 팀이 5회 이상의 공격을 끝낸 후 규정된 횟수를 완료하기 전에 사고로 인하여 심판이 경기를 종료시키는 것을 말한다.

2) 투수에 관한 타자

① 투수는 투구동작을 일으킬 때까지 어느 쪽이나 다리를 들지 못하며, 투구를 위하여 한 발 이상 내놓지도 못한다.
② 스트라이크 존(Strike Zone)
타자가 자연스럽게 타격자세를 취하였을 때 겨드랑이 밑에서 무릎까지 사이의 본루상의 공간을 말한다.
③ 볼(Ball)
스트라이크 존 밖으로 통과한 것

3) 타자가 아웃되는 경우

① 타순이 틀렸을 때
② 타자가 1분 이내에 정위치에 서지 못하였을 때
③ 타자가 친 공을 야수가 No Bound로 직접 잡았을 때
④ 타자가 포수의 행동을 방해하였을 때
⑤ Two Out On 제일 베이스 주자가 있을 때에 3스트라이크의 심판의 판정이 내렸을 때

4) 타자가 주자로 되는 경우

① 타자가 친공이 안타가 되어서 1루에 진루했을 때
② 투수가 던진 공이 4볼일 때
③ 타자는 공을 치려고 하지 않으나 공이 타자의 몸 또는 옷에 접촉하였을 때

5) 주자가 아웃되는 경우

① Fly한 공을 야수가 직접 잡았을 때
② 타자가 주자로 되어 베이스에 가기 전에 공이 먼저 베이스에 접촉하였을 때
③ 달릴 때 베이스 연결직선에서 3피트 밖으로 달렸을 때
④ 주자가 야수의 동작을 방해하였을 때
⑤ 경기중 주자가 점유한 베이스에 몸의 일부를 붙이지 아니하고 야수가 그 공을 베이스에 접촉시켰을 때
⑥ 주자가 중간 베이스에 접하지 않고 뛰었을 경우 야수가 그 중간 베이스에 공을 접할 때
⑦ 선주자가 아웃되기 전에 후주자가 추월하였을 때

6) 스트라이크와 볼

타자가 타자석에 들어가 투수ㅏ 던진 볼을 칠 때에 스트라이크와 볼의 2가지로 나누어진다. 스트라이크는 투수의 정규투수로서 타자가 타격자세를 취하였을 때의 겨드랑이 선으로부터 무릎까지의 사이에 본 루 위의 공간을 바운드 없이 통과했을 때, 타자가 배트를 휘둘렀으나 맞지 않았을 때, 노 스트라이크(No Strike) 또는 원 스트라이크(One Strike)가 주자에 직접 닿았을 때, 파울 볼이 내야수에 타자가 친 것이 파울 볼이 될 때, 번트해서 파울 볼이 되었을 경우를 말한다. 볼을 투수가 정위치에서 타자에게 던졌지만 스트라이크 존을 통과하지 않은 투구 또는 지면에 닿고 들어오는 투구는 타자가 치지 않는 것이다.

6. 심판원(Umpire)

① 2명 이상의 심판원이 시합에 임할 때는 1명은 주심, 다른 사람은 루심으로 지명된다.
② 주심의 임무는 다음과 같다.
- 시합의 적정한 진행에 관한 모든 권한과 의무를 가진다.

• 포수 뒤에 위치하고 볼과 스트라이크를 선언하고 그를 카운트한다.
• 통상 루심에 의해 선고되는 경우를 제외하고 Fair Ball과 Foul Ball을 선고한다.
• 타자에 관한 모든 제정을 내리고 통상 루심이 행하는 이외의 제정을 내리며, 방기시합의 제정도 내린다.

③ Field Umpire의 임무는
• 루에 있어서의 순간적 제정이 편리한 위치를 점한다.
• 특히 주심이 행하는 것 외의 루에서의 모든 제정을 한다.
• Time, Poke, 투수에 의한 공의 손상, 반칙투구의 선언에 대해서 주심과 동등한 권한을 가진다.

④ 모든 방법으로 주심을 원조하고 규칙위반 선수의 퇴장에는 주심과 동등한 권한을 가진다.

7. 기 록

• AB(Times at bat)　타수
• PAB(Plate Appearances at Bat)　타석
• R(Run)　득점
• H(Hit)　안타
• RBI(Runs Batted In)　득점타
• 2B(Two Base Hit)　2루타
• 3B(Two Base Hit)　3루타
• HR(Home Run)　본루타
• TB(Total Base on Safe Hit)　루타
• SB(Stolen Base)　도루
• SH(Sacrifice Bunt)　희생번트
• SF(Sacrifice Fly)　희생 플라이
• BB(Base on Balls)　4구
• IB(Intentional Base on Balls)　고의사구

- HP(Hit By a Pitched) 정시구
- Int(Interference) 방해
- Ob(Obstructio) 주루방해
- SO(Strike Out) 삼진
- IP(Innings Pitched) 투구한 횟수
- ER(Earned Runs Average) 자책점
- ERAve(Earned Runs Average) 방어율
- C(Completed Games) 완투
- W(Winning Pitcher) 승리투수
- L(Losing Pitcher) 패전투수
- WP(Wild Pitches) 폭투
- BK(Balk) 보크
- G(Games Played) 경기수
- GA(Games With No Bases on Balls) 무사구 시합
- RP(Runs Permitted) 실점

8. 용어해설

- Base on Balls(베이스 온 볼) 타자가 타격중에 Ball 4개를 얻어서 1루에 진출하는 것이 허용된 판정. 일반적으로는 Four Ball이라고 한다.
- Battery(배터리) 투수와 포수를 묶어서 하는 말
- Bean Ball(빈 볼) 투구가 고의로 타자의 몸을 맞치려는 투구
- Chang Up(체인지 업) 투수가 속구의 모션으로 속도의 변화를 노리른 투구법
- Double Steal(더블 스틸) 베이스에 나가 있는 두 주자가 동시에 다음 베이스로 가는 것
- Drag Bunt(드래그 번트) 왼손잡이 타자가 1루쪽으로 번트를 대는 기습번트
- Get Two(rpt 투) 수비측 플레이어가 연속된 플레이로 공격측 선수를 2명 아웃시키는 경우, 단 이 두 개의 연속된 아웃 사이에 실책에 있어서는 안된다. 흔히 병살 혹은 더블 플레이(Double Play)라고도 한다.

- Good Bye Hit(굿바이 히트)　마지막 회에 승부를 결정짓는 안타
- Grand Slam(그랜드 슬램)　만루홈런
- Ground Homerun(그라운드 홈런)　타자가 때린 공이 팬스를 넘어가지는 않은 안타를 수비자들이 혼란으로 제대로 처리하지 못하는 사이 타자가 홈으로 뛰어들어와 득점한 안타
- Hot Corner(핫 코너)　3루수를 말한다.
- Left Base(레프트 온 베이스)　공격팀이 3아웃되어 공수가 교대될 때 베이스에 남아 있던 주자
- Matty System(매티 시스팀)　만루작전
- Near Ball(니어 볼)　강타자를 견제하기 위하여 타자 몸 가까이 던지는 투구
- No Hit No Run(노 히트 노 런)　투수가 상대팀에게 득점도 허용하지 않고 안타도 허용하지 않는 경기
- Perfect Game(퍼펙트 게임)　완전시합, 9회까지 1루도 못가는 것
- Retouch(리터치)　주자가 베이스에 떨어져 있다가 다시 베이스로 되돌아와야 하는 행위
- Running Homer(런닝 호머)　팬스를 넘지 않은 타구로 타자가 한 번에 홈인 할 때 중간에 수비의 실책이 포함이 되면 기록으로는 런닝 호머가 안 된다.
- Run Down(런 다운)　주자가 베이스 사이에 끼어 협공을 당하는 상황
- Sacrifice Bunt(세크리파이스 번트)　희생번트
- Safety Bunt(세이프티 번트)　타자가 수비의 허점을 노려 자기도 살겠다고 대는 타법, 희생번트의 반대로 생각하면 된다.
- Scoring Position(스코링 포지션)　단타만 때려도 득점할 수 있는 주자의 위치, 즉 2루나 3루를 말한다.
- Shut Out(셧 아웃)　상대팀에게 득점을 허용하지 않고 승리했을 때
- Switch Hitter(스위치 히터)　좌우 어느 쪽에서나 잘 치는 타자
- Three Feet Line(쓰리 피트 라인)　본루와 1루 사이에 1루 가까운 부분에 길이가 13.27cm가 되게 3피트 폭으로 그려 놓은 선, 1루로 달릴 때 이 선 바깥으로 나간 채 한 번도 이 선을 밟지 않으면 주자가 아웃된다.
- Triple Play(트리플 플레이)　수비측의 연속된 플레이로 3명의 선수를 아웃시켰을 때

제 17 장 수 영

1. 수영(swimming)

1) 역 사

수상경기로서의 수영에 대한 역사는 대단히 오랜 것이나, 그 기원은 9,000년 전으로 생각되는 리비아의 동굴과 이집트의 상형문자에 새겨진 수영하는 모습 아시리아의 무스크트(Mussuks)라는 부대 등에서 수영의 역사를 찾아볼 수 있다. 고대 그리스에는 수영이 널리 보급되었으며 올림피아(olmpia) 이스트미아(Isthmia) 제전시에는 보트경기가 행하여졌다. 즉 바닷가나 강변에 살던 원시인들은 물 속에서 고기나 조개류를 잡기 위하여 물과 친하였을 것이고 거주지를 다른 지방으로 옮길 때에 수영으로 건너지 않으면 안 될 경우도 있었을 것이다. 또한 맹수의 습격을 피하기 위하여 물 속으로 도피하였거나, 나무 위에서 식물을 구할 때에 표범의 습격이 받을 때에는 나무 아래못이 있으면 그 못 속으로 뛰어 내렸을 것이다. 즉 이것은 오늘날의 수영 경기의 한 분야인 다이빙(diving)의 시초라고 할 수 있다.

그러므로 수영이 원시인에게는 일상 생활의 필수조건 중의 하나였다고 할 수 있다. 수영의 대체적인 역사는 고대 아시리아 · 바빌로니아 · 헤브라이 · 이집트 등의 나라에서, 기원전 1,000년 경에 헤엄치는 모양의 석상이에서 작업하던 작업인도 있었다고 문헌에 기록되어 있다.

이상 여러 가지로 미루어 볼 때에 수영은 유사 이전부터 시작된 것이라고 볼 수 있으며, 수중 전투 훈련과 수중 작업인 등의 송로를 현재의 수상경기로 발전되었다고 볼 수 있다.

1760년에 프랑스의 도시 파리에서 수영 학교가 설립되었고, 1828년에는 영국에서 수영술이 연구 발표되었다.

1900년에 '크로울(crawl : 자유형) 수영법이 고안되어, 수영법에 큰 혁명을 일으켰다.'

1865년에 영국에서 제1회 수영 대회를 개최한 것이 그 최초의 경기이다. 또 같은해에 미국에서도 최초로 수영 경기대회를 개최하였다. 1896년 제1회 올림픽 대회에서부터 수영이 정식 종목으로 채택되어 100m, 500m, 1,200m의 3종목의 자유형(각종 레이스) 경영이 행하여 졌다.

수영 경기는 1870년 영국 런던 수영협회가 처음으로 대회를 개최하고, 1900년의 파리에서의 제2회 올림픽대회 때부터 정식 종목으로 채택되었다. 다이빙 종목은 1904년 제3회 올림픽 경기대회 때부터 개최되었다.

우리나라에 있어서는 수영의 역사는 고증할 만한 충분한 자료가 없으나, 추리적으로 판단하여 볼때에 옛부터 전투의 수단으로 또는 직업상으로 행하여졌다고 볼 수 있다. 실지의 기록으로는 1898년 5월 14일에 발표한 무관학교 교칙령 제11회, 제17조를 참고한다면, 여름철의 3주간 학생에게 휴가를 주어 수영 연습을 시켰다고 되어 있다.

이 사실로 보아 이전에도 군사훈련의 목적으로 수영을 하였던 것을 알 수 있다. 그 후 1908년 7월 15일부터 2주간 이학균 교장 이하 장교 및 사병 20여명과 학생 40명이 한강에서 수영을 연습하였다고 한다. 1929년 8월에〈동아일보〉와 조선체육회의 공동 주최로 수영 강습회를 개최하고, 수강자 중에서 조선 수영크럽을 조직한 것이 수영 단체로서의 시초인데, 동 클럽에서는 기술 향상 내지 발전에 많은 공헌을 하였다.

1958년 제3회 아시아 경기 대회 때부터 경영부와 다이빙부에 선수를 출전시켰다. 이것이 국제경기 대회에 출전하게 된 최초의 일이다.

1960년 로마에서 열린 제17회 올림픽 경기 대회에 이필중 선수가 다이빙 종목에 출전하였다. 암브러스터(David a. armbruster)는 수법의 진화를 다음과 같이 기술하고 있다.

① 개 헤엄(dog paddle)
② 평 영(breast stroke)
③ 횡 영(side under arm stroke)
④ 물 위로 한 팔 내는 횡영(side over arm stroke)
⑤ 트러젠 영법(trudgeon stroke)

⑥ 오스트랄리안 크로울(Australian crawl, 2 beats crawl)
⑦ 아메리칸 크로울(American crawl, 6 beats crawl)
⑧ 누워하는 평영(inverted breast stroke)
⑨ 배 영(back crawl stroke 1910년)
⑩ 평영 킥 접영(butterfly breast stroke 1933년)
⑪ 돌고래 킥 접영(dolphin butterfly stroke 1935년)

2) 수영의 특징

(1) 수영은 전신적 운동이고 큰 호흡운동을 요구하기 때문에 근육이나 심폐의 발달에 커다란 효과가 있다.
(2) 물에 들어갔다가 태양에 쪼이게 되므로 피부의 단련에 성과가 크다.
(3) 여름철의 recreation으로서 각자의 능력에 따라 즐길 수 있는 특징이 있다.
(4) 물에 대한 자신의 안전과 타인의 위협을 구조할 수 있는 능력을 기를 수 있고, 원영 등을 통해서는 인내심이 길러지기도 한다.

3) 경기 종목

(1) 경 영

헤엄치기의 속도를 겨루는 종목이다. 여러 가지 헤엄 스타일과 많은 종목이 있다.
① 자유형(front crawl) : 100m, 200m, 400m, 800m, 1,500m
② 평 형(breast stroke) : 100m, 200m
③ 배 영(back stroke) : 100m, 200m
④ 접 영(butterfly) : 100m, 200m
⑤ 계 영(relay) : 100m, 400m, 800m(한 팀 4명이 자유형으로 함)
⑥ 혼계영(medley relay) : 400m(4명이 각 100mTlr 배영 · 평영 · 접영 · 자유형 순으로 함)
⑦ 개인 혼영(inividual medley) : 400m(혼자서 접영 · 평영 · 자유형을 각 100m씩)

(2) 다이빙

스프링 다이빙(spring diving : 높이 1m 및 3m)과 하이 다이빙(high diving : 높이 1m와 7.5m 및 10m)의 두 가지 종류가 있고, 규정 종목과 선택 종목으로 나누어서 경기한다.

채점은 도움닫기, 발 구르기, 공중 자세, 착수 동작 등을 보아서 10점 만점으로 채점한다.

4) 여러 가지 수영법

(1) 평 영(Breast stroke)

평영은 예로부터 전하여져 내려온 오랜 영업으로서 우리나라에서는 보통 "개구리 헤엄"이라고 불린다. 평영의 동작, 특히 다리의 동작이 개구리가 헤엄쳐갈 때 행하는 움직임과 비슷하기 때문이다.

평영은 보통 얼굴을 수면 위로 내어 놓고 수영할 수 있으므로 호흡이 비교적 자유롭다. 또한 양다리와 양 팔을 옆으로 벌리기 때문에 뜨기에도 편리한 영법이다.

천천히 동작하면 다른 영법에 비하여 에너지(energy)의 소비가 적은 이점이 있기 때문에 평영은 일반 대중에게 매우 친숙한 영법이다. 그러나 실제로는 진행 방향과 반대되는 동작이 곁여되어 있으므로 초보자가 정확한 동작을 익히기에는 어려운 영법이기도 하다.

이와 같은 평영을 다른 영법과 비교하여 보면 그 특징은 다음과 같다.

① 머리를 수면 위로 내어 놓고 수영한다.

경영의 경우에는 스피이드를 내기 위하여 얼굴을 물에 잠그고 동작하는 것이 원칙으로 하고 단지 호흡을 위해서만 얼굴을 수면 위로 들어 올리리지만 보통 사람들은 항상 얼굴을 수면 위로 내어 놓고 헤엄친다.

이와 같은 점에서 먼저 목표를 항상 주시하면서 헤엄칠 수 있으므로 푸울의 벽, 배, 기타 위험한 물체가 접근할 때에는 잘 보여서 안전하다고 할 수 있다. 뿐만 아니라 연습상의 관점에서 보더라도 자기 자신의 팔 동작만은 잘 볼 수 있으므로 바른 동작을 익혀 나가는데는 유리하다.

그러나, 이 반면 머리를 수면 위로 내어 놓는 동작은 그 무게를 완전히 떠받치면서 헤엄치지 않으면 안된다. 그리하여 앞에서도 말한 바와 같이 머리를 수면 위로 내어 놓으므로 인하여 발끝이 가라앉게 되고 신체는 수면에 대하여 어느 정도 큰 각도를 이루게 되며, 이것은 저항이 많은 자세가 된다.

만일, 머리를 수면 위로 내오 놓은채, 수평에 가까운 체위를 확보하려 한다면 대단히 불편하고 거북스런 자세가 된다.

② 팔이나 다리의 동작이 좌우 대칭으로 동시에 행하여진다.

따라서 다른 영법과 같이 한 쪽 팔로 물을 저으면서 반대 쪽 팔을 앞으로 옮긴다든지 휴식시키는 동작은 곤란하다. 그 대신 진행 코스가 한쪽으로 구부러지는 경우도 적어진다.

③ 물을 뒤로 미는 시기는 팔과 다리가 각각 따로이며, 팔과 다리는 교대로 물을 뒤로 밀어 서로 도움으로서 전진한다. 따라서 팔과 다리의 긴장 시기와 이완 시기가 명확하다.

④ 진행이 고르지 못하고 팔과 다리의 매 1회 동작에 따라서 스피이드의 빠른 시기와 정체 시기가 나타난다.

⑤ 큰 반작용을 일으키기 위해서는 준비 자세가 필요한데 준비 자세는 대단히 저항을 크게 받는 자세이기도 한 모순을 내포하고 있다. 물을 차기 위한 준비 자세로서 다리를 굽히는 동작은 저항을 크게 받으며 다리의 차기와 동시에 양 팔을 앞쪽으로 내뻗는 동작이나, 유효하게 물을 긁어 당기기 위하여 두 팔을 물 속에서 벌리는 동작은 모두가 대단히 저항이 큰 자세인 것이다.

자유형에 있어서는 좌우의 팔 다리 동작과 호흡의 동작이 대단히 정교한 일치를 이루고 있다.

팔 움직임의 횟우와 다리 움직임의 횟수가 다르지만 평영에 있어서는 좌우의 팔과 다리는 좌우대칭적으로 동시적인 움직임을 이루고 있으며 팔 움직임의 횟수와 다리 움직임의 횟수가 같다. 따라서 팔다리는 대단히 밀접하고 시간적으로도 밀접한 협조를 취하며 긴장과 이완을 조화적으로 배합시켜 가는 것이다.

이와 같이 움직임을 전체적으로 고찰하여 모식도로 도해아여 보면 옆의 그림과 같다.

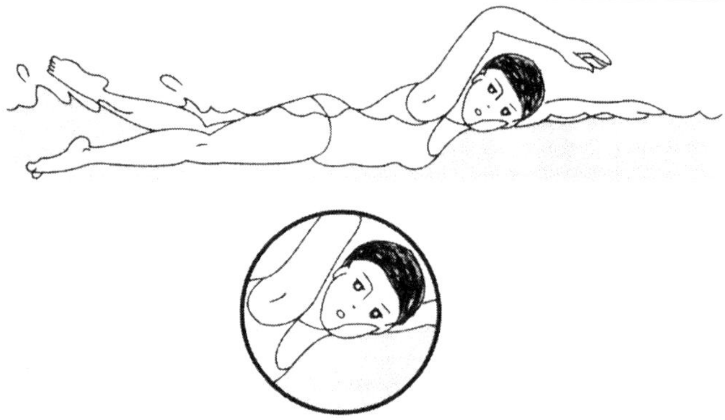

(그림 17-1) 호흡시 입과 수면의 위치

① 팔을 앞쪽으로 뻗는 동작과 다리로 물을 차는 동작은 동시에 시작된다. 그러나 팔을 손끝으로부터 앞으로 펴나가기 때문에 물의 저항을 크게 받지 않고 가장 짧은 거리를 통과해서 뻗어나가는데 비하여 다리 발바닥으로 물을 계속 차며, 가급적 큰 운동을 하면서 펴기 때문에 동작의 완료 시간은 다리 쪽이 늦다.

② 앞쪽으로 뻗은 팔은 잠시 양 손을 모으고 정지한다.
다리운동에 의하여 발생된 추진력이 약화되면 비로소 물을 누리면서 양 팔을 벌리어 손바닥으로 물을 외측 후방으로 당겨 밀어 냄으로써 몸의 부력과 진행을 돕는다.

③ 양 팔로 충분히 물을 긁어서 몸이 떠올랐을 때 얼굴을 들어 숨을 쉰 다음, 팔과 다리를 접기 시작한다.

④ 양 팔을 가슴으로 모으는 것과 양 다리를 굽히는 동작의 종료가 대략 동시에 이루어진다. 이때에는 얼굴을 수면에 잠그고 팔과 다리 동작을 위한 준비 자세를 완료하게 된다.

⑤ 또한 평영의 종합적인 동작을 연속 동작으로 도해하여 나타내면 위 그림과 같다.

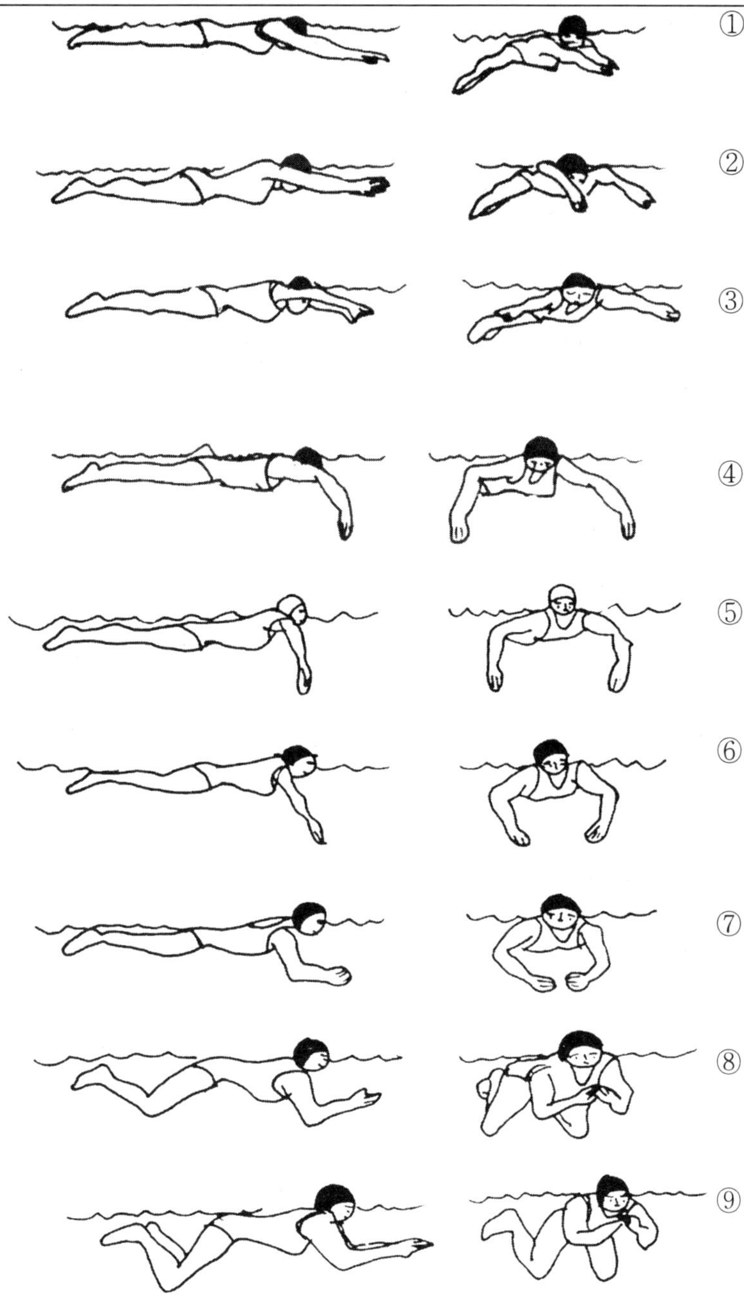
①
②
③
④
⑤
⑥
⑦
⑧
⑨

평 형

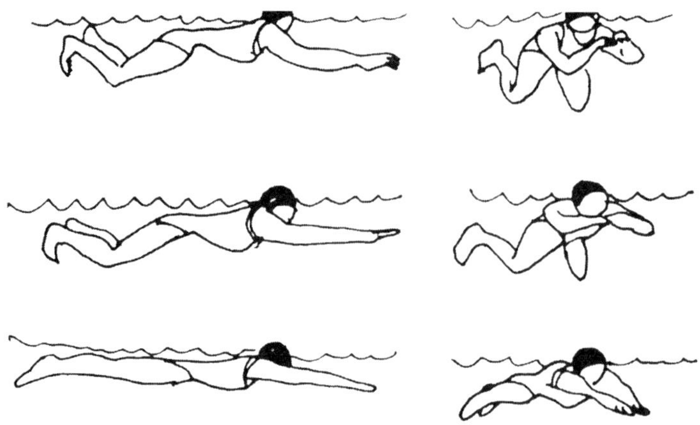

(2) 자유형(Front Crawl)

자유형은 현재 행하여지고 있는 영법 가운데서 가장 스피이드가 빠른 영법이며 익숙해지면 장거리를 헤엄치는데 적합한 영법이다. 자유형은 원래 남 태평양의 뉴우기니섬 원주민이 행하던 영법이었는데, 1900년 오스트레일리아(Australia)의 캐빌(Cavill, R)이 경영에 사용하기 시작한 것이 그 시초로서 1904년에 미국에 소개된 다음 차츰 개선되어 발전을 거듭하였다.

최초에는 한 팔을 1회 젓는 동작에 대하여 한 다리의 1회 물장구 동작 즉 양팔이 한 번씩 물을 젓는(lcycle) 동안 2회 물장구치는 영법이었다. 이를 오스트레일리안 자유형이라고 부른다.

그것이 4회 물장구치기, 그리고 6회 물장구치기로 변하였으며, 6회 물장구치기 영법이 가장 일반적인 영법으로 되었기 때문에 이를 표준 자유형이라고 부른다.

6회 물장구치는 방법은 미국에서 개발되고 발전되었기 때문에 이를 아메리칸 자유형이라고도 한다. 아메리칸 자유형은 와이즈 물러(Johnny Weise muler : 1924, 1928년 올림픽 자유형 우승자)의 출현에 의하여 완성되었다고 알려져 있다.

그러나, 그 동안에도 4회 물장구치기나 2회 물장구치기의 영법을 사용하는 우수한 선수도 등장하였기 때문에 어느 영법이 가장 뛰어난 영법인지에 대해서는 아직까지는 의견의 일치를 보지 못하고 있는 실정이다.

좌우 양 팔로 물을 한 번씩 젓는 1주기(cycle) 사이에 다리는 6회 물장구 치며

1회 호흡하는 표준적 자유형(crawl stroke)의 폼(form)을 분석하여 팔, 다리, 호흡의 관계를 대략적인 도해로 표시하면 다음과 같다.

이를 연속 동작으로 도해하여 나타내면 다음 그림과 같다.

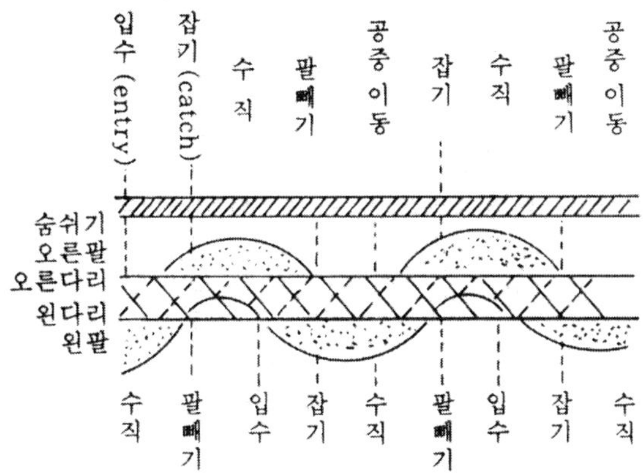

자유형

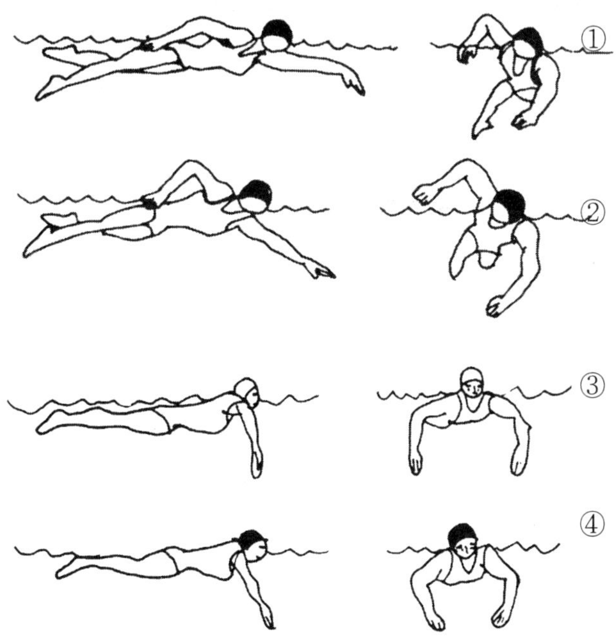

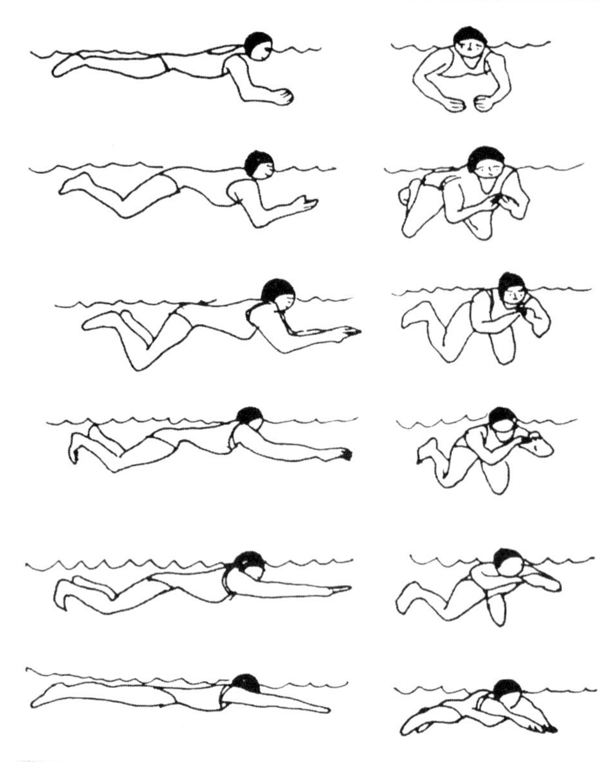

(3) 배 영(Back stroke)

이전에 배영은 평영(breast stroke)을 뒤집은 영법인듯한 영법으로 행하였지만, 현재는 꼭 자유형을 뒤집어 놓은 듯한 영법으로 발전하였다. 1906년부터 국제 경기에 배영이 정식 종목으로 채택되어 1912년 백·크로올 영법이 도입되기까지에는 초보적인 배영이나 양팔 함께 젓기(double arm back stroke) 또는 개구리차기 다리 동작이나 가위차기 다리동작으로 영법을 행하였었다.

그러나 1912년 백·크로울 영법이 도입된 다음부터는 점차 경영에서 이밖의 영법은 자취를 감추게 되었고, 단지 실용적은 영법으로서 잔재하고 있을 뿐이다. 배영은 자유형의 동작과 거의 비슷하며, 특히 호흡이 용이하기 때문에 누구나 쉽게 배울 수 있는 영법이다. 배영은 좌우의 팔이 1회 물을 젓는 동안에 다리는 좌우 합하여 6회 물장구를 친다. 오른팔로 물을 긁을때에 다리는 오른다리→왼다리→오른다리 순으로 물을 차며, 왼팔로 긁을 때에는 왼다리→오른다리→왼다리 순으로 물을 차올린다.

호흡은 보통 한 팔이 수면 위로 나와서 공중으로 이동될 때에서 입으로 들여 마시고 코로 조금씩 내뱉는다. 배영의 팔, 다리, 호흡의 종합적 동작을 연속동작으로 도해하여 나타내면 다음 그림과 같다.

배 영

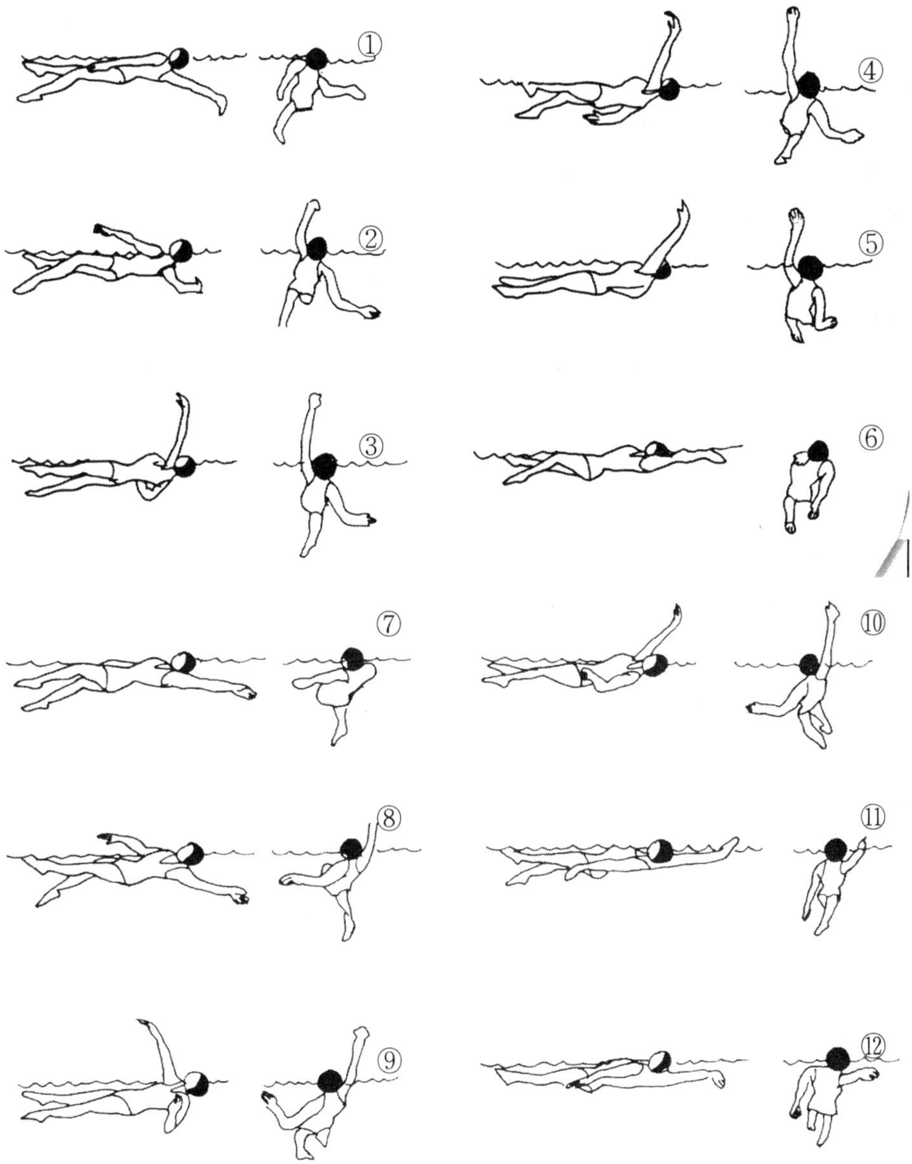

(4) 접 영(Butterfly stroke)

이 영법은 평영의 경기 규칙에 대한 새로운 해석에서 발생한 역사가 가장 짧은 동적(dynamic)인 영법이다.

즉 1933년 12월 16일 미국의 핸리(Henry M)이라는 선수가 브리클린 센트럴 와이·엠·씨·에이(Brooklyn Central YMCA) 대회에서 양 팔을 함께 수면 위로 옮기며 개구리 다리를 사용한 새로운 평영법을 가지고 출전함으로써 비롯되었다.

그러나, 그 당시에는 정통적인 영법보다도 오히려 기록이 떨어졌으나, 그 후 본격적으로 이 영법이 널리 연구되어져서 스피이드도 빨라지게 되었다.

1948년의 런던 올림픽 대회에서는 접영 영자들이 평영 영자들을 능가하고 평영 종목을 석권하였다.

1952년 헬싱키 대회부터는 이 두가지 영법을 분리하여 행하였으며, 그후 이 영법은 평영 종목에서 금지되고, 평영과는 다른 독립된 새로운 종목으로 채택되었다.

최초에는 평영의 개구리차기 다리 동작을 사용하였으나, 양 다리를 동시에 상하로 움직이는 돌고래차기(dolphin kick) 동작이 1935년경부터 미국의 아이오와 대학(University of lowa)에서 고안 발전되어 1952년 헬싱키 올림픽 대회부터는 접영 종목에 돌핀 킥이 정식으로 인정되었고, 오늘날에는 모두 이 돌고래 차기 접영을 사용하고 있다.

접영에 있어서 추진력을 일으키는 팔과 다리의 물리적인 자용은 자유형과 같으나 팔과 다리의 동작이 시간적으로 전후하여 이루어지므로, 상호간에 동작을 보충해주고 있는 점은 접영과 같다. 그러나 평영과는 달리 1회의 팔동작과 주기에 대해서 2회의 다리 동작을 행하는 것이 서로 다르다.

① 양 손은 수상을 전방으로 동시에 내고 후방으로 동시에 긋는다.

② 몸은 엎드려져 있어야 하고, 양쪽 어깨는 수면과 평행이라야 한다.

③ 양손 양발의 동작은 모두 함께 행해지지 않으면 안된다.

④ start와 turn을 한 다음, 다리는 몇 번 차도 좋으나, 팔의 한 번 긋는 것을 제외하고는 수면 아래에서 헤엄쳐서는 안된다.

이와 같이 종합 동작을 연속적으로 나타내면 다음 그림과 같다.

접 영

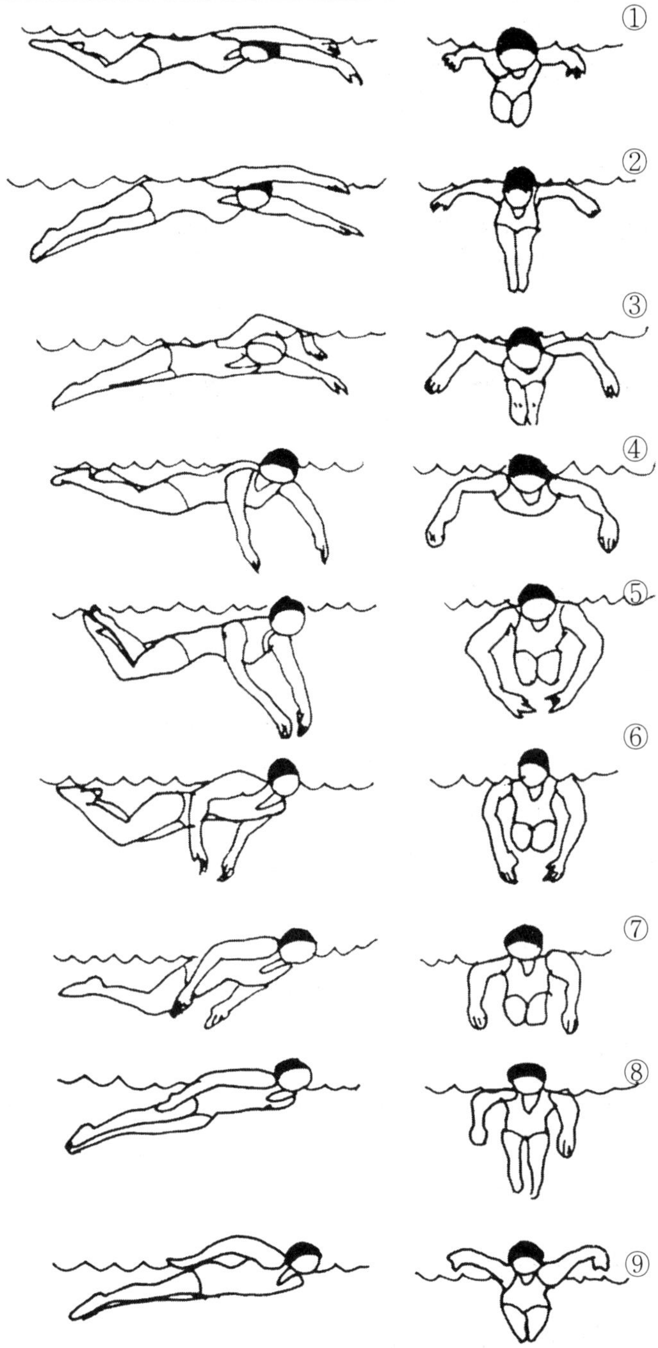

접 영

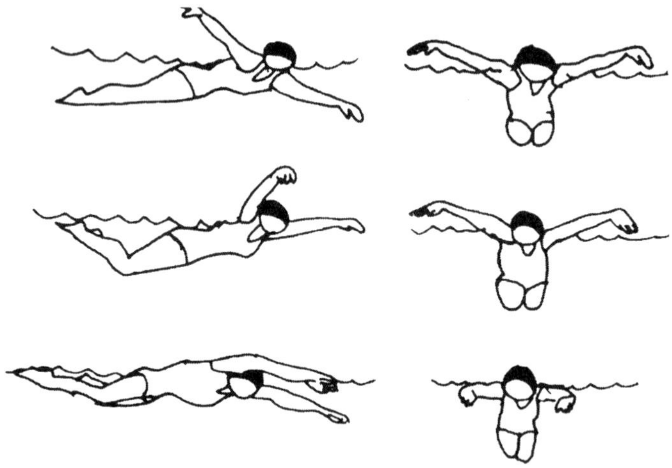
⑩
⑪
⑫

(5) 수영의 연습의 실제

① 물에 익숙해지기 위해서

- 팔 버티고 엎드려 물장구 치기 → • 얼굴 잠기기 내기(호흡운동) → 물속 걷기 → •돌 줏어내기 → • 손 마주 잡고 물속 잠기기 → • 물긋기(팔동작 연습) → • 뜨기(힘빼고)
- 어깨 잡고 헤엄치기 → • 손 잡고 헤엄치기 → • 바닥을 차고 떠가기(뜰판 잡고)

② 코 박고 헤엄치기(모우터 보우드) - 개 헤엄 - 송장 헤엄 - 무작위 헤엄 등을 거쳐 각종 영법의 기초 연습을 한다.

③ 각종 영법의 연습을 한다.

㉠ drawl stroke ㉡ breast stroke ㉢ back stroke의 초보,
㉣ butterfly ㉤ side stoke
㉥ under water 등등으로 발전함.

※ 수영에 필요한 주의 사항

가. 수영을 해서는 안되는 사람

① 심장 허약자 ② 폐렴 환자

③ 중이염 환자　　④ 안질 환자
⑤ 감기에 걸린 자　　⑥ 중병에 회복에 있는 자

나. 물에 들어가기까지

① 식후 30분 이상 경과 후에 입수할 것.
② 충분한 준비 운동 후(약 5분 쉬고)
③ 수심이나 물 밑바닥의 내용을 알 것.
④ 혼자서 수영하지 말 것(짝지어서)
⑤ 갑자기 들어가지 말고 다리 - 가슴 - 머리 - 온 몸으로 순서로 입수할 것.
⑥ 지도자의 지시나 주의 사항을 명심할 것.
⑦ 깨끗한 물에서 헤엄칠 것.
⑧ 오전은 10~12시까지, 오후는 3~5시까지가 좋다.

다. 물 속에서

① 헤엄을 못치면서 뜰 것을 이용하여 깊은 곳에 가지 말 것.
② 갑작스럽게 빠른 헤엄이나 물 속에 너무 오래 있는 것을 피할 것(30분)
③ 타인을 괴롭히거나 장난을 차지 말 것.
④ 원영을 할 때는 가끔 머리를 물에 축이는 것을 잊지 말 것.
⑤ 경련이 일어날 때는 덤비지 말고 깊은 숨을 쉬고 물 속에 잠겨서 천천히 주물러 풀도록 할 것.

라. 물에서 나와서

① 반드시 타올로 몸을 닦고 귀의 물을 빼도록 할 것.
② 맑은 물로써 눈, 귀, 코, 입안, 온몸을 깨끗이 씻을 것.
③ 정리 운동은 잊지 말고 해야하고, 30분 이상의 휴식후에 식사를 할 것.

5) 용어 해설

- Beat … stroke … 물장구 질, 즉 앞으로 추진하기 위한 다리 동작.
- Breathing … 수영에 있어서의 숨쉬기 방법을 말함.
- Curse rope … course를 구별하기 위하여 물 위에서 쳐 놓은 뜬 줄을 말함.
- Cramp … 경련이 일어나는 것을 말함.

- Dog paddle … 개 헤엄을 말한다.
- Floating … 물 위에 뜨는 것을 말함.
- Individual medley … 개인의 혼계영, 한 사람이 여러 가지 영법을 섞어 가면서 헤엄쳐 가는 것을 말함.
- Rolling … 수영 중 몸이 좌우로 꾸불텅거리를 것을 말함.
- Under water … 물 속으로 잠겨서 가는 것을 말함.

제 18 장 테니스

1. 역 사

테니스는 1200년대에 전 프랑스의 귀족간에 행해졌던 라 뽀므(La Paume)라는 놀이에서 유래되었다고 하며, 이것이 영국으로 건너와 발전하여 1874년 영국의 Wingfield씨에 의해 오늘날과 같은 경기의 체계가 잡혔다.

테니스의 어원은 경기를 할 때 프랑스어로 테네(Tenez:잡아라)라고 외쳤기 때문에 이것이 나중에 테니스로 불리게 되었다. 우리나라에 테니스가 들어온 것은 1890년경 미국의 선교사 벵커씨와 앤더슨 박사에 의해 소개되었다. 그러나 정식으로 우리나라 사람들에 의해 시작된 것은 1926년 당시 경성제국대학 정구부장이었던 강성태 씨가 연식정구부를 테니스부로 전환시키면서부터이고 이어서 연희전문학교 등 다른 학교들도 테니스부를 조직하기에 이르렀다.

1945년 조선정구협회는 대한테니스협회와 대한 연식정구협회로 분리되었고 1960년 4월에 우리나라 테니스 역사상 처음으로 데이비스컵 쟁탈 동양예선전에 출전하기 시작하여 오늘날에 이르고 있으며, 1973년에는 처음으로 여자만의 국가대항전인 페더레이션컵전에 출전하기도 하였다.

이러한 테니스가 1970년이 후부터 세계의 테니스 붐을 타고 우리나라에도 급속히 보급·발전되었으며, 특히 1990년대에 테니스 인구의 저변확대가 급속하게 이루어졌으며, 생활 스포츠로서 테니스 발전에 밝은 전망을 보이고 있다.

2. 특 성

① 테니스는 영국에서 성행되어 오랜 전통을 자랑하고 있는 만큼 각종 운동경기

중에서 가장 신사적인 스포츠라고 할 수 있다.

② 승부보다도 플레이 자체가 본 뜻이 있다. 따라서 규칙에 따라 끝까지 정정당당하게 게임을 하므로써 훌륭히 승리하고 깨끗이 패하는 것을 중요시한다.

③ '플레이어'는 상호인격을 존중하고 상대방의 묘기를 찬양하고 실패에는 위로할 줄을 아는 아름다운 정신을 함양하여야 한다.

3. 테니스 경기시의 예의

① 서로 상대방의 인격을 존중할 것

② 단정한 복장을 갖출 것

③ 자기주변에 떨어져 있는 볼을 재빨리 줍도록 할 것

④ 상대방에게 볼을 건네 줄 때는 받기 좋게 보낼 것

⑤ 코트 체인지시는 선배나 윗사람에게 먼저 길을 양보할 것

⑥ 시합이나 연습 전후에 항상 상호인사로서 예를 갖출 것

⑦ 심판의 판정에 화내거나 항의하지 말 것

⑧ 윗사람과 시합할 때는 아랫사람이 항상 먼저 코트에 나가 기달릴 것

⑨ 상대방의 좋은 플레이에는 아낌없이 축하해 줄 것

⑩ 서브를 넣을 때는 상대방이 준비된 후에 넣을 것

⑪ 플레이중에 자기 퍼트너에게 지나친 잔소리를 하지 말 것

⑫ 실패의 원인을 남에게 전가시키지 말 것

⑬ 플레이중 코트 밖의 타인과 담화를 하거나 떠들지 말 것

⑭ 경기중 상해 또는 부상의 경우 상대방이 오래 기다리지 않도록 자신의 태도를 빨리 결정할 것

4. 경기장 및 용구

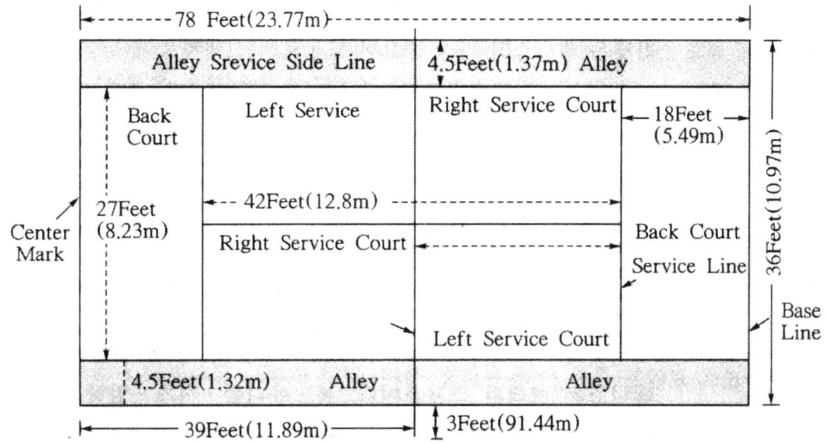

(그림 18-1) 코트의 규격

2) 네 트

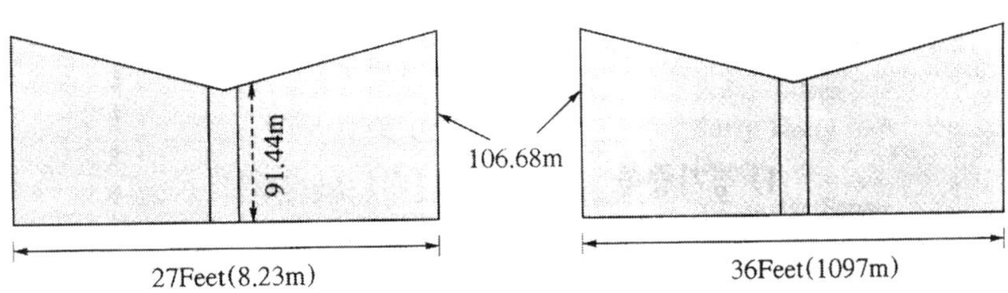

(그림 18-2) 네트

3) 볼

볼의 직경은 21/2(6.35cm)~25/8(6.68cm)인치이며, 무게는 21/18(58.47g)온스가 되어야 한다. 또 바운드의 높이는 콘크리트 마루 위 100(2540cm)인치 높이에서 지면 반발력은 53(134.62cm)~58(146.32cm)인치의 범위에 있어야 한다.

4) 라 켓

라켓은 테니스의 가장 중요한 도구로서 선택에 신중을 기해야 하며, 선택기준은 그립(Grip)과 무게이다. 적당한 그립이란 라켓을 계란 쥐듯이 잡았을 때 엄지와 중지가 약간 겹치는 것이 좋다(손가락 마디 하나 정도). 무게는 개인에 따라 틀리지만 남자는 320g 내외 여자는 300g 내외가 알맞다.

5) 복 장

테니스는 백색으 스포츠이다. 볼·유니폼·셔츠·양말·신발·모자에 이르기까지 온통 백색뿐이다. 바로 이것이 테니스의 전통적인 습관이라고 예의인 것이다. 그러나 근래 외국의 일부 프로 선수들이 원색의 셔츠를 입고 있기 하지만 우리나라나 많은 외국선수들이 아직도 백색을 그대로 사용하고 있는 실정이다.

5. 경기개요

1) 경기종목

경기의 종류에는 단식(Single Game)과 복식(Double Game), 그리고 남녀가 한조가 되어 행하는 혼합복식(Mixed Game) 경기가 있다.

2) 경기의 구성

테니스는 ① 포인트, ② 게임, ③ 세트, ④ 매치의 4단계로 구성된다. 즉, 4점을 선취하면 1게임을 얻는다. 그러나 3:3의 포인트가 되면 듀스라하여 계속 2점을 얻을 때까지 제한 없이 계속하게 된다.

세트란 어느 한 선수가 6게임을 먼저 얻으면 1세트를 이기게 되며, 5게임 대 5게임을 할 때는 게임 듀스라 하여 2게임의 차이가 날 때까지 계속하게 되며, 이것을 Long Game이라 한다. 그러나 롱 게임일 때는 시간이 많이 걸리기 때문에 요즘은 타이 브레이크 시스템(Tie Break System)이라는 것을 실시하고 있다.

매치란 승패를 결정짓는 세트 수를 말하며, 남자의 경기는 보통 5세트 매치로서 3세트를 선취하면 승리하게 되며, 여자와 혼합복식 경기는 3세트 매치로서 2세트를 선취하면 된다.

3) 스코어 부르는 법

테니스의 스코어 콜(Call)하는 방법은 다른 경기와 달라 매우 복잡하고 어려운 것 같으나 실제로는 그렇지 않다. 다른 경기와 틀린 것은 포인트 스코어의 콜뿐으로 0을 Love, 1을 Fifteen, 2를 Thirty, 3을 Forty라 부르는 것 뿐이다. 이때 콜은 반드시 서브부터 콜을 하는 것이 원칙이다. 예를 들어 설명하면 다음과 같다.

A(Server)	B(Receiver)	
0	0	Love All
0	1	Love Fifteen
1	1	Fifteen All
2	1	Thirty Fifteen
3	1	Forty Fifteen
3	2	Forty Thirty
3	3	Deuce
4	3	Advantage Server
4	4	Deuce
4	5	Advantage Receiver
4	6	Game

4) 타이 브랙 시스템(Tie Break System)

타이 브랙이란 롱 게임에 의한 무한정한 시간소모를 제한하기 위해 1세트중의 게임을 최고 7:6 또는 9:8로 결정짓기 위한 방법으로서 12포인트 시스템이 있다.

다음은 12포인트 타이 브랙을 예를 들어 설명한 것이다.

(1) 단식(A:B)

플레이어 B의 서브를 끝으로 게임 스코어가 6:6이 되었을 때

A 제 1 (우)	
B 제 2 (좌)	제 3 (우)
A 제 4 (좌)	제 5 (우)
B 제 6 (좌)	- Court Change -
B 제 7 (우)	
A 제 8 (좌)	제 9 (우)
B 제 10 (좌)	제 11 (우)
A 제 12 (좌)	제 11 (우)
A 제 12 (좌)	- Court Change -

순서로 진행하여 그 동안에 어느 한 쪽이 7포인트를 얻게 되면 세트를 이기게 되어 기록은 7:6이 된다. 그러나 여기서도 포인트 스코어가 6:6이 되었을 때는 코트를 바꾸어 한 쪽 플레이어가 2포인트 차이를 만들 때까지 위와 같은 순으로 계속한다.

A 제 13 (우)	
B 제 14 (좌)	제 15 (우)
A 제 16 (좌)	제 17 (우)
B 제 16 (좌)	- Court Change -

(2) 복식(AB : CD)

6:6이 되었을 때의 서버가 D였다면

A 제 1 (우)	
C 제 2 (좌)	제 3 (우)
B 제 4 (좌)	제 5 (우)
D 제 6 (좌)	- Court Change -
D 제 7 (우)	
A 제 8 (좌)	제 9 (우)
C 제 10 (좌)	제 11 (우)

B 제 12 (좌) - Court Change -

여기까지 하기 전에 먼저 7포인트를 얻으면 이기게 되며, 여기서도 6:6(Six All)이 되면,

B 제 13 (우)
D 제 14 (좌) 제 15 (우)
A 제 16 (좌) 제 17 (우)
C 제 18 (좌) - Court Change -

이하 2포인트의 차가 날 때 까지 계속된다.

6. 용어해설

- Ace(에이스) 상대방의 미스에 의하여 득점한 것이 아니라 자기가 친 공으로 점수를 얻은 것, 특히 상대가 라켓을 댈 수도 없을 만큼 강한 공이나 엉뚱한 곳으로 쳐서 손을 쓰지 못하게 하는 공을 말한다.
- Advantage(어드밴티지) AD라고도 하며 듀스 후에 어느 한 편이 딴 1점
- Alley(얼레이) 싱글 코트의 사이드 라인과 더블 코트의 라인 사이에 낀 좁은 지역을 말한다. 좌우 양 쪽에 있다.
- Approach Shot(어프로치 쇼트) 출구라고도 한다. 찬스를 보고 네트에 바짝 다가거서 하는 공격적인 쇼트
- A.T.P : Association of Tennis Plavers(에이 티 피) 프로테니스선수협회, 1972년 전 미국 오픈 선수권대회 때에 조직되었다.
- Backhand Stroke(백핸드 스트로크) 라켓을 쥔 팔의 반대쪽에서 치는 것을 말하며, 오른손잡이일 때는 몸의 왼쪽에서 친다.
- Backhand Volley(배핸드 발리) 오른손잡이가 왼손으로 온 공을 땅에 떨어지기 전에 직접 받아 넘기는 일
- Body Shot(보디 쇼트) 몽의 정면으로 온 공을 받아치는 법
- Chop(촙) 극단적으로 역회전이 걸리게 치는 법, 강한 역회전이 걸리면

상대코트에서 불규칙 바운드를 한다.

- Clay Court(클레이 코트) 찰흙 또는 황토와 고운 모래를 섞어서 표면을 덮은 코트
- Cord Ball(코드 볼) 서비스 이외의 공이 네트 상단을 맞고 상대코트에 들어가는 공을 말하는 것으로 유효하고 네트 인이라고도 한다.
- Cross Court Theory(크로스 코트 씨어리) 상대코트의 사이드 깊숙한 각도있는 공을 쳐서 네트 가까이까지 전진하는 전법
- Cut(컷) 커팃이라고도 한다. 공이 역회전하게 하는 것
- Deuce(듀스) 본래는 2점이란 뜻, 포인트가 3대 3(경식에서는 40올)이 되었을 때를 말한다. 이 경우 어느 쪽이든지 먼저 2점을 연속하여 얻어야 승자가 된다.
- Double Fault(더블 폴트) 서브를 두 번 모두 실패하는 일
- Drive(드라이브) 역회전에 대한 말이며, 순회전이 걸린 공을 말한다.
- Drop Shot(드롭 쇼트) 공에 역회전을 걸어서 상대코트 가까이에 뚝 떨어지게 치는 법
- Entoutcas Court(엔투카 코트) 엔투카로 포장된 코트를 말한다. 엔투카는 규산을 많이 함유한 도토를 구운 것이며, 물이 잘 빠지고 붉은 빛깔을 낸다.
- Fault(폴트) 서브가 제대로 들어가지 않아서 실패하는 일
- Federation Cup(페더레이션 컵) 1963년에 시작된 세계여자단체전이며, 여자데이비스컵이라고도 한다.
- Foot Fault(푸트 폴트) 서브를 넣을 때 반칙이 되는 발의 동작을 말한다.
- Grass Court(그래스 코트) 잔디 테니스 코트를 말한다.
- Grip(그립) 라켓을 쥐는 자루부분, 또는 라켓을 쥐는 방법을 말한다.
- Ground Smash(그라운드 스매쉬) 스매시의 일종, 상대가 친 공을 공중에서 직접 치지 않고 한 번 땅에 떨어졌다가 머리 위로 높게 튀어오른 공을 강타하는 것
- Gut(거트) 라켓을 만드는 심줄같은 실을 말한다. 원료는 양의 창자·나일론 ·소방자·고래의 수염 등이다.
- Half Volley(하프 발리) 조금밖에 바운드하지 않은 공을 쳐서 넘기는 타법

- High Volley(하이 발리) 어깨보다 높은 공을 직접 치는 공격적인 타법
- Lawn Tennis(론 테니스) 잔디 코트에서 하는 테니스를 말한다. 한국에는 론 코트가 적지만 유럽에서는 많이 쓰이고 있다.
- Let(레트) 한 번 더 하는 것이 서브를 넣을 때 첫서브가 네트의 상단에 맞았을 때 등
- Lob(로브) 상대의 베이스 라인을 겨냥하여 높고 약하게 공을 받아넘기는 타법을 kf한다. 로빙이라고도 한다.
- Love Game(러브 게임) 1점도 얻지 못한 채 내리 4점을 빼앗기고 지는 일
- Low Volley(로 발리) 무릎보다 낮게 온 공을 땅에 떨어지기 전에 직접 쳐서 넘기는 일
- Match Point(매치 포인트) 그 시합의 승부를 결정하는 마지막 1점을 말한다.
- Middle Position Play(미들 포지션 플레이) 코트의 한복판에서 플레이를 하는 것, 발리・하프 발리・스매시를 무기로 삼아 싸운다.
- Net Play(네트 플레이) 네트에 바짝 붙어서 하는 플레이를 말하며, 발리 스매시를 많이 이용하여 스피디한 플레이가 전개된다.
- Not Ready(낫 레디) 리시버가 아직 준비도 하기 전에 서브를 넣었을 때 심판이 선언하는 말
- Passing Shot(패싱 샷트) 네트 가까이에 와 있는 상대 옆으로 빠져나가게 치는 타법으로 패싱이라고도 한다.
- Placement(플레이스먼트) 공을 받아넘기는 장소를 말하며, 겨냥한 곳으로 공을 쳐보는 것
- Poach(포치) 더블 게임에서 같은 조의 공을 뛰어 나가서 가로채는 일, 인터셉트라고도 한다.
- Return(리턴) 상대 코트에 공을 받아넘기는 것, 서비스를 받아 넘길 때는 서비스 리턴이지만 보통은 리시브라 하여 리턴과 구별한다.
- Service Ace(서비스 에이스) 서브가 강하여 상대가 받지 못하고 점수를 허용하는 일
- Set Point(세트 포인트) 2세트의 승부를 결정하는 마지막 1점을 말한다.
- Slice(슬라이스) 역회전이 걸린 타구를 말한다. 라케의 면으로 공을 깎아

서 친다.

- Smash(스매시) 공을 머리 위에서 상대코트를 향하여 강하게 내리치는 일
- Spin(스핀) 공이 회전하는 일, 톱 스핀(순회전)과 백 스핀(역회전)이 있다.
- Stance(스탠스) 공을 칠 때 양 쪽 발의 위치 · 자세를 말한다. 오픈 스탠스와 크로스 스탠스가 있다.
- Stop Volley(스톱 발리) 발리의 일종, 상대의 강속구에 라켓을 떼는 순간 힘을 빼어 공의 속도을 죽여서 상대쪽 네트 밑에 떨어지도록 살짝 치는 방법을 말한다.
- Stroke(스트로크) 타격을 말한다. 라켓으로 공을 치는 것 모두를 말한다.
- Tennis Elbow(테니스 엘보) 테니스병의 일종, 테니스를 과도하게 하면 과로로 인하여 팔꿈치 관절에 생기는 병으로 충분한 준비운동, 무리 없는 폼이 필요하다.
- Top Spin(탑 스핀) 볼 상부에 많은 회전을 주는 타구
- Toss(토스) 서브 때 볼을 던져 올리는 동작
- W.C.T: World Championship of Tennis(더블류 시 티) 프로테니스 흥행단
- Winning Shot(위닝 샷) 결정적인 공을 말하며, 자기가 제일 자신 있게 잘치는 쇼트를 말한다.

제 19 장 골 프

1) 역 사

골프의 기원에 대하여는 크게 두 가지 설이 있는데 하나는 네덜란드 지방에서 기원전에 어린이들이 실내에서 즐겨하던 코르프(KOLF)라는 경기에서 비롯되었다는 설이고, 또 다른 기원들은 스코틀랜드 지방에 양치는 목동들이 민속놀이에서 비롯되었다는 설이다. 하지만 현존하는 골프에 대한 가장 오래된 기록은 1457년 당시 스코틀랜드의 왕이었던 제이스 2세가 국민들이 골프에 너무 몰두하여 영국과의 전쟁에서 국가방위에 필요한 무예연습과 신앙생활을 게을리 하였기 때문에 "12세 이상 50세까지의 국민에게는 고우프(gouf)를 금지한다."라는 국회의 기록이 있다. 금지령이 내려진 후 골프는 서민계층의 운동이 아닌 특권계층의 운동이 되었다. 그러나 제임스 4세에 와서는 일반 시민들의 운동에의 발판을 마련하였다.

최초의 골프 경기 규칙은 1744년에 세인트 앤드루즈 클럽이 실물 크기의 은으로 만든 골프채 쟁탈전이 벌어졌을 때 공식 경기를 위한 공평한 규약이 필요하여 13개로 된 규칙을 만들었는데 이것이 경기 규칙의 원전이 되었다.

세계 최초의 공식적인 골프 경기는 1860년에 스코틀랜드의 프레스트윅(prest wick)클럽 주최로 프레스트 윅 코스에서 열린 제 1회 영국 골프 선수권 대회이며 미국에서 골프장이 탄생한 것은 1888년이다. 1894년에 미국 골프 협회가 창립되었고 1895년에는 제 1회 아마추어 선수권 대회가 개최되었으며, 같은 해에 전미 오픈 선수권 대회도 시작되었다.

프랑스는 1876년에 퍼(pau)라고 하는 클럽이 최초로 설립되었고, 호주는 1871년에 아데라이드(Adelaid)라는 클럽이, 캐나다는 1873년 몬트리올 클럽이 남아공화국의 케이프 클럽과 때를 같이하여 스코틀랜드의 무역 선워들에 의해서 상륙하였다. 호콩에는 1899년에 처음으로 소개되었고 이후 대만과 일본에 소개되었는데 그 후, 골프는 전 세계로 퍼져 나갔다. 우리나라에는 구한말 황실의 고

문으로 와 있던 영국인들에 의해 처음 시작 되었다. 골프 경기가 올림픽의 경기 종목으로 채택된 것은 단한번 1904년 세인트 루이스에서 개회된 제 3회 대회뿐이다.

아시안 게임에는 1986년 서울대회와 1990년 북경대회 때 모두 거행되었다.

2) 경기 방법 및 경기 규칙

(1) 경기 방법

골프 경기는 코스위에 정지해 있는 볼을 골프 클럽으로 쳐서 시타 장소(Teeing Ground)에부터 정해진 구멍(Hole)에 넣을 때 까지의 소요 타수의 많고 적음에 의하여 우열을 가리는데 최소의 타수로 끝낸 사람이 승자가 된다.

경기 방법에는 스토르크 플레이 방식과 매치 플레이 방식의 두 종류가 있다. 스트로크 플레이는 각 홀의 타수를 합하여 가장 적은 타수로 경기를 마친 사람이 승자가 되는 방식이고, 매치 플레이는 홀마다 승부를 정하여 18홀의 경기 모두 끝났을 때에 이긴 홀의 수가 많은 사람이 승자가 되는 방법이다. 골프 경기는 천선경기일 때는 하루동안 18홀 경기를 하여 순위를 결정하고 선수권 대회 등 유명대회는 4일 동안에 72홀을 경기하여 통산 성적으로 순위를 결정한다.

(2) 주요 경기 규칙

① 시합시 골프 클럽은 14개 이내로 휴대한다.
② 홀로부터 멀리 떨어져 있는 공부터 쳐야하며, 그 홀의 승자가 다음홀의 티업을 먼저 한다.
③ 경기중의 공은 규칙에 허가된 부분을 제외하곤 일체 만질 수 없다.
④ 장애물에 의해 스탠스나 스윙에 지장을 받을 경우 벌점없이 그 지점으로부터 1클럽 이내에 드롭할 수 있다(홀에서 먼쪽으로).
⑤ 만일 자기, 자기편, 자기 캐디에 의해 공이 움직였을 때에는 1벌점을 받는다.
⑥ 분실구 또는 OB는 1벌점이고 전에 쳤던 곳으로 동라가 드롭 또는 리플레이스하여 다시 친다.
⑦ 그린 위에서 공을 집어올릴 때에는 항상 공뒤에 마크를 해 놓고 공을 집어야

한다.

⑧ 그린 위에서 자기의 공이 다른 공을 건드리면 스트로크 플레이에서 2벌점을 받는다.

⑨ 해저드에서 스윙을 하기 전에는 클럽이 물, 모래, 땅에 닿아서는 안된다.

⑩ 티샷을 할 때 헛스윙을 했을 때는 1벌점 후 그 상태에서 다시 친다.

⑪ 티그라운드에서 스윙하기 전에 라컬 헤드로 공을 조정하다가 볼이 떨어졌을 경우는 아직 인플레이가 안되었으므로 티업을 다시 하고 칠수 있다.

⑫ 티그라운드에서 티 마크보다 앞에서 티샷을 했을 경우는 스트로크 플레이에서는 2벌점을 하고 매치 플레이에서는 상대방의 요구가 있으면 다시 치고 요구가 없으면 그대로 진행한다.

3) 홀의 구성 및 경기용구

(1) 홀의 구성

골프장은 대체로 18홀이며 아홋(out)홀과 인(in)홀로 되어 있다. 보통 코스를 도는데 아웃 1번홀부터 플레이하여 9번홀을 끝내고 인의 10번으로 가서 18번 홀까지 플레이 하는 것을 1라운드라고 부른다. 아웃과 인의 어원을 찾아보면 하우스에서 going out하여 하우스로 coming ingkseksmsep서 나왔다. 그런데 이 각 홀의 구성이 어떻게 되어 있는지 알아보자.

각 홀에는 여러 가지 장애물과 함정이 설치되어 있다. 또지면의 경사도 이용되어 플레이를 재미있고 어렵게 만들고 있다. 골프를 시작한 당시는 이러한 장애물이나 지형을 파악하지 못하고 그저공을 치는데 집중하는 것이 보통이다. 그러나 어느 정도 기술이 늘었을 땐 이 장애물을 어떻게 피하고 어떻게 이용하느냐 하는 점에 유의해야 되며 이것이 골프의 재미를 돋구어준다. 숭수자가 되면 티 즉 시타장소에 가면 그홀의 가장 쉬운 공략 방법을 알아내고 마는 것이다. 골프 코스의 각 홀을 형성하고 있는 장애물과 지형 등은 다음과 같다.

① 티그라운드(Tee-ground)

각 홀의 시타장소이며 약간 높이 되어 있다. 티그라운드에는 레귤러티, 레이디즈 티, 백 티의 3가지가 있다. 보통 레귤러 티를 사용하나 공식경기에선 백 티를 쓴다. 레이디즈 티는 티 그라운드의 최전방에 설치하여 그 홀의 거리를 짧게 하는 것이다.

티 그라운드는 보통 티라고 생략하여 부르며 티에서의 타구를 티 샷 이라고 한다. 그리고 이 티 샷 때에 한하여 페그 티라고 하는 목제 또는 플라스틱제의 공을 올려놓는 대의 사용이 허용된다.

② 훼어 웨이(Fair way)

티에서 그린까지 사이의 잔디가 깨끗이 깔려있는 구역이며 폭은 40야드에서 70야드가 보통이다. 플레이는 누구나 티 샷에서 친 공을 훼어 웨이에 떨어뜨리려고 한다. 상수자는 다음 t샷을 유리하게 치기 위하여 이 훼어 웨이상의 일점을 겨냥하여 공을 친다. 목적지인 그린이 장애물의 위치에 따라서 훼이 웨이 우측에 가져가느냐 좌측에 가져가느냐에 따라서 제 2타의 난이도가 전혀 달라지기 때문이다. 또 하나 훼이 웨이에서 유의 할 것은 인쥬레이션 즉 지면의 기복이다. 오르막 경사가 있거나 내리막 경사가 있다면 비탈 때문에 공이 낙하후 어디에 정지하느냐에 따라 큰 영향을 받는다.

다음 샷을 칠 때에도 관계가 있다.

③ 라프(Rough)

라프에서 가장 중요한 것은 정확이다. 라프한 훼이 웨이 이외의 구역이며 풀도 많고 숲도 깊은 곳이다. 따라서 부정확한 샷을 치면 이 라프에 들어가기 쉽다. 라프에서 탈출하기 위하여는 고도의 기술을 요하는 경우도 있고 때로는 손해를 보는 수도 있다.

④ 벙커(Bunker)

모래사장인 벙커에는 크로스 벙커(cross bunker)와 그린 벙커의 두 종류가 있다. 크로스 벙커는 훼이 웨이의 중간에 있으며 그 홀을 어렵게 하기 위하여 작전적인 설계에 나온 것이 있고 또 훼이 웨이 바로 옆에 낭떨어지나 O.B가 있을 경우 그 트러블에 돌이하는 것을 방지하는 의미에서 설치된 것도 있다. 그린 벙커는 그린의 전후면 또는 양측면에 있으며 그린 공략을 어렵게 하기 위하여 설치된 것도 있다. 그린 벙커는 그린의 전후면 또는 양측면에 있으며 그린 공략을 어렵게 하기 위하여 설치된 장애물이다.

⑤ 워터 해저드(Water hazzard)

바다, 못, 냇물, 웅덩이 등이 코스 안에 있으며, 여기에 들어간 공이 플에이 할 수 없을 때는 벌타를 받고 다른 장소에서 쳐야 한다.

⑥ 그린(Green)

잔디를 특히 짧게 깨끗이 설비한 곳이 좋으며 공을 굴려 넣는 컵(홀리라고 함)이 있다. 또한 흙을 돋아 주위보다 높은 곳에 위치한다.

⑦ O.B(Out of Bounds)

플레이가 허용되지 않는 지역, 즉 장외를 가리키며 오비(O.B)나 아웃등으로 부른다. 이 O.B에는 공이 들어가면 일번타(일번타)를 받고 원위치에서 다시 쳐야하며 코스의 경계는 흰색 말뚝 또는 하얀 선으로 표시되어 있다.

(2) 골프 용구

① 골프채

골프 채를 클럽(Club)이라고 하며 머리 부분이 나무로된 우드와 쇠로 된 아이언(lron)과 그린에서 홀 컵으로 굴리는데 사용하는 퍼터(Purrer) 세가지로 나뉜다. 우드는 1번 드라이브(Driver), 2번 브래시(Brassie), 3번 스푼(Spoon), 4번 버피(Buffy), 5번 클릭(Cleek)등의 5가지가 있고, 아이언은 1번부터 9번까지 9개와 모래 벙커에서 사용하는 샌드 웨지(Sand Wedge), 그린 근처에서 홀을 공격할 때 사용하는 피칭 웨지(Pitching Wedge)등 11가지이다. 경기에 휴대할 수 있는 골프 채의 수는 14개로 제한되어 있기 때문에 대개의 경우 우드 4개, 아이언 3~9까지 7개, 웨지, 2개, 버터등 14개를 구비한다.

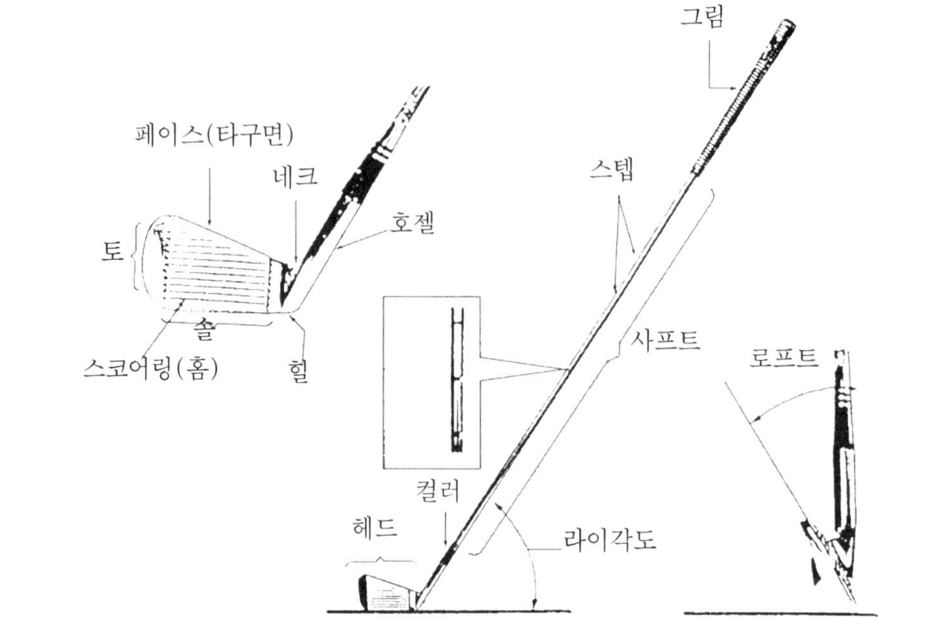

그림19-1) 아이언 클럽의 부분 명칭

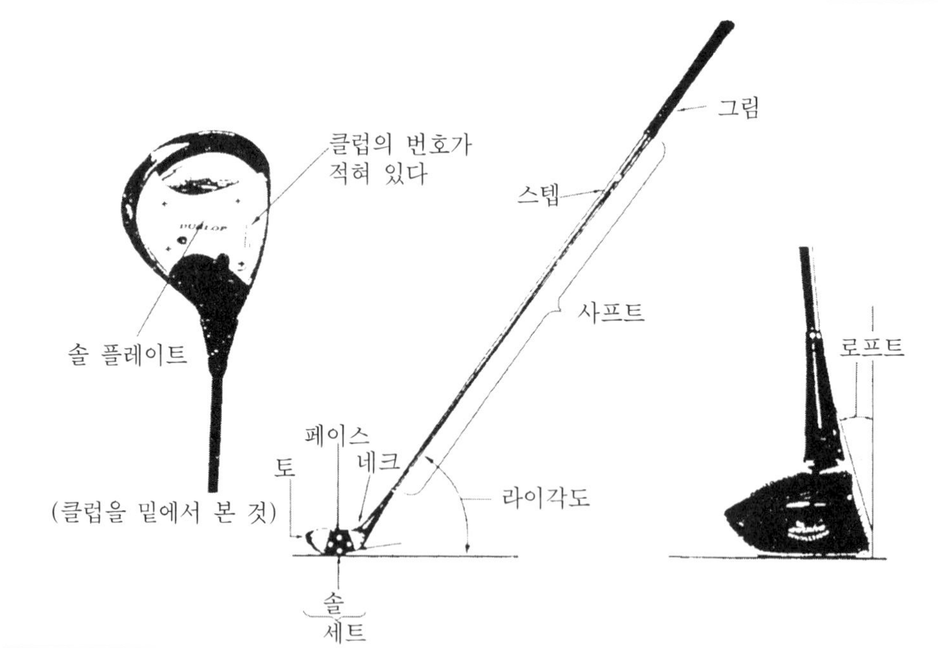

(그림19-2) 우드 클럽의 부분 명칭

② 칸트리 구락부와 퍼브락 코스

골프장은 두 종류로 나누어 진다. 즉, 칸트리 구락부(Country Club)와 퍼브릭(Public Course)이다.

칸트리 구락부란 일명 멤버쉽(Membership course)라고도 하며 회원제의 골프장이다. 칸트리구락부에 들어가려면 우선 입회비를 내야 한다.

호원이 되면 그린피(green fee)가 할인되고 골프를 통하여 회원간의 친목을 기할 수있고 소위 구락부라이프를 즐길 수있으며 자연 기술을 연마할 기회가 많아져 골프를 즐기면서 핸디(handy)가 줄어드는 이점이 있다.

회원제 코스와 정반대인 퍼브릭 코스는 아직 우리 나라에는 없지만 입회비가 필요없고 골퍼(golfer)aus 누구나 골프를 즐길 수 있는 골프장이다. 최근의 골프 붐에 힘입어 곧 우리나라에도 출현하겠지만 미국에서는 특히 퍼브릭 코스의 애호자가 많으며 1922년 미국 아마추어 퍼브릭 코스 선수권대회가 개최되어 퍼브릭 코스에서 플레이 하는 학생이나 봉급자, 젊은 골퍼에게 희망과 꿈을 주고 있다.

퍼브릭 코스에서는 입회금이 불필요한 것은 전술한 바와 같거니와 회원제 코스에서 비지터(vistior)로 플레이하는 것보다 손쉽게 골프를 할수 있는 것이 특징이다. 이상 골프 코스를 둘로 분류했는데 이외에 리조트 코스(fesort course)가 있다.

즉, 피서, 피한의 보양지 코스인데 우리나라에선 구태여 적용시킨다면 해운대의 부산 칸트리와 제주도의 코스를 들 수 있다.

끝으로 강조하고 싶은 것은 현재의 우리나라 회원제 코스의 대부분은 '세미 퍼브릭 코스'라고 불러야 할 것이라는 점이다.

원래 영국에서 시작된 회원제 칸트리 구락부는 회원들만의 친선을 도모하고 비지터 즉 외래객을 받아들이지 않는 것이 원칙이었는데 현재의 우리나라 골프장의 대부분이 주식회사 조직의 경영체이다. 회원제 칸트리 구락부임에 틀림이 없지만 코스를 운영하는 회사의 수지면을 무시할 수 없으며 따라서 외래객의 입장을 수용할 수 밖에 없다. 따라서 그 형태는 회원제이나 실은 퍼브릭 코스나 별차이가 없다는 것이다. 골프장의 수는 적은데 비해 골퍼가 격증하고 있는 우리나라의 현황으로서는 불가피한 현상이라고 하겠다.

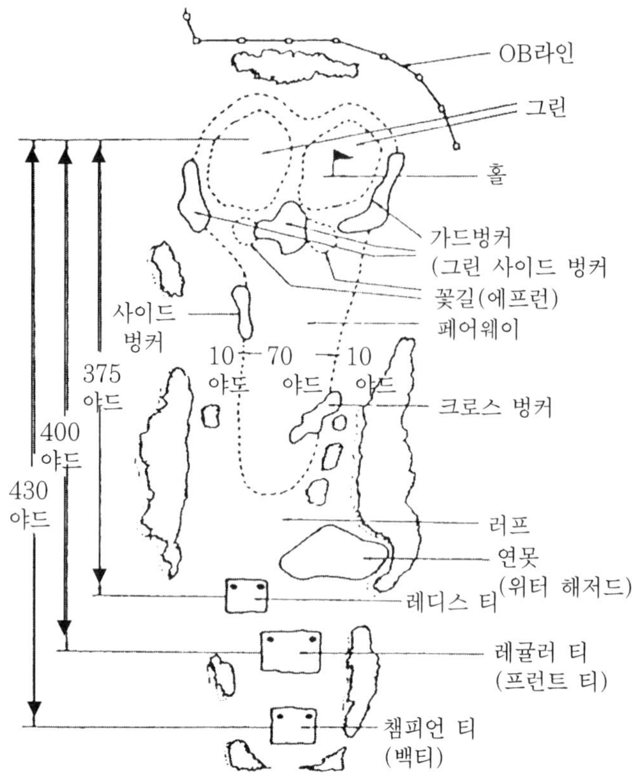

(그림19-3) 한 홀의 구조와 길이(10야드=91cm)

③ 골프 볼

골프 볼은 라지 사이즈와 스몰 사이즈 2가지로 나뉜다. 라지 사이즈는 지름이 42.67mm, 무게가 45.93g이고 최근에는 라지 사이즈를 대회 공인구로 채택하고 있다. 스몰 사이즈는 지름이 41.15mm, 무게는 45.93g이다.

④ 골프 화

골프 화는 바닥에 스파이크가 붙어 있고 이것은 잔디를 보호하기 위한 것이며 스윙할 때 몸의 균형을 유지시켜 준다.

⑤ 골프 장갑

골프 장갑은 손을 보호하고 손과 그립사이의 공간을 메우는 역할을 한다.

⑥ 티

골프 볼을 올려 놓는 보조대를 말하며, 나무나 플라스틱 또는 고무로 만든다.

티(tee)는 티그라운드(tee Ground)에서만 사용할 수 있다.

4) 기본 기술

(1) 어드레스

어드레스는 목표를 향해 정확하게 쳐 나가기 위한 스윙이 준비동작이다.

어드레스를 취하는 순서는 클럽을 볼에 맞추어 볼과 자신의 몸의 위치나 간격을 정하고몸 중심의 정면에 볼이 오도록 두발을 나란히 하고 선 다음 오른발을 필요한 만큼 벌린다.

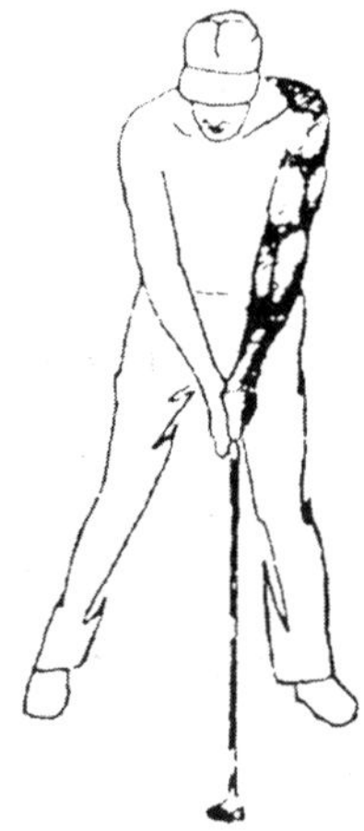

(그림19-4) 어드레스 자세

(2) 스탠스

① 스퀘어 스탠스

두 발이 비구선과 평행이 되게 서는 방법으로, 가장 기본적이고 안전한 자세이다.

② 오픈 스탠스

비구선에 대하여 왼발을 뒤로 끌어 들인 형태로 몸을 볼이 나갈 방향을 향한다.

③ 크로즈드 스탠스

비구선에 대하여 오른발을 뒤로 끌어들인 형태이다. 오른발이 들어와 있는 만큼 백스윙이 쉽다.

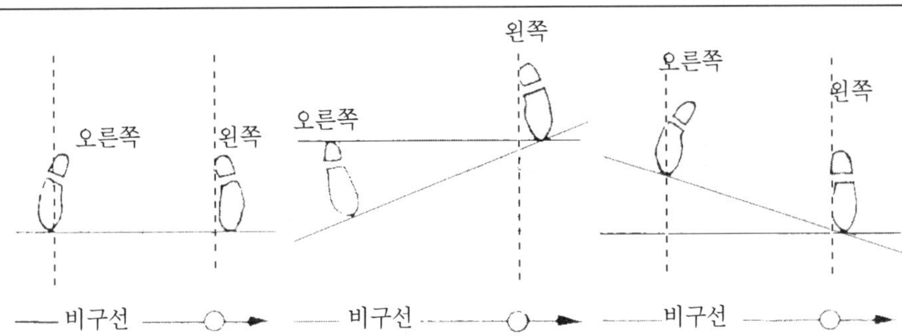

(19-5) 스탠스

3) 스 윙

볼을 치기 위해 골프 채를 휘두르는 것을 스윙이라고 한다. 스윙의 단계는 테이크 어웨이(Take away), 코킹(Cocking), 톱 스윙(Top swing), 다운 스윙(Down swing), 임팩트(Impact), 폴로 드로(Follow Throw)로 나눌 수 있다.

(1) 테이크 어웨이(Take away)

백 스윙이 시작된 첫 단계를 테이크 백 이라고 하는데 백 스윙은 클럽이 비구선을 따라서 되도록 낮고 길게, 천처히 올라간다. 어드래스로 만들어진 두팔과 어깨의 선을 연결한 역삼각형의 관계가 흩어지지 않도록 하여 천천히 같은 템포로채를 올리면 스윙은 흩어지지 않는다.

(2) 코킹(Cocking)

끌고 나간 클럽이 지면과 수평이 되는 부분에서부터 손복의 콕이 시작된다. 손목의 콕은 야구 배트를 들어 올려 뒤로 젖혔을 때와 같은 손목의 동작으로 손목을 손등쪽으로 꺾는 것이 아니라 그림을 쥐었을 경우의 두 손 엄지 손가락 쪽으로 꺾는다.

(3) 톱 스윙(Top swing)

톱 스윙은 클럽을 휘둘러 올라간 정점 임과동시에 백 스윙의 종점이며, 다운 스윙이 시작되는 출발점이기도 하다. 일반적인 톱 스윙은 어깨가 90도돌아가서 왼쪽 어깨가 턱 아래에 와 있는 상태로서 허리는 45도쯤 돌려지고 있는 상태라고 할 수 있다.

(4) 다운 스윙(Down swinf)

다운 스윙은 톱 스윙에 모여진 힘 임팩트로 향하여 쏟아지는 순간부터 시작된다. 다운 스윙은 오른발 안쪽에 느껴진 웨이트를 재빨리 왼쪽 사이드로 이동시키는 것인데 이것은 어깨, 허리, 발의 움직임에 의한다. 다운 스윙은 순간의 타이밍을 포착하는 것이기 때문에 자신의 한도것 올라간 톱 스윙에서부터 어드레스의 위치로 클럽을 되돌려 보낸다는 생각을 가지고 천천히 스윙한다.

(5) 임팩트(Impact)

클럽 페이스가 볼에 닿은 순간을 임팩트라고 한다. 임팩트 가장 중요한 점은 헤드업을 하지 말아야 한다. 볼의 행방을 걱정하여 현재에 있는 볼로부터 눈을 때면 스윙의 궤도를 그르치기 때문이다.

(6) 폴로 드로(Follow thrw)

임팩트에서 볼을 친 후 뻗은 팔과 클럽이 몸의 왼쪽으로 회전함에 따라 비구선 위를 지나 목표쪽으로 향한다. 폴로 드로는 머리는 그대로 두고 오른쪽 어깨가 턱 밑으로 들어가는 형태가 일반적인데 볼의 행방을 보는 것은 다음에도 해도 괜찮다. 볼에 신경을 쓰면 얼굴이 올라가 헤드 업 되기 쉽다.

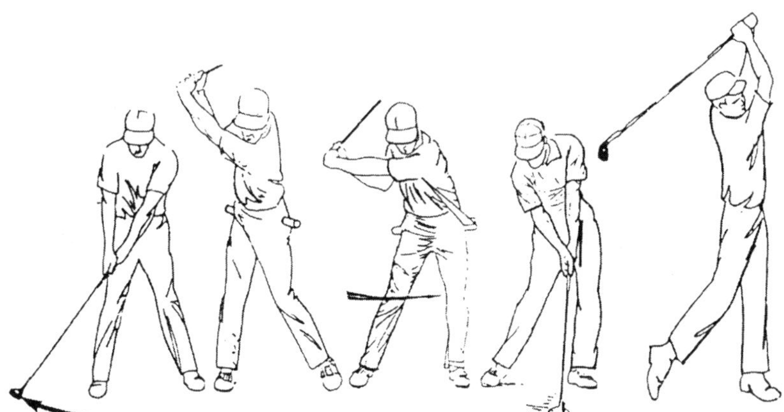

(그림19-6) 스윙

4) 그 립

그립은 스윙을 좌우하는 가장 중요한 요소이다. 그립은 오른손과 왼손의 잡는 방법에 따라 오버래핑 그립(Overlapping grip), 인터로킹 그립(Imterlocking grip), 내추럴 그립(Natural grip)으로 크게 3가지로 나누어지고 왼손의 손등 모양에 따라 스트롱, 위크, 노멀 그립으로 나뉜다.

(1) 오버래핑 그립(Overlapping grip)

대부분의 골퍼들이 사용하는 오른손의 새끼 손가락을 왼손의 집게 손가락 위에 겹쳐서 잡는 그립이다.

(2) 인터로킹 그립(Imterlocking grip)

크로스 핑거 그립이라고 불리며, 왼손의 집게 손가락에 오른손의 새끼 손가락이 얽혀 합친 형태의 그립이다.

(3) 내추럴 그립(Natural grip)

베이스볼 그립이라고 불리며, 야구 배트를 쥘 때와 마찬가지 방법이다.

오버래핑 그립, 인터로킹 그립, 내추럴 그립

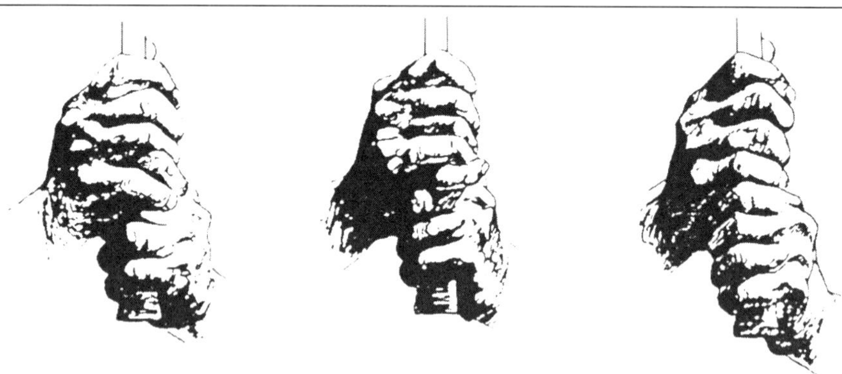

(그림 19-7) 그 립

5) 클럽의 사용법

(1) 우드

① 드라이버(Driver)

드라이버는 파3의 홀 이외 전 홀의 티샷을 하는데 사용하며 자기가 사용하게 되는 클럽 중 가장 길이가 길고 클럽 페이스의 각도(Loft)가 가장 적기 때문에 기술 습득이 가장 어려운 클럽이다.

② 페어웨이 우드(Fairway Wood)

우드클럽 2번부터 5번까지의 4개 클럽이며 페어웨이 우드는 주로 파5의 홀(Hole)이나, 그린과의 거리가 비교적 멀리 떨어져 있을 때에 사용하는 클럽이다. 드라이버와 다른 점은 티를 사용하지 않는다는 점이다. 따라서 클럽 페이스로 페어웨이에 놓여 있는 볼을 직접 정확히 때려야만 하기 때문에 볼을 왼발 뒤꿈치로부터 볼 1개 정도 오른발쪽으로 옮겨 놓고 친다.

(2) 아이언

① 롱 아이언(Long Iron)

2, 3번의 아이언을 롱아이언이라고 하며 170-190야드의 비거리가 나온다. 롱 아이언은 클럽 페이스가 좁고 로프가 작기 때문에 매우 정확한 기술을 요한다. 롱 아이언은 볼을 때리는 것만으로는 안되도, 끝까지 침착하게 우드에서와 가타이 휘둘러야 한다.

② 미들 아이언(Middle Iron)

4, 5, 6번 아이언을 미들 아이언이라고 하며, 140-160야드의 비거리가 나온다. 페어웨이나 러프, 파3의 쇼트 홀의 티샷에 사용한다. 볼의 위치는 드라이버때 보다 볼2개 반 정도 안쪽에 두고, 손의 위치가 발보다 약간 앞으로 나오게 어드레스를 취한다. 양발의 스탠스는 롱 아이언때 보다 약간 좁게 선다.

③ 숏 아이언(Short Iron)

7, 8, 9번 아이언과 웨지를 숏 아이언이라고 하며, 130야드 이하의 거리에서 그린으로 향한 샷에 사용한다.

(3) 어프로치 샷

어프로치 샷은 가까운 거리에서 그린에 꽂혀있는 깃대 가까이로 공을 보내는 샷으로 피칭 웨지나 샌드 웨지를 사용하며 어프로치의 기술은 피치 샷(Pitch Shot), 피치 앤드 런(Pitch and Run), 칩 샷(Chip Shot)으로 나뉜다.

① 피치 샷(Pitch Shot)

목표지점까지의 $\frac{2}{3}$지점에 볼을 떨어뜨려 나머지 $\frac{1}{2}$을 굴리는 샷으로 될 수 있는 대로 런을 적게 하는 타법이다. 피치 샷은 장애물이 있거나 볼을 높게 올려야 될 경우에 많이 사용한다.

② 피치 앤드 런(Pitch and Run)

목표지점까지의 거리이 약$\frac{1}{3}$지점에 볼을 떨어뜨려 나머지 $\frac{2}{3}$를 굴리는 샷이다.

③ 칩 샷(Chip Shot)

볼을 굴려서 다가 붙이는 방법으로 런닝 어프로치라고도한다.

(4) 벙커 샷(Bunker Shot)

클럽은 피칭 웨이나 샌드 웨지를 사용하고, 자세는 두 발을 단단히 고정시켜 목표를 향해 오픈스탠스를 취하고 클럽 페이스를 약간 여는 기분으로 어드레스 한다. 벙커 샷은 볼을 직접 맞추는 것이 아니라 볼의 바로 앞 모래에 클럽을 쳐넣어서 모래의 폭발력을 이용하여 볼을 벙커 밖으로 꺼낸다.

(5) 퍼팅(Putting)

그린에 있는 볼을 퍼터로 굴려 목표인 홀에 넣는 것을 퍼팅이라고 한다. 퍼터의 그립은 클럽을 잡는 방법과 같다. 자세는 볼이 눈 바로아래에 오도록하고 스탠스는 자기 어깨 너비로 가지고, 체중을 양발에 균등히 배분하고 하체를 고정시키고 양팔로 볼을 친다.

〈표 19-1〉 클럽의 종류와 비행거리

	No.	명칭 · 용도		비행거리(yds)
Wood	No. 1	Driver	Tee Shot	200이상
	2	Brassie		190~230
	3	Spoon	Fair Way Wood	180~220
	4	Cleek		170~200
Iron	No. 1	Driving Iron		190~210
	2	Mid-Iron	Jong Iron	170~200
	3	Mid-Mashie	장거리용	160~180
	4	Mashie-Iron		150~170
	5	Mashie	Middle Iron	140~160
	6	Spade Mashie	중거리용	130~150
	7	Pitching Niblick		120~140
	8	Niblick	Short Iron	100~110
	9	Niblick	단거리용	100 이하

	No.	명칭 · 용도		비행거리(yds)
Wedge		Pitching Wedge	Green 주변에서 어프로치 전용	80이하
Putter		Side Wedge	Bunker 또는 모래땅 전용	30이하

(6) 용어 해설

- approach(어프로우치) 홀의 가까운 곳에서 하는 플레이를 말한다.
- back swing(백 스윙) 클럽의 후방으로 들어 올리는 동작, 옳은 백스윙은 좋은 샷의 원동력이 된다.
- birdie(버디) 파아보다 하나 적은 타수로 홀인하는 것.
- bunker(벙커) 모래사장인 함정을 말하는데, 벙커에는 훼어 웨이 중간에 있는 크로스 벙커(cross bunker)와 그린 주변에 있는 그린 벙커(green bunker)가 있다.
- caddie(캐디) 플레이어의 골프채를 운반해 주거나 조언을 해주는 보조자.
- chip shot(칩 샷) 어프로우치 샷의 일종으로 극히 단거리에서 약간 공을 띄우고 대부분은 굴러가게 치는 샷을 말한다.
- cock(코크) 손목의 꺽임.
- country club(칸트리 클럽) 회원제 골프장을 말하는 것으로서 회비를 납부한 회원들만이 입장할 수 있는 골프장을 말한다. 우리나라의 골프장은 모두가 칸트리 클럽이다.
- down blow(다운 블로우) 톱 오브 스윙에서 내려친 클럽 헤드의 중심이 최저점에 이르기 전에 공을 치는 것.
- fair way(훼어웨이) 티 그라운드에서 그린까지 사이의 잔디가 깨끗이 깔려 있는 구역을 말한다.
- finish(피니시) 타구 완료의 자세. 공이 날아가는 모양에 따른 용어
- follow through(폴로우 드로우) 타구 때 클럽 헤드의 움직임이 정지되지 않고 비구선을 따라서 스윙되는 것.
- gree(그린) 잔디를 특히 짧고 깨끗이 설비한 곳이며, 여기에는 코스를 표시하는 깃대인 핀(pin)과 공을 굴려 놓는 철통 구멍(hole)이 있다. 한 코스에 보통 그린은 A,B개가 있다. A그린에는 벤트그라스를 심는 것이 대부분이고

B그린에는 고려지를 심는 것이 보통이다.

- grip(그립) 골프채를 쥐는 동작을 말하는 것으로 여기에는 오버레핑 방법과 인터로킹 그리고 베이스 공 그립 세가지가 있다. 또한 골프채의 손잡이 부분을 그립이라고 한다.
- handicap(핸드캡) 핸디라고 줄여 부르기도 한다. 기술의 격차를 감안하여 똑같은 조건하에서의 평균차, 핸디캡을 정하는 데는 1개월간에 3매~5매의 카아드를 핸디캡 위원에게 제출하면 위원이 이것을 결정한다. 쉽게 계산하려면 18홀을 라운드 한 총 타수에서 72타를 뺀 숫자가 자기 핸디라고 생각하면 쉽게 이해가 갈 것이다. 이를테면 어느 골퍼가 1라운드를 90타에 플레이했다고한다면 그 사람의 핸디는 대략 90에서 72를 뺀 18이 되는 것이다.
- hole in one(홀 인 원) 티 그라운드에서 1타로 홀에 쳐 넣는 것.
- honor(오너) 팀 그라운드에서 먼저 티 티 샷하는 사람을 말한다. 첫 홀에서는 대개 번호가 적힌 막대기로 순위를 정하고 두 번째 홀 부터는 모든 홀에서 가장 잘 한 사람이 오너가 된다. 똑같은 경우에는 전 홀의 오너가 자동 오너가 된다. 프로와 아마가 같이 할 때에는 첫 홀에서는 아마가 오너가 된다.
- O.B(out of bound 오비) 코스의 경계 밖을 말하면 플레이가 금지되어 있는 구역이다. 만약 친공이 오비에 들어가게 되면 1벌타를 받고 다시 쳐야 한다. 골프 스윙에서 나오는 용어.
- open stance(오픈 스탠스) 왼쪽 발이 비구선보다 약간 뒤쪽에 위치 하는 것
- public course(퍼블릭 코스) 대중에게 개방된 골프장으로서 입장료만 지불하면 누구나 골프를 할 수 있는 골프장을 말한다. 우리나라 에는 아직 한 곳도 없다.
- ull(풀) 목표보다 왼쪽으로 직선으로 쳐내는 것.
- ush(푸시) 목표보다 오른쪽으로 직선으로 쳐내는 것.
- rough(러프) 훼어 웨이 이외의 구역을 말하며, 풀도 많고 숲도 깊어 경기하기에 어려운 지역을 말한다.
- shank(생크) 샷할 때 공이 클럽 샤프트의 안쪽 아래 부분에 맞아 공이 짧게 떳다가라앉아 버리는 실패타의 하나.
- sky(스카이) 공을 하늘 높이 쳐 올리는 것.
- tee ground(티 그라운드) 각 홀의 시타 장소를 말하며, 티 그라운드에는 티 마아크가 있다. 티 마이크는 레귤러 티와 레이디즈 티, 그리고 프로 티 3가지

가 있다. 티 그라운드 내에서만 페그티의 사용이 가능하다.

- top of swing(**톱 오브 스윙**) 백 스윙의 최정점을 말한다. 여기서 일 순간의 휴식이 자연히 생긴 후 다운 스윙으로 들어간다.
- topping(**톱핑**) 공의 상부를 때려 공이 뜨지 않고 땅으로만 굴러가게 하는 실패타의 하나.
- turf(**터프**) 공이 너무 뒤쪽을 때려 공을 직접 클럽으로 때리지 못하고 공의 뒤땅을 쳐 공이 제대로 날아가지 못함.
- waggle(**왜글**) 클럽을 손목으로 가볍게 흔들어 손목의 힘을 빼는 부드러운 동작.

제20장 볼 링

1) 역 사

기원전 500년경 이집트 어린이의 묘에서 지금의 볼링과 비슷한 도구가 발굴된 것을 미루어 볼 때 볼링의 역사는 무척 오래된 것으로 추측된다. 유구한 역사 속에서 때로는 점술로 승려들의 종교의식, 군인들의 무운을 점치는 수단이기도 했다. 15세기에 이르러서는 유럽각지에서 마당놀이 레크리에이션에서 실내로 오늘날의 볼링으로 발달된 것이다. 18세기 초에는 도박으로까지 유행되어서 법으로 금지되었다가 아시아 경기대회 1978년 제8회 방콕대회에서 정식종목으로 채택되었다가 9회 뉴델리 대회에서는 중단 10회 서울대회에서 다시 실행하게 되었다. 우리나라에 볼링이 소개된 것은 1968년 국제경기에서 첫 채택한 방콕대회(1978)에 출전하여 금1개, 은1개, 동2개를 획득 하였으며 국내에서는 1983년 제64회 전국체전에서 시범종목으로 실시한 바 있고 1984년부터는 정식종목으로 채택되었다.볼링은 정해진 방법에 의해서 pin을 목표로해서 일순간에 쓰러뜨리는 것으로 이와 비슷한 운동은 옛날부터 있었다고 하며, 중세기 유럽에서 레크리에이션으로 널리 유행 했었다. 스포츠로서 성행된 것은 1952년 국제주기자연맹(Federation Internationale desquilleurs)이 창설되면서 부터이다. 1978년에는 아시아 경기대회에서 정식종목으로 채택되었고 올림픽 종목으로도 추가하려는 움직임을 보이고 있다.

우리 나라에서도 건전한 레크리에이션적 스포츠로서 날로 인구가 증가하고 있으며, 남녀노소 누구나즐기는 대중 레져 스포츠로서 발전하고 있다.

2) 경기개요

볼링이란 일정한 거리에서 공을 두 손가락으로 끼워 쥐고 공을 굴려 10개의 pin을 넘어뜨리는 스포츠이다. 발은 3발 걷기, 4발 걷기, 5발 걷기가 있는데 개인에 따라 다르며, 10회전으로 합산하여 점수가 많은 사람이 승리한다.

경기는 2명 이상이 모이면 할 수있으나 각자의 실력을 가지고 맞싸워 경기를 벌이는 스크러치제와 실력차로 핸디를 가해서 하는 핸디켑제의 두가지 방법이 있다. 1게임은 1에서 10까지의 프레임으로 구성되어 있어 각 프레임마다 10개의 pin을 쓰러뜨리기 위해 2회씩 투구할 수 있다.

3) 게임 방법

폭 1.1m, 길이 18.29m의 플로어(애래베트:공을 굴리는 곳)의 전방 끝에 높이 38.1cm인 목재 pin 10개를 정삼각형(1변의 길이1m)으로 배치하고 이것에 플라스틱의 지름 20.32cm의 공(4.54~7.26kg)을 굴려 pin을 맞춘다. 1게임 10play를 실시하여 쓰러진 pin의 수효에 의해 승부를 결정한다.

4) 볼의 지식

(1) 볼에 대하여

볼링의 볼은 재질, 무게, 직경, 둘레, 톱 웨이트 등에 대하여 세밀하게 국제 규격이 정해져 있다.

무게는 16파운드(7.26kg) 이내로 정해져 있으며, 그 이내라면 어떤 무게의 볼을 사용해도 무방하다. 볼의 무게는 보통 1파운드씩 차이가 나며 어린이용의 6~8파운드 볼을 제외하면 보통 성인 용어로는 10~16파운드의 볼이 사용되고 있다.

재질은 비금속이어야 한다고 정해져 있다. 요즘은 심(심)으로 코르크와 합성(강화) 고무의 혼합물이 사용되고, 그것을 고무, 에보나이트(경화고무), 플라스틱, 글라스 파이버(유리섬유)등으로 싸서 만들고 있다.

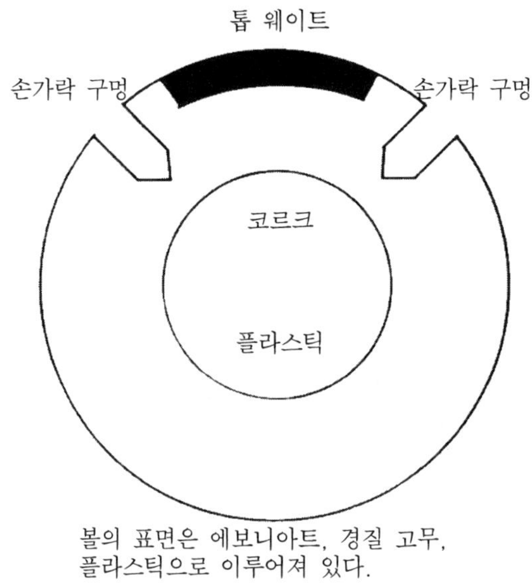

볼의 규격
무게 16파운드 이내
크기 직경 21.5cm
주위 68.5cm
톱 웨이트는 3온스 이내

볼의 무게
16파운드(7.26kg)
15파운드(6.80kg)
14파운드(6.35kg)
13파운드(5.90kg)
12파운드(5.44kg)
11파운드(4.99kg)
10파운드(4.54kg)

(그림20-1) 볼의 구조

볼에는 3개의 구멍이 뚫어져 있다. 이것은 엄지손가락, 가운데손가락, 약손가락을 이 구멍에 넣어서 볼을 받치고 던지기 위한 것이다. 엄지손가락에서 가운데손가락, 약손가락까지의 거리를 스팬지라고 한다. 또 볼의 구멍과 볼의 중심점을 잇는 선에 대한 각도를 피치라고 부른다.

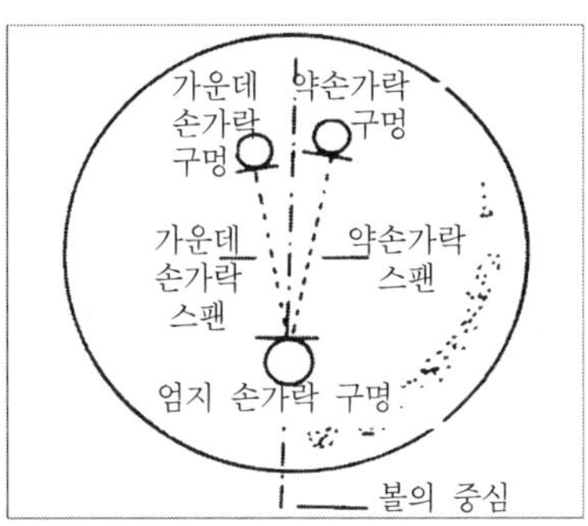

(그림20-2)볼의 손가락 구멍(스팬과 브리지)

피치에는 제로 피치, 포워드 피치, 리버스 피치, 좌우 사이드 피치의 다섯 가지가 있다.

손가락 구멍이 있는 부분을 볼의 톱이라 부르며, 이 부분은 다른 부분보다 무겁게 되어 있다. 이 손가락 구멍을 뚫는 것은 볼의 밸런스를 유지하기 위함이기도 하다.

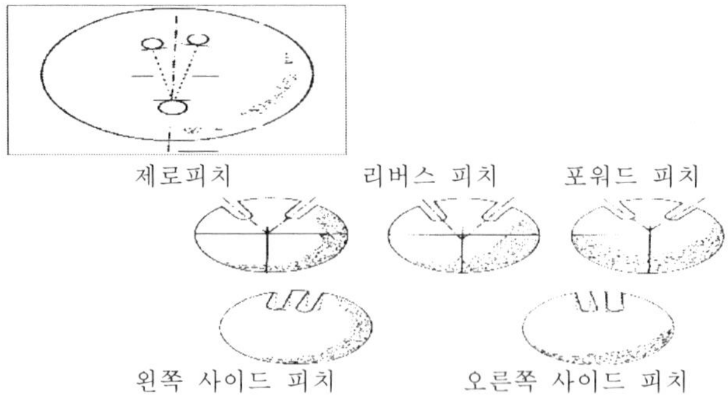

(그림20-3) 피치(손가락 구멍)의 각도

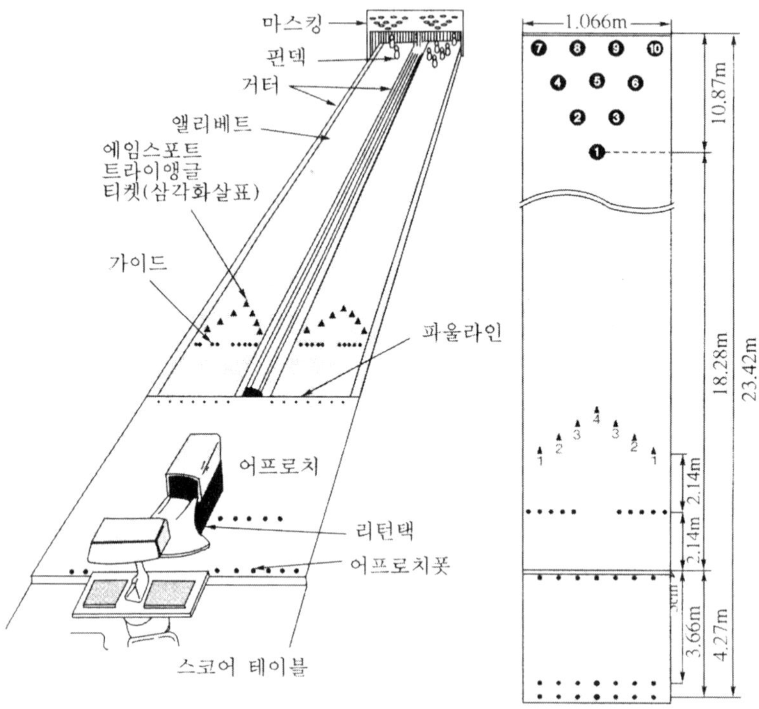

(그림20-4) 경기장

〈표 20-1〉 체중과 볼 무게

볼 무게	체 중	볼 무게	체 중
16파운드	72.6kg이상	10파운드	45.4kg이상
15파운드	68.0kg이상	9파운드	40.8kg이상
14파운드	63.5kg이상	8파운드	36.3kg이상
13파운드	59.0kg이상	7파운드	31.8kg이상
12파운드	54.4kg이상	6파운드	27.2kg이상
11파운드	49.9kg이상		

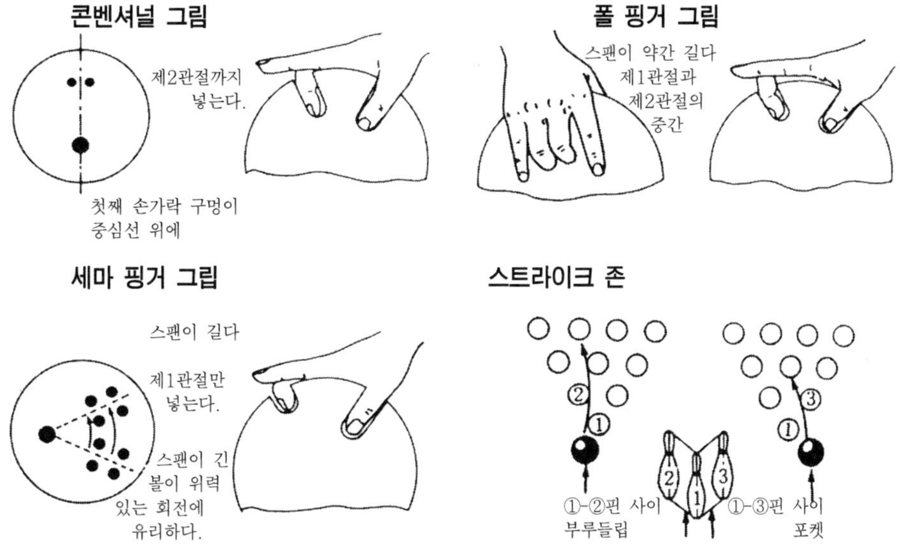

(그림 20-5) 그립의 종류

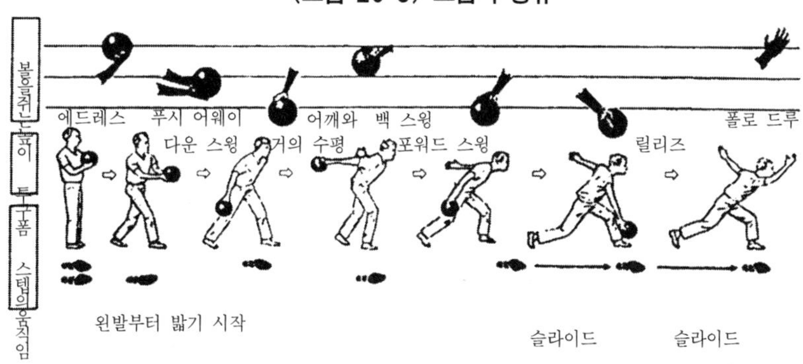

(그림 20-6) 4스텝형 투구폼

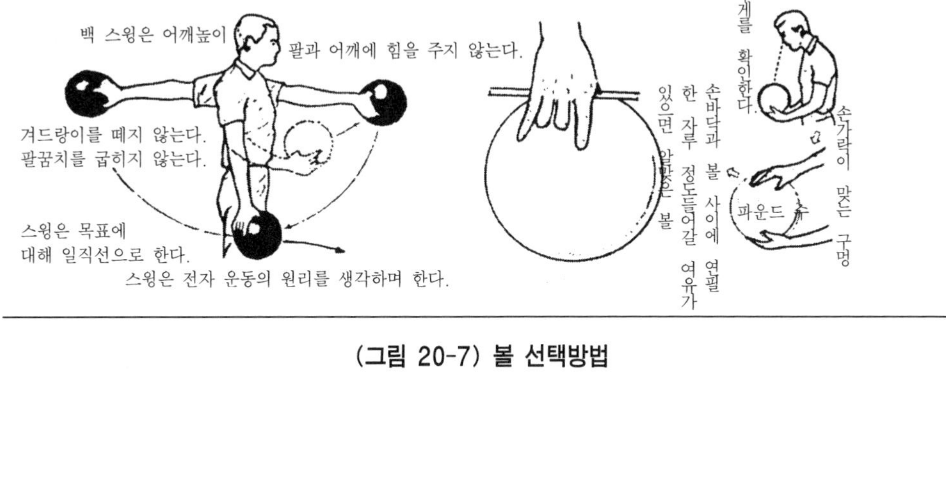

(그림 20-7) 볼 선택방법

(2) 4스텝형 투구자세

볼을 잡고 어프로치에 올라가 게임을 시작한다. 어프로치 위에서 무거운 볼을 무난히 던질 수 있도록 스텝하는데 다음과 같은 7단계 동작을 반복해서 연습해야 한다.

① 애드 레스

발의 위치를 정하고 핀을 겨냥하여 볼을 준비하는 동작

② 푸시 어웨이

스타트와 동시에 볼을 앞으로 밀어내는 동작

③ 다운 스윙

앞으로 밀어낸 볼을 자연스럽게 흔들어서 아래로 내리는 동작

④ 백 스윙

내린 볼을 다시 앞으로 내리는 동작

⑤ 포워드 스윙

백 스윙에서 볼을 다시 앞으로 내리는 동작

⑥ 릴리즈

손에서 볼을 놓는 동작

⑦ 폴로 드로

볼을 놓을 팔을 그대로 앞으로 올리는 동작

이상과 같은 일련의 팔동작이 스윙인데 결정되는 것이며, 어프로치의 어느 위치에 서서 어떠한 스텝을 밟아 투구할 것인지 등등 어프로치에서의 투구 동작은 이처럼 대단히 중요한 문제를 안고 있는데 바로 이것을 해결해 나가는 것이 볼링의 전부라 해도 과언이 아니다.

바른 애드래스 동작은 어프로치에서 스타트 위치를 정하여 볼을 양손으로 받쳐 들고 핀을 겨냥하는 자세를 말하며 스텐스 라고 말하기도 한다.

애드래스는 스윙의 중요한 스타트 이므로 마음을 가라 앉혀서 몸 전체의 힘을 빼고 긴장을 푼 자세를 취하는 것이 무엇보다 중요하다.

1st step(push away) : 손의 방향이 수평이 되어야 한다.

2nd step(doun swing) : 손가락이 정면을 향하여야 하고두팔은 무릎의 바로 앞에

3rd step(back swing) : 상체가 앞으로 숙여져야 한다. 손바닥은 지면을 향해야 하며

4th step(follow-up) : 엄지는 10시, 검지는 12시 방향이 되어야 하고 볼이 PIN에 도달시 까지 자세를 유지해야 한다.

※ 릴리즈할 때 왼발의 앞10~15cm 앞에 Ball을 놓아야 한다.

(3) 스페아핀 처리 요령

① 1번 핀이 키 핀(KEY PIN)인 경우는 초구와 동일하다.

② 2번과 8번 핀이 키 핀인 경우는 오른쪽으로 한칸 이동한다.

③ 4번과 7번핀이 키 피인 경우는 오른쪽으로 두칸 이동한다.

④ 3번과 9번핀이 키 핀인 경우는 왼쪽으로 두칸 이동한다(3번과 4번 스파트 통과).

⑤ 6번과 10번 핀이 키 핀인 경우는 왼쪽으로 세칸 이동한다(3번 4번 사이 통과).

(4) 볼링에티켓

① 파울라인을 밟지 않도록 주의해야 한다.

② 레인에 올라설 때에는 반드시 보울링화를 신어야 한다.

③ 볼은 선정된 것으로 계속 사용하여야 하며 타인의 볼과 바뀌는 일이 있어서는 안된다.

④ 다른 사람의 투구하는 것을 보고 비평하는 것은 실례가 되므로 주의한다.

⑤ 투구전 중 후 정도 이상의 소리를 질러서는 안되며 투구한 볼이 핀이 맞는 것을 보고 되돌아와야 한다.

⑥ 어프로치에 올라서서는 담배를 피워서는 안된다.

⑦ 엎사람이 투구 자세를 하고 있으며 릴리스할 때까지 모든 동작을 중지하고 우측 사람에게 우선권을 주어야 한다.

⑧ 다른 사람이 투구하여 스트라익, 스페어 처리될 때 축하의 박수를 보낸다.

⑨ 게임은 질서있고 재미있게 진행되어야 하며 역정이나 언쟁 등은 불미한 사고가 블생하므로 삼가하여야 한다.

(5) 스코어 기록방법 및 계산법

1게임은 10후레임(10회)로 한다. 각 후레임은 1구 혹은 2구를던지게 되어 있다.

제 1구에서 핀이 남는 경우에는 제2구를 던지고 제1구로 스트라익인 경우에는 제 2구를 던질 필요가 없다. 스코어 시트에는 1구에 쓰러진 핀의 수가 득점이 되어 기록하고 플러스하게 된다.

스트라익인 경우 그 득점 10점에 다음에 던진 2회의 투구로 쓰러진 핀의 수가 가산되고 또 스페어인 경우에는 그 득점 10점에 다음의 제1구로 쓰러진 핀의 수가 가산된다.

NAME	1	2	3	4	5	6	7	8	9	10	TOTAL
ABS	7 -	X	X	-	/	1 5	8 /	9 F	7 2	X X 9	147
	7	36	55	64	75	81	100	109	118	147	

① 1구 7점 2구목 0점 7+0=7
② 1구 10점 7+10+(10)+(9)=36
③ 1구 10점 2구 36+10+(9)=55
④ 1구 9점 2구 0점 55+9=64
⑤ 1구 0점 2구 10점 64+10+(1)=75
⑥ 1구 1점 2구 5점 75+1+5=81
⑦ 1구 8점 2구 2점 81+8+2+(9)=100
⑧ 1구 9점 2구 0점 100+9+0=109
⑨ 1구 7점 2구 2점 109+7+2=118
⑩ 1구 10점 2구 10점 118+10+10+9=147
3구 9점

5) 용어해설

① Spain : 공의 손가락 구멍에서 엄지와 다른 손가락 사이의 간격을 말한다.

② Count : 첫 번째 공을 던져 쓰러뜨린 pin의 수

③ Frame : qrp임은 10회로 되어 있는데, 각 회수마다의 구분을 말한다.

④ Lily : 5-7-10번의 스프리트로, 쓰러뜨리기가 매우 어려움

⑤ Sour apple : 위력이 없는 공으로 pin에 맞아도 효과가 작다.

⑥ Average : 게임의 평균점

⑦ Approach : 투구 동작을 하는 조주로

⑧ King pin : 제1번 pin으로 strike를 얻는데 가장 중요한 위치에 있다는 뜻

이다.

⑨ Dime store : 5~10핀의 스프리트

⑩ Mother law :제 7번의 pin

⑪ Torkey : 스트라이크를 계속 3회 했을 경우

⑫ Double : 스트라이크를 계속 2회 했을 경우

판 권

소 유

현대생활과 스포츠

2011년 8월 20일 1판 4쇄 발행

저 자: 박상욱
발행인: 이무형
발행처: 태학원

등 록: 제10-193호(1988년 1월 23일)
주 소: 서울시 마포구 신수동 88-13호
전 화: 719-6680, 715-3554
팩 스: 719-6681

가 격: 15,000원

ISBN/ 978-89-92832-17-5 13690